Acaba con
la diabetes

Dr. Neal Barnard

Acaba con
la diabetes

Un programa científicamente probado para
revertir la diabetes tipo 2 sin medicamentos

Con menús y recetas de **Bryanna Clark Grogan**

URANO

Argentina – Chile – Colombia – España
Estados Unidos – México – Perú – Uruguay

Título original: *Dr. Neal Barnard's Program for Reversing Diabetes – The Scientifically Proven System for Reversing Diabetes Without Drugs*
Editor original: Rodale Inc.
Traducción: Alicia Sánchez Millet

1.ª edición Abril 2019

Advertencia

Los consejos que contienen estas páginas no son sustitutivos de las atenciones de un profesional cualificado ni pueden reemplazar las indicaciones médicas. Siempre debes consultar con un médico cualquier asunto relacionado con la salud y, en particular, aquellas afecciones que requieran diagnósticos o atención médica.

Las menciones a compañías, organizaciones o autoridades específicas no implican ningún tipo de patrocinio por parte de las mismas para la confección de este libro.

ISBN: 978-84-16720-53-8
E-ISBN: 978-84-17545-02-4
Depósito legal: B-7.400-2019

Fotocomposición: Ediciones Urano, S.A.U.

Impreso por: Rotativas de Estella. – Polígono Industrial San Miguel – Parcelas E7-E8 31132 Villatuerta (Navarra)

Impreso en España – *Printed in Spain*

Este libro está dedicado a la memoria de mi padre, el doctor Donald M. Barnard, un médico amable y sabio, y a las personas que han participado en nuestros estudios científicos. Estoy profundamente agradecido por vuestra importante contribución a esta obra.

ÍNDICE

PARTE III: Salud total

AGRADECIMIENTOS

Quisiera dar las gracias a tantos médicos, asistentes técnicos sanitarios, dietistas y diabéticos que consultaron la primera edición de este libro y compartieron sus experiencias. Enfatizaron el poder de esta visión y la gran necesidad de adoptarla en un tiempo en que un número sorprendentemente elevado de cuidadores y pacientes todavía sabía muy poco sobre las causas de la diabetes y su tratamiento nutricional.

La investigación que culminó en este libro ha sido una labor de equipo. Estoy especialmente agradecido a los voluntarios que soportaron muchos madrugones, acostarse tarde y pinchazos para prestar un valioso servicio público. Me habéis enseñado mucho, y vuestra ayuda en nuestra investigación ha sido inconmensurable.

Aprecio mucho el apoyo recibido del Instituto Nacional de la Diabetes y las Enfermedades Digestivas y Renales de los Institutos Nacionales de Salud, especialmente de Sanford Garfield y de la Fundación de Investigación y Educación Diabetes Action y de su directora, Pat DeVoe, sin la cual nuestra primera investigación sobre la diabetes no habría sido posible. Gracias también a la compañía de seguros GEICO por permitirnos probar esta visión en el entorno laboral, facilitándonos contactos en ciudades de toda la geografía estadounidense, y a la American Diabetes Association (ADA) por la oportunidad que nos brindó de compartir los descubrimientos que íbamos haciendo.

La colaboración del doctor Joshua Cohen, del departamento de endocrinología de la Universidad George Washington, fue decisiva en la planificación y la orientación de nuestro trabajo de investigación. David J. A. Jenkins, de la Universidad de Toronto, es un mentor extraordinario cuya generosidad con su tiempo, conocimientos e ideas espero poder transmitir a otros investigadores.

Caroline Trapp ha aplicado esta visión de maneras extraordinarias en su trabajo clínico y en sus innovadores programas con los nativos americanos, y junto con Meghan Jardine ha educado y capacitado a miles de cuidadores.

Susan Levin, Francesca Valente, Rosendo Flores, Jill Eckart, Suruchi Mishra, Joseph Gonzales, Gabrielle Turner-McGrievy y Lisa Gloede colaboraron extensamente en la planificación de la investigación y guiaron a nuestros participantes para que adoptaran estilos de alimentación más saludables. Brent Jaster, Amber A. Green, Kim Seidl, Trulie Ankerberg-Nobis, Dulcie Ward, Jennifer Reilly, Mary Ellen Wolfe y Robyn Webb compartieron su experiencia y nos guiaron a mí y a nuestros participantes. Gracias a Paul Poppen, por su experta colaboración en planificar y ejecutar análisis estadísticos. Andrew Nicholson y Mark Sklar nos ayudaron en la fase inicial de nuestra investigación sobre la diabetes y Larry Kushi aportó sus razonados consejos durante el proceso. John A. McDougall y Mary McDougall aportaron material educativo y recetas maravillosas. Jennie Brand-Miller, de la Universidad de Sídney, respondió amablemente a muchas preguntas sobre sus estudios acerca del índice glucémico y su utilización en la práctica clínica.

El doctor Stanley Talpers se ocupó de los asuntos médicos de nuestros participantes y el doctor Brad Moore fue nuestro encargado de los filtros de seguridad.

Mi especial agradecimiento al doctor Ernest P. Noble y a Terry Ritchie, de la Universidad de California en Los Ángeles, por su generosidad y experiencia en análisis genéticos. Gracias a Donald S. Karcher, Terry Costa, Luce Merino, Estela Day y Patrice Moore y a todo el equipo de servicio al cliente del laboratorio clínico de la Universidad George Washington.

Cael Croft ha contribuido con las maravillosas ilustraciones médicas que aparecen en este libro.

Por último, quiero darle las gracias a mi agente literario, Brian DeFiore, y a mi editora, Marisa Vigilante, por ayudarme con el formato de este libro, y a Bryanna Clark Grogan por aportar recetas maravillosas.

Una nueva visión sobre la diabetes

En este libro presento un método revolucionario para prevenir, controlar y revertir la diabetes basado en los importantes descubrimientos realizados en las investigaciones y que han cambiado de manera extraordinaria nuestra comprensión sobre esta enfermedad. En la primera edición de este libro, la idea de que la diabetes podía mejorar radicalmente e incluso desaparecer era prácticamente nueva. Entonces se creía que, «una vez que te han diagnosticado diabetes, eras diabético para siempre», y que sus complicaciones siempre iban en aumento. Ahora hemos cambiado esa perspectiva.

En los estudios realizados por mi equipo de investigación, patrocinados por los Institutos Nacionales de Salud de Estados Unidos y la Fundación de Investigación y Educación Diabetes Action, junto con el trabajo de otros investigadores, hemos rediseñado por completo las pautas dietéticas para la diabetes. Si tu experiencia con la diabetes es haber tenido que aumentar la medicación, el imparable aumento de peso y una mayor preocupación por el riesgo de complicaciones, ahora aprenderás a revertir esas tendencias.

Nos centraremos en los cambios de dieta, no en los medicamentos. Sí, la medicación suele cumplir su función. Pero prefiero ayudarte a reducir la medicación o a que puedas prescindir de ella por completo. Eso implica que deberás replantearte los alimentos que ingieres. Quiero hacer hincapié en que no es necesario que tomes menos calorías, comas menos hidratos de carbono o reduzcas tus raciones de comida. En realidad, puedes comer hasta que te hartes. Si tienes hambre entre comidas, puedes comer más. En lo que sí nos vamos a fijar es en el *tipo* de alimento que comes. Como pronto comprobarás, ese se ha convertido en el factor crítico.

UNA IDEA NUEVA

Mi padre, Donald M. Barnard, que era médico, se pasó toda la vida tratando la diabetes. Se crio en una granja familiar, en la región del Medio Oeste, pero pronto se dio cuenta de que la ganadería no era lo suyo. Decidió estudiar medicina y, una vez hubo terminado su formación en la prestigiosa Clínica Joslin de Boston, empezó a trabajar en un concurrido hospital público. Se convirtió en el experto en diabetes de la zona. Pero tanto para él como para los otros médicos (y sus pacientes) la diabetes muchas veces era desconcertante y frustrante. Solía mencionar un revelador comentario que había hecho el fundador de la clínica, el doctor Elliott P. Joslin, sobre la investigación de la diabetes: «Señores, no necesitamos una gran subvención para investigación. Lo que necesitamos es una idea nueva».

El doctor Joslin hizo ese comentario en la década de 1950 y encontrarla es cada vez más urgente, puesto que se ha disparado la incidencia de dicha enfermedad. Más de 400 millones de personas en todo el mundo tienen diabetes. Hasta ahora, la mayoría han encontrado mejoría haciendo ejercicio y tomando medicación. Sometidos a análisis de sangre diarios y a una lista cada vez más larga de medicamentos destinados únicamente a retrasar el inevitable deterioro, la vida de los pacientes se convierte en un juego de esperas, con una complicación tras otra, desde síntomas nerviosos hasta alteraciones de la vista y problemas renales.

Ahora, por lo menos, contamos con una visión mucho más poderosa. No me estoy refiriendo solo a una idea nueva y atrevida, sino a todo un nuevo enfoque de la diabetes que ha sido probado y demostrado.

En una serie de estudios científicos realizados primeramente en colaboración con la Universidad de Georgetown y la Universidad George Washington de Washington DC, nuestro equipo de investigación pudo demostrar que hay muchas personas que pueden acceder a algo más que retrasar el inevitable declive y experimentar una espectacular mejoría. Pueden reducir su azúcar en sangre, aumentar su sensibilidad a la insulina y reducir o eliminar la medicación, y con solo unos cuantos sencillos cambios dietéticos. A diferencia de lo que sucede con los cambios de medicación, los «efectos secundarios» del cambio de menú son positivos: pérdida de peso, menos colesterol, descenso de la hipertensión y más energía.

Desde el comienzo, nuestros estudios apuntaron más alto y adoptaron una visión más agresiva frente a la diabetes que la que tenían los profesionales de la salud en el pasado. El primer estudio fue modesto (solo 13 pacientes), y su finalidad era probar un programa que se basaba por entero en los cambios dietéticos. No hubo ningún fármaco nuevo, ni suplemento mágico, ni siquiera un programa de ejercicio físico, pero los resultados fueron increíbles. Dos tercios de los pacientes mejoraron de tal modo que pudieron reducir o eliminar su medicación en un plazo de 12 semanas. El estudio fue publicado en *Preventive Medicine* en 1999.[1]

Posteriormente, en un segundo estudio, esta vez con 59 pacientes con distintos grados de azúcar en sangre (algunos sanos y otros prediabéticos o diabéticos), estudiamos *por qué* funciona el cambio de dieta. Pudimos comprobar que el cambio de dieta provocaba un cambio radical en el cuerpo. En 14 semanas, la dieta fue la responsable de una mejoría del 24% en la sensibilidad a la insulina; es decir, la capacidad del cuerpo para responder a la insulina, la hormona de almacenamiento del azúcar que en la diabetes deja de funcionar correctamente. Los pacientes cuyos niveles de azúcar se encontraban fuera del rango de la normalidad fueron testigos del retorno a la misma. Aunque hacer ejercicio acentuaba más los beneficios, *los cambios dietéticos por sí solos* eran lo suficientemente potentes como para mejorar la sensibilidad a la insulina y reducir el nivel de azúcar a un nivel fácilmente controlable. Estos resultados fueron presentados en el Congreso Científico de la American Diabetes Association en 2004 y publicados por el *American Journal of Medicine* en 2005.[2]

Estos estudios indicaban que esta nueva visión podría ser el plan nutricional más eficaz diseñado hasta ahora para la diabetes. Podemos hacer más que intentar *compensar* el mal funcionamiento de la insulina, como han estado haciendo los médicos durante décadas con distintos medicamentos. Podemos ayudar a nuestra insulina a que vuelva a funcionar correctamente enfocándonos directamente en la sensibilidad de las células a la misma (y mejorándola), lo cual es primordial en la diabetes de tipo 2. Incluso cuando la enfermedad se encuentra en una fase avanzada y presen-

---

1. A. S. Nicholson y col., «Toward Improved Management of NIDDM: A Randomized, Controlled, Pilot Intervention Using a Low-Fat, Vegetarian Diet», *Preventive Medicine* 29, 1999, pp. 87-91.

2. N. D. Barnard y col., «The Effects of a Low-Fat, Plant-Based Dietary Intervention on Body Weight, Metabolism, and Insulin sensitivity», *American Journal of Medicine* 118, 2005, pp. 991-997.

ta complicaciones, tampoco es demasiado tarde para experimentar mejorías notables.

A principios de 2003, con el apoyo de los Institutos Nacionales de la Salud, realizamos un nuevo ensayo para comparar directamente nuestra dieta con las directrices que en aquellos tiempos promulgaba la American Diabetes Association. Estas directrices convencionales parecían razonables y eran aceptadas por la mayoría. Millones de personas las seguían, reducían cuidadosamente la ingesta de calorías y de hidratos de carbono. Pero, con demasiada frecuencia, sucedía algo bastante corriente: a pesar de todos los esfuerzos, la enfermedad empeoraba con el tiempo. Nosotros nos propusimos mejorar esta situación. En el estudio que realizamos conjuntamente con la Universidad George Washington y la Universidad de Toronto, participaron 99 individuos con diabetes de tipo 2. Los participantes fueron asignados al azar a una dieta estándar para diabéticos basada en las directrices de la American Diabetes Association (ADA) de 2003 o a la dieta más agresiva que pronto conocerás. Durante este proceso, presenté los resultados iniciales en las reuniones científicas de la ADA, la American Association of Diabetes Educators, y la American Public Health Association (Asociación Americana de Salud Pública).

En un minucioso análisis, en el que no se excluía hacer ejercicio y tomar medicación, descubrimos que la nueva dieta era tres veces más eficaz para controlar el azúcar en sangre que la anterior «mejor» dieta. También agilizaba la pérdida de peso y controlaba el colesterol mejor que la antigua regla de oro. Otros investigadores han demostrado que este tipo de dieta tiene grandes beneficios para el corazón y que mejora notablemente la presión sanguínea. Permite a muchas personas volver a tomar las riendas de su vida y estar sanas y vigorosas.

Luego realizamos dos estudios con la compañía aseguradora GEICO, para comprobar su aplicación en el entorno laboral en diez ciudades distintas. Resumiendo, funciona de maravilla y es fácil de poner en práctica. También hemos podido demostrar su eficacia en casos de diabetes más avanzada, concentrándonos en las mejorías de los síntomas nerviosos.

En este libro transformamos esos avances científicos en instrumentos prácticos, entre los que se incluye un programa fácil con sencillas directrices dietéticas.

UNA NUEVA VISIÓN DE LA DIABETES DE TIPO 1

La diabetes de tipo 1 es mucho menos frecuente que la de tipo 2. Se suele diagnosticar en la infancia y siempre se trata con insulina; de ahí sus nombres anteriores, diabetes infantil o diabetes insulinodependiente. A diferencia de las personas con diabetes de tipo 2, las que padecen la de tipo 1 siempre han de depender de la insulina. Pero pueden utilizar la dieta y ciertos estilos de vida para mantener las dosis al mínimo y reducir el riesgo de complicaciones. También hemos adquirido una nueva comprensión de las *causas fundamentales* de la diabetes de tipo 1. Te sorprenderá saber que el proceso que conduce a la diabetes de tipo 1 empieza cuando el sistema inmunitario ataca a las células pancreáticas que producen la insulina. Como descubrirás, las nuevas investigaciones han revelado qué es lo que parece desencadenar este ataque y qué puede ayudar a prevenirlo.

ÉXITOS PERSONALES

Veamos ahora experiencias de personas reales que han seguido el programa que describo en este libro.

Nancy

Nancy se enteró de nuestro estudio científico a través de un anuncio en el *Washington Post*. Le habían diagnosticado diabetes de tipo 2 hacía 8 años. Un primo suyo había perdido algo de vista a causa de la enfermedad y una insuficiencia renal le había conducido a depender de la diálisis. Nancy no quería que ese fuera su futuro. Iba a hacer todo lo posible para evitarlo.

Antes de participar en nuestro estudio, su estado general iba de mal en peor. Aunque hacía una dieta especialmente diseñada para la diabetes, su azúcar en sangre empeoraba gradualmente, y tampoco le sirvió para evitar seguir aumentando de peso.

A los dos años del diagnóstico, su médico le recetó la primera medicación para la diabetes. Al final, este consideró que necesitaba dos medicamentos. Sin embargo, su azúcar en sangre seguía subiendo. Cuando entró en nuestro estudio, su hemoglobina en sangre A1c (el índice principal por el que se mide el control de la glucosa en sangre, que debería estar por debajo del 7%) estaba en un poco saludable 8,3%.

Nancy se interesó por el estudio porque se centraba en la alimentación más que en los medicamentos. Con la epidemia de diabetes que sufre actualmente la población, intuitivamente sentía que el problema tenía que deberse al tipo de alimentos que comemos y, por consiguiente, la solución también tenía que estar en la alimentación.

Le enseñamos a cambiar su dieta. Podía comer lo que quisiera y las calorías o gramos de hidratos de carbono que deseara. Solo le pedimos que cambiara radicalmente el *tipo* de alimentos que elegía.

Al principio también le pedimos que *no* hiciera ejercicio, es decir, que no cambiara sus hábitos de hacer ejercicio, porque queríamos observar cómo afectaban los cambios dietéticos. Eso le pareció bien; trabajaba mucho en su despacho, tenía un horario laboral muy largo y hacer ejercicio no era precisamente lo suyo. Al menos, no por el momento.

Cuando empezó a seguir nuestras recomendaciones, comenzó a perder peso y le bajó la glucosa en sangre, esto último con extraordinaria rapidez. Tras años de subidas constantes, la tendencia empezaba a revertir. A las once semanas la pesamos: había perdido 6,3 kilos. Y cuando se levantó la manga y le realizamos el análisis para medir su A1c, descubrimos que su hemoglobina había bajado del 8,3% al 6,9%. Solo en tres meses. Estaba recobrando su sensibilidad a la insulina.

Su azúcar en sangre siguió bajando. De hecho, bajó tanto que era evidente que la medicación que tomaba era demasiado fuerte en esos momentos. La combinación de los medicamentos que tomaba y los importantes cambios dietéticos habían hecho que su azúcar estuviera demasiado bajo. Había llegado el momento de reducir la medicación. Pero reducir las dosis no fue suficiente. Al cabo de varios meses tuvo que dejar de tomarla.

Al cabo de poco más de un año de haber entrado a formar parte del estudio, pesaba 18 kilos menos. Dejó de tomar medicación para la diabetes y sus valores de A1c mejoraron respecto a los anteriores: en su último análisis dio 6,8%.

«La recompensa es increíble. No solo en lo que respecta a la pérdida de peso, sino que mis valores analíticos han mejorado notablemente.»

Pero hubo más, otro beneficio con el que no contaba. Durante años tenía un dolor de artritis tan agudo que no podía abrir un frasco. A los pocos meses de estar siguiendo la nueva dieta, un día, de pronto, se dio cuenta de que los síntomas de artritis habían desaparecido por completo. (Existe mucha bibliografía científica fascinante sobre la dieta y la artritis, que resumí en mi libro anterior *Alimentos que combaten el dolor*.) Lo mejor de la historia: la experiencia de Nancy no es una excepción en personas que realizan los cambios dietéticos que pronto conocerás.

Vance

Vance tenía solo 31 años cuando le diagnosticaron diabetes. Acababa de cambiar de médico y el diagnóstico vino a raíz de un análisis de sangre rutinario. Su padre y su madre habían padecido la enfermedad, pero hasta entonces, en mayor o menor medida, había gozado de buena salud. Había sido policía durante 12 años y ahora trabajaba en un banco, y no tenía por costumbre ausentarse del trabajo por enfermedad.

La diabetes lo cambió todo.

«Si no acababa perdiendo una pierna o la vista, podía terminar con diálisis», nos dijo.

Y lo cierto era que no estaba precisamente sano. Con los años había ido aumentando gradualmente de peso, y con poco menos de un metro ochenta de estatura pesaba 125 kilos.

«No me tomaba muy en serio lo de la dieta y la salud. Me crie comiendo bocadillos de carne, costillas de cerdo y pollo. Hacíamos barbacoas y salíamos de pícnic. Comíamos algunas verduras, pero no tomábamos muchos alimentos frescos. No hacía ejercicio. Sencillamente, no me tomaba nada de eso muy en serio.»

A la par de los problemas de peso, empezaron los problemas de potencia sexual. Muchos hombres diabéticos padecen impotencia y es bastante común en los que tienen sobrepeso. Su médico le recetó metformina, un medicamento muy común para reducir el azúcar en sangre.

Vance se enteró de nuestro estudio y decidió presentarse voluntario, a pesar de sus dudas respecto a la perspectiva de cambiar de dieta.

«Nunca me había sometido a restricciones o reglas alimentarias. Nunca había intentado controlar mi dieta hasta entonces. Siempre comía todo lo que me apetecía.»

Pero su esposa hacía algún tiempo que era vegetariana y se entusiasmó al ver que Vance estaba dispuesto a cambiar.

La recompensa no tardó en llegar. Empezó a adelgazar, y al cabo de poco más de un año, para su sorpresa, había perdido unos 27 kilos. Su hemoglobina A1c, que al principio del estudio era de 9,5%, había descendido a 7,1%, en tan solo dos meses. A los catorce meses de estudio había bajado a 5,3%. Su médico estaba entusiasmado y le dijo que ya podía dejar la metformina.

Otra sorpresa más: sus problemas de impotencia desaparecieron casi por completo en tres meses.

«Desde la academia de policía no estaba en tan buena forma. Es como si me hubieran sacado un peso de encima. Cuando le dije a mi madre lo que estaba haciendo, que había cambiado mi dieta, se puso tan contenta que casi lloró, porque mi padre murió a los 30 años. Cuando falleció mi abuelo yo era el varón más mayor de mi familia cercana. Solemos irnos bastante rápido. Pero se dio cuenta de que yo iba por otro camino, que me estaba cuidando.»

ÉXITO

En cuanto apareció la primera edición de este libro, empezamos a enterarnos de que había muchas más personas que estaban poniendo en práctica este método y que estaban obteniendo resultados sorprendentes. Un lector de Inglaterra me envió este mensaje:

El pasado septiembre me diagnosticaron diabetes de tipo 2 y mi médico y sus compañeros de profesión de Inglaterra me recomendaron una dieta y un estilo de vida típicos para estos casos. Al principio, mi diabetes era leve y la controlaba simplemente con dieta y ejercicio. Sin embargo, con el tiempo, empeoré, empecé a necesitar medicación cada vez más fuerte y a padecer las primeras etapas de las complicaciones típicas de la enfermedad. Un amigo que se preocupaba por mí me regaló un libro del doctor

Neal. Al principio era escéptico, porque todos los cambios de dieta (difíciles de mantener) que había hecho hasta la fecha no parecían haber surtido ningún efecto para controlar el problema. Sin embargo, me ceñí al programa del libro y empecé a disfrutar realmente de comer los alimentos que recomendaba.

A los tres meses de haber comenzado con la dieta de Neal, me hicieron la segunda revisión (desde el diagnóstico). Me llamaron de la consulta del médico con muy poca antelación y el asistente que me llamó no me dio ninguna explicación, solo me dijo: «Tenemos que verle hoy para hablar con usted sobre los resultados de su analítica de la semana pasada». Como es natural me angustié, por decir algo, y estaba bastante preocupado por las malas noticias que suponía que me iba a dar el doctor. Sin embargo, el médico me llamó para preguntarme qué estaba haciendo, porque «su análisis de sangre en estos momentos es más normal que el mío, y yo no tengo diabetes». A continuación, me dijo: «No puedo decirle que usted ya no tiene diabetes porque no existe cura para esta enfermedad, pero técnicamente no la tiene».

Mi médico se quedó estupefacto al ver mis valores sanguíneos; me dijo que era la mejoría más espectacular que había visto jamás, que en los pacientes con mejores resultados que había tratado hasta ahora no superaba el 5% o el 10%. Los análisis aparentemente reflejaban una mejoría del 60% respecto a los resultados del mes de enero (antes de empezar la dieta de Neal). Ahora, mi médico está recomendando esta dieta a sus otros pacientes diabéticos.

Otra de las lectoras, Patricia, era consultora de defensa del Pentágono. Toda su vida había luchado contra su peso, pero al final llegó a pesar 43 kilos más de lo deseado. A los 58 años desarrolló diabetes y tenía algunas obstrucciones arteriales a la altura del corazón. Iba al médico mucho más de lo normal, tomaba 13 pastillas y se pinchaba dos veces al día.

Se enteró de nuestro programa y lo puso en práctica. Patricia acabó *adelgazando* los 43 kilos que le sobraban. Dejó de tomar medicación para la diabetes. Ahora tiene más energía de la que ha tenido en años. Su esposo siguió su ejemplo y también adelgazó. Hacen cosas que antes no podían hacer y se encuentran de maravilla.

Una mujer de Portland escribió que tras dar a luz a su segundo hijo empezó a engordar. Por las tardes trabajaba de operadora telefónica para una empresa de venta por catálogo, y cuando salía del trabajo, de camino a casa, acababa en el servicio para coches de algún restaurante de comida rápida encargando comida que no le convenía y en mayor cantidad de la necesaria. Con el tiempo, engordó casi 45 kilos.

Ese peso de más le costó muy caro y, paulatinamente, le fue robando todas las cosas que le gustaba hacer. Un año fue a Disneylandia con su familia y se dio cuenta de que no podía caminar por las distintas atracciones. No tenía energía y le dolían los pies. Al cabo de media hora, estaba hecha polvo y tuvo que marcharse.

Un día, la enfermera ocupacional de su trabajo la llamó con carácter de urgencia para comunicarle los resultados de los análisis de sangre que le habían hecho. Su glucosa en sangre en ayunas estaba a 278, cifra que parecía indicar que padecía una diabetes descontrolada.

Esto fue el punto de inflexión que le hizo reaccionar. No solo era un problema de peso, sino de salud.

Encontró información sobre mi equipo y nuestro trabajo para afrontar los problemas de peso y la diabetes. Nuestro método se centraba en la alimentación y le permitía comer todo lo que quisiera, y tenía como principal objetivo el *tipo* de comida que ella consumía. Esto le llamó mucho la atención, y no se lo pensó dos veces.

Durante las 3 primeras semanas, adelgazó 3 kilos y su azúcar también empezó a bajar. Al cabo de un año, había adelgazado 27 kilos. Ahora está en su peso.

¿Y la diabetes? Pues bien, en su análisis de sangre su A1c estaba a 10,1% cuando empezó, lo cual es signo de una fase avanzada de la diabetes. Pero fue descendiendo gradualmente, y en la actualidad está bastante por *debajo* de la cifra a partir de la cual se considera que una persona es diabética. Su colesterol también bajo 63 puntos.

Ha recuperado la energía. ¿Recuerdas los problemas que tuvo paseando por Disneylandia? Pues ahora está de pie durante horás dando cursos de formación a los nuevos empleados. Y tiene energía para quemar.

Solía tener manchas y rojeces en la piel. Y ahora ha vuelto a la normalidad. Los dolores de cabeza, de estómago y de pies han desaparecido, y se encuentra de maravilla.

Ha asumido el control, reduciendo su peso y recuperando su energía. Le encantan los alimentos saludables que son buenos para ella.

Hay muchos más relatos de grandes éxitos de personas reales. Pero ha llegado el momento de que empieces con tu propia historia de éxito.

ASUMIR EL CONTROL

La dieta que han seguido Nancy, Vance y las demás personas que hemos mencionado (y que espero que tú también empieces a seguir) está diseñada para mucho más que paliar la diabetes, como hacen otras dietas. Está pensada para combatir las causas fundamentales de la enfermedad.

Como han comprobado las personas que han participado en nuestro estudio, los niveles de azúcar que aumentan constante y aterradoramente también pueden bajar. El camino hacia la diabetes es de doble dirección.

Tanto si tienes diabetes de tipo 2 y quieres controlar tu salud como si padeces diabetes de tipo 1 y has de reducir la intrusión de la enfermedad en tu vida, este programa ha sido diseñado teniéndote muy presente.

Sin embargo, nuestra investigación (y este libro) también apunta a un propósito mucho mayor. Cada vez hay más personas, incluido un sorprendente número de niños, a las que se les diagnostica diabetes todos los días. Tanto ellas como sus familiares pagan un alto precio por esta enfermedad. Y las clínicas, las entidades para la conservación de la salud, las compañías de seguros y los programas estatales tienen dificultades para financiar el gasto de medicamentos, visitas médicas y hospitalizaciones por las muchas complicaciones que conlleva. Para muchas personas que están en riesgo de desarrollar la enfermedad, es solo una cuestión de tiempo que se la diagnostiquen. Tenemos la esperanza de que si se les da un nuevo enfoque a la dieta y la nutrición, y se aplica ampliamente, podremos hacer mucho para resolver estos problemas.

Este programa supone una auténtica revolución respecto a nuestra forma de pensar sobre esta despiadada enfermedad. La diabetes ya no es una enfermedad con la que has de vivir el resto de tus días. No tiene por qué empeorar lenta e implacablemente. Todo lo contrario. Si tienes diabetes, ha llegado el momento de que recuperes tu vida.

No vamos a atender las necesidades de tu diabetes. Este programa es para ayudarte a entender la *causa* de la misma y a *corregirla* en la medida más amplia en que puede hacerlo la dieta y el estilo de vida. Si no tienes la enfermedad pero estás en el grupo de riesgo, este es un programa muy eficaz para prevenirla.

Te estarás preguntando si este programa es para ti. La respuesta es un sí rotundo. He aquí las razones.

- **Tanto si te gusta cocinar como si prefieres comer en restaurantes, puedes hacer fácilmente los cambios dietéticos que necesitas.** Menciono este tema porque algunas personas piensan que cambiar su dieta implica cocinar personalmente todas sus comidas, lo que equivale a horas y horas de trabajo. Si esa idea te desagrada, quiero que sepas que te entiendo: hace mucho tiempo que descubrí que por mi forma de ser no estoy hecho para pasarme muchas horas en la cocina. Quizá nací con el «gen del servicio de habitaciones», y quizá tú también. Así que te enseñaré a planificar un menú saludable y a hacer que te funcione, tanto si te gusta cocinar como si no. Muchos de los participantes en nuestro estudio viajan, comen en restaurantes o en las cafeterías de sus empresas. Este programa les ha funcionado a todos, y también te puede funcionar a ti.

- **No importa si te gusta hacer ejercicio o nunca has sido capaz de seguir un programa de entrenamiento físico.** Las mejorías que he descrito se produjeron *sin hacer ejercicio*. De hecho, nuestros estudios científicos suelen prescindir del ejercicio, porque hemos de aislar el efecto de los cambios dietéticos para probarlos a conciencia. Dicho esto, el ejercicio es una parte importante en cualquier tratamiento para la diabetes y aquí te enseñaremos a incorporarlo en tu vida de manera sensata, segura y eficaz. Si a pesar de todo, no puedes hacer suficiente ejercicio por tus problemas articulares, de corazón o de obesidad mórbida, o si, simplemente, no eres capaz de seguir un programa de gimnasia, te alegrará saber que los beneficios del cambio de dieta no dependen de ninguna alteración de tus niveles de actividad.

- **Si crees que eres incapaz de seguir una dieta, te entiendo perfectamente.** Esa es la razón por la que solo nos centramos en *qué* comes, no en *cuánto*. Puedes comer hasta que te sacies y tomar tentempiés cuando los necesites. Sin embargo, tendrás que invertir algo de energía: tendrás que aprender a pensar en la comida de otro modo. Y tendrás que desaprender algunos conceptos viejos y anacrónicos. ¡Y si te sobraban kilos, es muy probable que tengas que renovar tu armario!

¿QUÉ SIGNIFICA *REVERTIR* LA DIABETES?

La mayoría de las personas diabéticas se encuentran en un camino que les conduce gradualmente al aumento de peso y de los niveles de azúcar en sangre, a dosis más altas de medicación y al empeoramiento de las complicaciones. Revertir la diabetes implica invertir esta tendencia. Si el peso es un problema, puede reducirse, de forma gradual, pero definitivamente. Los valores de glucosa en sangre elevados pueden descender. El aumento constante de las dosis de medicación también puede disminuir. Los síntomas como la neuropatía (dolor nervioso en los pies y las piernas) pueden mejorar, incluso desaparecer. Las enfermedades cardiovasculares pueden remitir.

¿Desaparecerá la enfermedad por completo? Algunas personas arguyen que, una vez se ha manifestado la diabetes, es para siempre, aunque mejoren tanto los análisis de sangre que sea indetectable. A lo que se están refiriendo es a que la herencia genética que hizo que se manifestara la diabetes de tipo 2 no desaparece, y la de tipo 1 exige tratamiento constante de insulina, por mucho que ajustes tu dieta.

No podemos decir hasta dónde llegarás. ¿Podrás reducir tus dosis de medicación, eliminar algunos fármacos, o quizá todos, o bajar tus niveles de azúcar en sangre hasta el extremo que nadie pueda saber si alguna vez fuiste diabético? Estas son preguntas a las que solo tú podrás responder, pero sí te prometo que este libro te enseñará lo que necesitas saber para poner en práctica una poderosa receta alimentaria. El resto de la historia la escribirás tú.

Te agradecería mucho que compartieras con los demás lo que estás haciendo y quizás, incluso, que dejes este libro a amigos y familiares que tengan diabetes. Sabemos que podemos revertir esta situación a nivel personal, pero controlar una epidemia a nivel mundial es una gran hazaña y exige un esfuerzo grupal. Espero que te unas a esta importante causa, junto con los profesionales de la salud, los voluntarios que participan en las investigaciones y sus familiares.

Gracias, y te deseo toda la suerte del mundo con este programa.

PARTE I

El avance

1

Las nuevas bases

En los últimos años, mucho de lo que creíamos saber sobre la diabetes ha cambiado radicalmente. Ahora nos estamos empezando a centrar en sus *causas* fundamentales, lo cual nos confiere un poder que nunca habíamos tenido.

Para asegurarnos de que partimos del mismo punto, permíteme que vayamos a lo básico: los síntomas, los tipos de diabetes y los tratamientos típicos que se usan actualmente. Después abordaremos las novedades.

¿CÓMO SABEMOS QUE ES DIABETES?

En primer lugar vamos a hablar de los síntomas. La diabetes puede aparecer sin síntomas, pero suele empezar con cansancio. Sin razón aparente, tu chispa desaparece. También puedes notar que pierdes agua con más rapidez de lo que deberías, es decir, que vas más al lavabo de lo habitual. Y tienes sed: observas que bebes una cantidad exagerada de agua.

Esto es lo que está pasando: el principal problema es que el azúcar no puede salir del torrente sanguíneo para llegar a las células. Solo de este problema derivan muchos otros importantes. Es como un dominó en el que cada ficha, al caer, derriba a la siguiente.

El azúcar del que estamos hablando es glucosa: una de las moléculas más pequeñas y sencillas del azúcar. En este caso, *azúcar* no es solo una palabra más para referirnos a la comida basura o a las calorías huecas. El hecho es que las células de nuestro cuerpo utilizan este tipo de azúcar (glucosa) como fuente de energía. La glucosa es el combustible del cuerpo, como lo es la gasolina para tu coche o el combustible para un avión. Es lo que te da energía para moverte, para pensar y, en mayor o menor medida, para todo lo que haces.

Ese es justamente el problema. Si la glucosa no puede llegar a las células, a estas les falta su combustible básico y tú pierdes tu energía. Por eso te fatigas. Si tus músculos no tienen la glucosa que necesitan para moverse, te cansas fácilmente.

La glucosa que no puede llegar a las células musculares permanece en la sangre. Se va concentrando cada vez más, al final acaba pasando a los riñones y termina en la orina.[3]

Cuando la glucosa pasa por los riñones utiliza mucha agua como vehículo, de ahí los viajes al retrete. La consecuencia lógica es la sed, porque estás perdiendo muchos fluidos. Luego, el cansancio, la orina frecuente y la sed son síntomas de un mismo problema: la dificultad de la glucosa para llegar a las células.

Puede que también observes que estás adelgazando. Y no, esto no es especialmente positivo: no en esta situación. Pierdes peso porque tus células tienen hambre. Los nutrientes no pueden llegar a las células y tu cuerpo está desnutrido. Sí, aunque comas mucho, los nutrientes y el combustible no pueden llegar donde se necesitan.

Todos los días los médicos atienden a pacientes que muestran cansancio, orina frecuente, sed y una inexplicable pérdida de peso. El doctor toma una muestra de sangre y encuentra un nivel inusualmente alto de glucosa en sangre y les diagnostica diabetes. Entonces les dice que es esencial que controlen el azúcar en sangre. Una cantidad de glucosa exageradamente alta circulando en la sangre, día tras día, puede dañar las arterias. Si no se hace nada, puede dañar el corazón, los delicados vasos sanguíneos oculares, los riñones y las extremidades.

Pero, como hemos demostrado en nuestros estudios científicos, el camino hacia el azúcar en sangre alto es de doble sentido. Cuando cambias de dieta y realizas otros cambios favorables para la salud, la glucosa ascendente puede descender. A veces el cambio puede ser tan drástico que ningún médico que te examinara tras ese descenso podría adivinar que alguna vez te diagnosticaron diabetes.

---

3. El paso de la glucosa desde la sangre hasta la orina es lo que dio el nombre técnico que usan los médicos para la diabetes: diabetes mellitus. La palabra *diabetes* procede del griego y significa «pasar a través», y *mellitus* en latín significa «miel» o «dulce».

Cómo diagnostican la diabetes los médicos

Los médicos diagnostican diabetes si:

- Tu nivel de glucosa en sangre es de 126 mg/dl (7.0 mmol/l)[4] o superior tras un ayuno de 8 horas.
- Tu nivel de glucosa en sangre es de 200 mg/dl (11,1 mmol/l) o superior a las 2 horas de haberte sometido a un test de tolerancia a la glucosa. Es una prueba en la que te has de beber un jarabe que contiene 75 gramos de glucosa, para medir tu valor de glucosa en sangre.
- Si tu A1c está al 6,5% o más. La prueba de la hemoglobina A1c refleja el control del azúcar en sangre durante aproximadamente los tres meses anteriores, a diferencia de un test de glucosa en sangre, que tenderá a subir y a bajar de minuto en minuto, según la influencia de los alimentos, la actividad física, los medicamentos, el estrés y otros factores. Lo que mide realmente la prueba A1c es cuánta glucosa ha entrado en tus glóbulos rojos y se ha enganchado a la hemoglobina. Si has tenido mucha glucosa en sangre, una buena parte de la misma entra en los glóbulos y se adhiere a la hemoglobina.

Tipos de diabetes

Un diagnóstico de diabetes (o prediabetes) significa que la insulina no está trabajando correctamente en tu cuerpo. La insulina es la hormona que transporta el azúcar desde la sangre hasta las células, entre otras funciones. Es como una llave que abre la puerta de la célula, por así decirlo, y que permite la entrada de los nutrientes. Cuando la insulina llega a la superficie de la célula y abre la puerta, la glucosa puede entrar en la célula, que la utiliza como fuente de energía.

Si por alguna razón tu cuerpo no fabrica insulina, la consecuencia es que suben los niveles de azúcar en sangre. Asimismo, los niveles de gluco-

---

4. Los laboratorios médicos de Estados Unidos miden la glucosa en miligramos por decilitro (mg/dl). En la mayoría de los países, la glucosa se mide en minimoles por litro (mmol/l). Como comprobarás, para el colesterol se usan las mismas unidades de medida.

sa pueden subir si las células se resisten a la acción de la insulina: la llave está en la puerta, pero esta no se abre.

Hay tres tipos de diabetes, la de tipo 1, la de tipo 2 y la gestacional, más algunas variantes que también has de conocer. Veamos cada una de ellas.

Diabetes de tipo 1. Se suele manifestar en la infancia o en la juventud. Se solía llamar diabetes infantil o insulinodependiente. En este tipo de diabetes algo ha dañado la capacidad del páncreas para producir insulina y es necesario conseguirla de una fuente externa, normalmente a través de una inyección. Sin embargo, las investigaciones han revelado que los cambios dietéticos pueden hacer mucho para reducir el riesgo de complicaciones graves, como verás en el capítulo 3.

Además, sabemos más que nunca sobre las causas de la enfermedad, lo cual hace que estemos más capacitados para prevenirla. El deterioro de las células que producen la insulina es provocado por el equivalente biológico del «fuego amigo». Es decir, que el causante es nuestro sistema inmunitario: nuestros leucocitos, que teóricamente han de luchar contra las bacterias y virus. Se supone que estas células han de protegernos; sin embargo, atacan a las células del páncreas, destruyendo su capacidad para generar insulina. En el capítulo 3 veremos qué es lo que desencadena este proceso. Te sorprenderá descubrir que los principales sospechosos son los alimentos, especialmente la alimentación infantil durante los primeros meses de vida.

Cuando la diabetes de tipo 1 se manifiesta en personas que ya han superado la etapa de la juventud, a veces se usa el término *diabetes autoinmune latente del adulto* (LADA, por sus siglas en inglés), pero la enfermedad sigue siendo diabetes de tipo 1.

Diabetes de tipo 2. Antes se llamaba diabetes de inicio adulto o diabetes no insulinodependiente. Alrededor de 9 de cada 10 personas diabéticas padecen la de tipo 2. La mayoría de las personas con este tipo de diabetes siguen produciendo insulina; el problema es que sus células se resisten a la misma. La insulina intenta llevar glucosa a las células, pero estas responden como una puerta con una cerradura defectuosa. El cuerpo, en respuesta a estas células perezosas, genera cada vez más insulina para intentar vencer esta resistencia. Si la insulina que fabrica el cuerpo no puede superar la resistencia, esta se va almacenando en la sangre.

Los medicamentos para la diabetes actúan para contrarrestar este problema: algunos hacen que las células respondan mejor a la insulina. Otros fomentan que el páncreas segregue más insulina al torrente sanguíneo, o bloquean el hígado para evitar que envíe glucosa extra a la sangre.

La insulina se fabrica en el páncreas

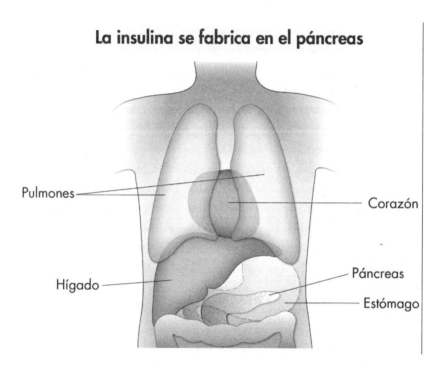

La insulina se fabrica en el páncreas, un órgano localizado justo detrás del estómago, que se parece en tamaño y forma a un mando a distancia para la televisión. De hecho, eso es lo que es el páncreas: un mando a distancia. Envía insulina a la sangre para que llegue a las células del cuerpo y las ayude a asimilar la glucosa de la sangre. En la diabetes de tipo 1, el páncreas ha dejado de fabricar insulina. En la de tipo 2 y gestacional, el páncreas suele fabricar insulina, pero las células se resisten a su acción.

Hasta ahora, la mayoría de las dietas para la diabetes también han intentado compensar esta resistencia celular a la insulina. Reducían la ingesta de azúcar. Limitaban las féculas (hidratos de carbono complejos) porque la fécula está formada por muchas moléculas de glucosa que forman una cadena. Durante la digestión, la fécula se rompe para liberar los azúcares naturales en la sangre. La idea es que, si no ingieres muchos hidratos de carbono de golpe, las células no se saturarán con un exceso de glucosa. Para las personas que toman medicación, los programas dietéticos típicos tenían como finalidad mantener la cantidad de azúcar o de fécula bastante constante, de comida en comida y día a día, para que la cantidad de medicación necesaria para ayudar al cuerpo a procesar la glucosa (la dosis diaria) también fuera constante. En resumen, estas dietas nos han dicho qué, cuándo y cuánto hemos de comer.

Sin embargo, las nuevas investigaciones lo han cambiado todo. Ahora podemos usar los cambios dietéticos para influir directamente en la sensibilidad a la insulina. Así que, como pronto descubrirás, la receta nutricional se ha vuelto a escribir desde cero para aprovechar estos nuevos conocimientos.

Diabetes gestacional. Se parece a la diabetes de tipo 2, salvo porque se produce durante el embarazo. Aunque suele desaparecer después del parto, es un signo de resistencia a la insulina, y eso puede indicar que la diabetes de tipo 2 podría estar a la vuelta de la esquina. Normalmente, la diabetes gestacional se puede frenar con los mismos pasos que abordamos la de tipo 2, antes de que esta llegue a manifestarse como tal.

Diabetes tipo MODY *(Maturity Onset Diabetes of the Young).* En contadas ocasiones, una característica genética puede hacer que el páncreas no produzca suficiente insulina. El gen suele ser dominante. Las personas afectadas (los síntomas suelen presentarse antes de los 25 años) es muy probable que tengan niveles de azúcar alto en sangre, aunque no se trate de una persona obesa o padezca resistencia a la insulina. Como el páncreas sigue produciendo insulina, puede que no necesiten inyectarse insulina. El tratamiento se parece al de la diabetes de tipo 2.

Prediabetes es el término que se utiliza cuando tu nivel de glucosa en sangre es más alto de lo normal, pero no lo suficiente para que te diagnostiquen diabetes. Para la mayoría de las personas significa que padecen resistencia a la insulina y que están en el proceso de desarrollar diabetes de tipo 2, salvo que hagan algo para mejorar su salud, especialmente, cambios en sus hábitos alimentarios. Este término se aplica cuando:

- Tu nivel de glucosa en sangre en ayunas está entre 100 y 125 mg/dl (entre 5,6 y 6,9 mmol/l).
- Tu nivel de glucosa en sangre está entre 140 y 199 mg/dl (entre 7,8 y 11,1 mmol/l) a las 2 horas de haber realizado un test de tolerancia a la glucosa.
- Tu hemoglobina A1c está entre el 5,7% y el 6,4%.

La buena noticia es que los mismos pasos que sirven para corregir la diabetes de tipo 2 también son eficaces para ayudar a mejorar la salud de las personas con prediabetes, a veces de forma definitiva.

LOS GENES NO SON EL DESTINO

La diabetes se transmite entre familiares, pero eso no significa que porque tu padre o tu madre tuvieran diabetes estés destinado a que te suceda lo mismo. Tú puedes cambiar las cosas.

Veamos primero la diabetes de tipo 1. Hay muchos niños que nacen con los genes que podrían hacer que desarrollaran diabetes de tipo 1, pero la mayoría no la desarrollan. De hecho, entre los gemelos idénticos, cuando uno de ellos tiene diabetes de tipo 1, el otro tiene menos del 40% de probabilidades de desarrollarla.[5] Lo que marca la diferencia es el entorno, concretamente, los alimentos que ha consumido el niño durante su primera etapa (por ejemplo, leche de vaca), las infecciones víricas y, quizás, otros factores.

Los genes juegan un papel similar en la diabetes de tipo 2. Muchos años antes de que se manifieste la diabetes, ciertas pruebas especiales pueden detectar la resistencia a la insulina en los jóvenes adultos que han heredado de sus padres la tendencia hacia la diabetes de tipo 2. Si consumen los mismos tipos de alimentos que sus progenitores, es muy probable que se la acaben diagnosticando. No obstante, existen pruebas suficientes que demuestran que los cambios dietéticos y de estilo de vida pueden reducir las probabilidades de que se desarrolle la diabetes. Pero, incluso si la diabetes se desarrolla, la dieta puede alterar drásticamente su curso.

Esta es la cuestión: algunos genes son dictadores y otros no. Los genes del color del cabello y de los ojos, por ejemplo, son dictadores. Si se han empeñado en que tengas el pelo castaño y los ojos azules, no se lo puedes rebatir. Pero los genes de la diabetes se parecen más a un comité. No dan órdenes, formulan sugerencias.

Si nuestros genes invocan a la diabetes, no tenemos por qué escucharlos. Tenemos más control de lo que imaginamos.

5. M. Knip y col., «Environmental Triggers and Determinants of Type 1 Diabetes», *Diabetes* 54, sup. 2, diciembre 2005, pp. s125-136.

PATRONES ALIMENTARIOS PARA LA DIABETES

Si padeces diabetes es muy probable que tengas instrucciones por escrito sobre lo que puedes comer y lo que has de evitar. Quizás has ido a la consulta de un dietista y te ha recomendado que vayas a una clase sobre la diabetes. Si te pasa como les pasa a muchas personas, te costará seguir esa dieta.

Durante muchos años, las dietas para los diabéticos se han diseñado para aportar una nutrición básica, unido a una ingesta de calorías y de elecciones alimentarias razonablemente estable, a lo largo del día y cotidianamente, como hemos visto antes. Se basaba en la idea de que si no tomabas hidratos de carbono para desayunar, pero luego te dabas un atracón de dulce, tu azúcar en sangre se veía alterado de una manera errática. Igualmente, si tomas mucha fécula el lunes pero tomas muy pocos hidratos de carbono el resto de la semana, tu azúcar en sangre estará por todas partes, y la medicación no podrá seguirte el ritmo.

Esta teoría era lógica, pero fue concebida antes de que se conocieran las causas de la resistencia a la insulina, y ha demostrado ser de poca utilidad. Muchas personas tienen problemas para ceñirse a la misma. Ahora que entendemos mejor qué sucede en el interior de nuestras células que provoca la diabetes, podemos ser más selectivos al elegir los alimentos. Esto significa cambios dietéticos más sencillos y eficaces, como verás en los siguientes capítulos.

La American Diabetes Association ya aprueba diferentes patrones alimentarios, entre los que se encuentran las dietas veganas y vegetarianas, la «dieta semivegetariana DASH», dietas bajas en grasas, dietas bajas en hidratos de carbono y «dietas mediterráneas». No obstante, ahora contamos con pruebas científicas que nos permiten comprobar qué cambios dietéticos nos van mejor a largo plazo, y pronto pondrás en funcionamiento ese poder.

LOS FÁRMACOS Y EL DINERO

Los cambios dietéticos que descubrirás en este libro son muy potentes. Por desgracia, el poder de la nutrición está relegado en muchas prácticas médicas, y en el proceso, el tratamiento para la diabetes queda reducido a una serie de recetas.

No quisiera que hubiera malos entendidos. La medicación para la diabetes puede salvarte la vida. Reducir tu azúcar en sangre, y a largo plazo, reducir el riesgo de complicaciones. Y, si la dieta y el estilo de vida no son suficientes, no tomar la medicación sería un grave error. Pero algunos médicos y pacientes ven la medicación como el único medio a su disposición. El marketing de las empresas farmacéuticas domina de tal modo la práctica médica que muchos médicos hacen poco más que mencionar oralmente la dieta y hacer ejercicio, factores que, normalmente, suelen ser extraordinariamente eficaces.

Pasa las páginas de cualquier publicación sobre la diabetes y verás anuncios carísimos de tal o cual medicamento.

Si pudieras ver los correos electrónicos que inundan las bandejas de entrada de los médicos, verías información sobre cursos para médicos y simposios y programas educativos *online*, todos ellos pagados por las empresas farmacéuticas que anuncian sus productos a bombo y platillo. Estas empresas organizan cenas para atraer a los médicos a sus presentaciones sobre alguna de las aplicaciones de sus productos. Aunque algunos médicos no soportan este tipo de eventos, tienen que asistir a los cursos para conservar su afiliación a su hospital o universidad; de este modo, las compañías farmacéuticas han acaparado el mercado de la formación médica.

En la convención anual de la American Diabetes Association, los representantes de las empresas farmacéuticas llegan a la zona de exposiciones como si se estuvieran preparando para una convención política. Montan *stands* enormes que cuestan cientos de miles de dólares y los abarrotan con ejércitos de personal de ventas dispuesto a hacerte regalos, darte comida y ofrecerte entretenimiento musical y chucherías de cualquier tipo, todo ello pensado para seducir a los profesionales que asisten.

Y, cómo no, las empresas farmacéuticas tienen como objetivo directo a los consumidores. Pon la televisión en cualquier ciudad de Estados Unidos y pronto serás bombardeado por anuncios que te recomiendan hablar con tu médico para que te recete todo tipo de medicamentos. Consiguen que hasta la diabetes parezca divertida, y que sus últimos productos siempre se adapten perfectamente a tu estilo de vida moderno.

Tú, el consumidor de sus fármacos, eres quien paga la factura. La medicación activa de una pastilla típica para la diabetes vale solo unos céntimos, pero el fabricante infla extraordinariamente su coste al por menor para pagar los gastos promocionales y sus constantes investigaciones para conseguir otra píldora que pueda aumentar la cuota de mercado.

El negocio de la diabetes no se limita a los medicamentos. Los pacientes también han de comprar el equipo para medirse la glucosa. Aunque los aparatos no son especialmente caros, los fabricantes cargan una fortuna por los suplementos que incluyen; es como las empresas de productos para el afeitado, regalan maquinillas de afeitar y venden las hojas carísimas. Las tiras que se introducen en un aparato típico para medir la glucosa cuestan aproximadamente 1 dólar, y el paciente puede usar de una hasta 8 diarias. A esto hay que sumar el precio de la visita médica, los análisis, la medicación y el quipo de monitorización de la glucosa, y la diabetes se convierte en una enfermedad exageradamente cara.

Abrigo la esperanza de que, a medida que se vaya apreciando el poder de los cambios nutricionales, los aspectos comerciales de la diabetes queden relegados. El Gobierno de Estados Unidos ha invertido en investigación sobre dieta y diabetes, y esas investigaciones siguen dando importantes dividendos. También hemos de enfocarnos en poner en práctica lo que hemos aprendido sobre nutrición. Eso significa que los médicos tienen que fijarse primero en la dieta, convencer a las compañías aseguradoras que cubran las visitas al dietista para los pacientes y sus familiares, educar a los padres sobre sistemas nutricionales que ayuden a prevenir la diabetes de tipo 1 en los niños y trabajar conjuntamente con las escuelas para que sirvan comidas saludables, que no encaminen a los niños hacia la obesidad y la diabetes, como todavía hacen una gran mayoría. Estas medidas podrían controlar las denominadas enfermedades de la opulencia con mucha más eficacia de lo que lo hacen actualmente los médicos y reducirían notablemente la necesidad de tomar medicamentos.

Toda persona diabética tiene la facultad única de curarse y recobrar la salud. Esta facultad es distinta en cada persona, pero en nuestros estudios no hemos observado que la edad, el peso o cualquier otro factor fueran un problema para mejorar.

En este libro descubrirás lo que yo considero que es la visión dietética más poderosa que se conoce actualmente para contrarrestar la diabetes.

2

Revertir la diabetes de tipo 2

Por increíble que parezca, mis investigaciones han revelado que es posible revertir la diabetes (bajar el azúcar en sangre y las dosis de medicación y reducir el riesgo de complicaciones) y en este capítulo te enseñaremos cómo hacerlo, con unos cambios dietéticos sorprendentemente fáciles. También compartiré algunos hallazgos prodigiosos sobre las causas de la diabetes de tipo 2: cambios en el interior de tus células que se pueden detectar años antes de que se manifieste la diabetes. Hay pruebas que confirman que seguir una dieta más saludable tiene una poderosa influencia en el funcionamiento celular, como veremos más adelante.

Todos los médicos y los dietistas reconocen que cuando se tiene diabetes el cuerpo no procesa bien el azúcar, que es como decir que tienes demasiado azúcar en la sangre. Los investigadores saben, desde hace mucho, que si este no baja se corre el riesgo de padecer muchos problemas de salud.

La mayoría de los profesionales de la medicina suelen recetar una dieta pobre en azúcar para bajar la glucosa en sangre. También te pedirán que reduzcas los alimentos que contengan fécula (como pan, patatas, arroz y pasta) porque, en el tracto digestivo, la fécula se rompe para liberar el azúcar (es decir, la glucosa). Parece lógico: cuando el cuerpo no puede procesar el azúcar, hay que ir con cuidado y no comer demasiado azúcar o cualquier otra cosa que se convierta en azúcar. Tu equipo médico también te animará a que dosifiques tu consumo de féculas y azúcares a lo largo del día (y de un día a otro) para que este permanezca lo más estable posible. Las dietas para la diabetes también suelen ser bajas en calorías para ayudarte a adelgazar y aconsejan evitar ciertas grasas para reducir el riesgo de enfermedades cardiovasculares y otras complicaciones. Resumiendo, es la dieta «típica» para la diabetes.

No cabe duda de que es una dieta lógica y que a algunas personas les va muy bien. El problema es que, para la mayoría de las personas, este cambio dietético tiene solo un efecto muy limitado. Generalmente, pierden poco peso, y la dieta por sí sola no es suficiente para controlar el azúcar.

Tarde o temprano, tu médico te dirá que la «dieta para la diabetes» no está siendo de mucha ayuda y te recomendará que tomes algunos medicamentos. Puede que necesites uno, dos o incluso tres medicamentos orales. Al final, puede que considere que has de inyectarte insulina. Y como muchos diabéticos también padecen hipertensión o colesterol alto, los médicos recetan medicamentos para tratar estos problemas. En lugar de ayudar a reducir o evitar las medicaciones, la dieta parece ser un paso más en el proceso de engrosar la lista de medicamentos cada vez más amplia.

El primer indicio de que podía haber una fórmula mejor lo detectamos al revisar la prevalencia de la diabetes en el mundo. Los grandes estudios de población demostraban que en Japón, China, Tailandia y otros países asiáticos no había mucha incidencia de diabetes. También era bastante escasa en algunas partes de África.

Los estudios demostraban algo más: las personas de países donde no era habitual la diabetes no seguían ningún tipo de dieta que se pareciera a la «diabética». No evitaban los hidratos de carbono: comían alimentos con fécula a diario. En Asia y África, el arroz y otros cereales, las verduras con fécula, las alubias y la pasta son los alimentos básicos. De hecho, los investigadores descubrieron que en estos países se comían muchos más hidratos de carbono que en Estados Unidos y Europa; sin embargo, apenas padecían diabetes. Lo mismo sucedía con los problemas de peso. Mientras más de un 30% de los adultos norteamericanos padecían obesidad, en Japón no llegaba al 1% entre los adultos que comían la dieta tradicional. También eran infrecuentes las enfermedades cardiovasculares y varios tipos de cáncer. La longevidad entre los adultos japoneses era más elevada que entre los norteamericanos o los europeos.

Es decir, hasta que se trasladaron a Vancouver, Seattle, Chicago, Atlanta o Washington DC. Para un japonés adulto, irse a vivir a Norteamérica aumentaba drásticamente el riesgo de desarrollar diabetes. Las enfermedades cardiovasculares, la obesidad y otros problemas también se volvían más frecuentes.

Si te preocupa que te pida que adoptes una dieta tradicional japonesa, tranquilízate. No es una mala idea, pero esto no es de lo que trata este libro. Hago alusión a esta comparación internacional, simplemente, para dejar clara una cosa: *los hidratos de carbono no provocan diabetes.* Y una dieta que se centre en reducir los hidratos de carbono no es una forma muy eficaz de tratar (mucho menos revertir) la enfermedad. En cualquier caso, los hidratos de carbono complejos pueden ayudar a prevenirla.

Piensa qué ocurre cuando un hombre o una mujer asiáticos adoptan un estilo de vida occidental. Hamburguesas, pollo frito, queso y otros alimentos occidentales pasan a formar parte de su dieta, mientras que el arroz y la pasta van siendo relegados gradualmente. La dieta se vuelve cada vez más grasa y rica en proteínas, mientras que la dieta rica en hidratos de carbono de arroz y pasta y otras féculas va cayendo en el olvido.

Por desgracia, eso es lo que está sucediendo. Es más, los asiáticos ya no necesitan salir de su país para experimentar estos cambios. McDonald's ha ido hasta ellos; Burger King, KFC y otros hábitos alimentarios occidentales también han invadido Asia. La carne, el queso y otros alimentos grasos están desplazando al arroz y las verduras.

A medida que la dieta japonesa se ha ido occidentalizando, se ha disparado la prevalencia de la diabetes. En estudios de adultos japoneses de más de 40 años, la prevalencia de la diabetes era del 1% al 5% antes de 1980. Hacia 1990, había ascendido al 11 y el 12%.[6] Las proyecciones estadísticas indican que todavía subirá más. Resulta que los genes de la diabetes son extraordinariamente comunes entre los japoneses, pero mientras se ceñían a la dieta tradicional basada en el arroz, la enfermedad estaba bajo control. Los genes estaban latentes, como unas semillas en suelo seco. Cuando el arroz dejó de estar de moda y empezaron a arraigarse los hábitos occidentales, las características genéticas empezaron a manifestarse.

Luego, si las poblaciones de Asia o África que consumen muchos hidratos de carbono sufren muy poca diabetes, y si la enfermedad se expande cuando estos se eliminan de la dieta, los investigadores han llegado a la conclusión de que la dieta rica en hidratos de carbono no es la causa de la

6. T. Kuzuya, «Prevalence of Diabetes Mellitus in Japan Compiled from Literature», *Diabetes Research and Clinical Practice* 24, sup., 1994, pp. s15-21.

enfermedad. En realidad, parece ser que la causa se encuentra en nuestras dietas occidentales.

El hecho ineludible no es que el problema sean los hidratos de carbono (es decir, el azúcar y la fécula). *El problema está en cómo los procesa el cuerpo.* Si podemos restaurar tu capacidad física para absorber y utilizar los hidratos de carbono, no solo podrás disfrutar de alimentos saludables ricos en hidratos de carbono sin preocuparte, sino que tu diabetes también mejorará, incluso hasta puede que desaparezca.

Vamos a echar un vistazo al interior de nuestro cuerpo para que entiendas lo que estoy diciendo.

UN VISTAZO AL INTERIOR DE TU CUERPO

El páncreas es un órgano que se encuentra en el abdomen y fabrica insulina. Como ya sabes, la insulina es una hormona, y el páncreas la envía al torrente sanguíneo para que llegue a las distintas células de tu cuerpo. La insulina, como si fuera una llave que entra en una cerradura, se une a un receptor en la superficie de la célula y hace que la membrana celular permita el paso de la glucosa. La insulina hace esto con cada una de las células. Se une a un receptor de la superficie celular, abre la puerta y deposita la glucosa dentro.

En la diabetes de tipo 2, este sistema no trabaja adecuadamente. El páncreas genera insulina y esta viaja a las células, pero cuando llega no puede abrir la puerta. Es como si la cerradura se hubiera quedado atascada y la llave hubiera dejado de funcionar. Esto es la resistencia a la insulina. Sí, tenemos la «llave», pero tiene dificultades para hacer su trabajo. La glucosa no puede entrar en las células y se acumula en la sangre.

Imagina una cerradura en una puerta típica. ¿Y si alguien pusiera un pegamento en la cerradura? Ni a tu llave ni a tu cerradura les pasa nada, salvo que esta última está llena de pegamento. Para que pueda volver a funcionar, has de limpiarla.

La nueva visión sobre la diabetes se basa en limpiar las cerraduras biológicas. Nuestra meta es conseguir que la «llave» de la insulina funcione como le corresponde.

LA NUEVA DIETA PARA LA DIABETES

Desde principios del siglo xx los investigadores ya intentaban adaptar las dietas de los pacientes para intentar mejorar la sensibilidad a la insulina.[7, 8] Con el transcurso de los años, muchos profesionales (como yo) nos hemos inspirado en el hecho de que los alimentos que se suelen comer en Asia o África ayudan a prevenir la diabetes.

En 1979, los investigadores de la Universidad de Kentucky estudiaron a 20 hombres con diabetes de tipo 2; todos ellos tomaban una dosis media de 26 unidades de insulina al día. La dieta experimental incluía muchas verduras, frutas, cereales integrales y legumbres, así que era rica en fibra e hidratos de carbono. La dieta era prácticamente vegetariana, contenía muy poca grasa animal; de hecho, muy poca grasa en general.

Transcurridos tan solo 16 días del programa, más de la mitad de los participantes pudieron dejar de tomar insulina por completo, y sus niveles de azúcar en sangre eran *más bajos* que antes.[9] El resto de los participantes redujo drásticamente sus dosis de insulina. Fue un resultado increíble y rápido. Pero fue un estudio corto, y los participantes vivieron en el centro de investigación mientras duró el estudio. No estaba muy claro si se conseguiría un resultado similar en personas que vivieran solas y que tuvieran que prepararse sus comidas, y si serían capaces de mantenerlo a largo plazo.

Un estudio dirigido por la Universidad de California en Los Ángeles (179 hombres participaron en un cambio dietético y un programa de ejercicio físico durante tres semanas) obtuvo unos resultados muy parecidos. De ese grupo, 140 pudieron dejar la medicación.[10] Fue un resultado estupendo, y se consiguió muy rápido. La limitación de dicho estudio, bajo nuestro punto de vista, era que no podía separar los efectos de la dieta de

---

7. H. P. Himsworth, «The Dietetic Factor Determining the Glucose Tolerance and Sensitivity to Insulin of Healthy Men», *Clinical Science* 2, 1935, pp. 67-94.

8. D. B. Stone y W. E. Connor, «The Prolonged Effects of a Low-Cholesterol, High-Carbohydrate Diet upon the Serum Lipids in Diabetic Patients», *Diabetes* 12, 1963, pp. 127-132.

9. J. W. Anderson y K. Ward, «High-Carbohydrate, High-Fiber Diets for Insulin-Treated Men with Diabetes Mellitus», *American Journal of Clinical Nutrition* 32, 1979, pp. 2312-2321.

10. R. J. Barnard, T. Jung y S. B. Inkeles, «Diet and Exercise in the Treatment of NIDDM: The Need for Early Emphasis», *Diabetes Care* 17, 1994, pp. 1469-1472.

los de hacer ejercicio. Ambos son importantes, por supuesto, pero si pretendemos determinar cuál es la mejor dieta para la diabetes, es importante que mantengamos todo lo demás como de costumbre para poder probarla como corresponde.

Hace varios años, mi equipo de investigación inició una serie de estudios para comprobar qué efectos tenía solo la dieta. Analizamos una dieta que no se centraba en reducir los hidratos de carbono, sino en eliminar las grasas al máximo. Pensamos que, si podíamos conseguirlo, quizá limpiaríamos el mecanismo de la «cerradura» que abre las puertas de las células.

Empezamos con un pequeño estudio piloto, que he mencionado brevemente en la introducción. La mayoría de los participantes se sorprendieron al ver arroz, pasta, boniatos y alubias en el menú, y lo que más les extrañó es que la dieta no limitaba los hidratos de carbono. No importaba el tiempo que hacía que tenían diabetes o lo nerviosos que estaban ante la idea de reintroducir los hidratos de carbono en sus platos, no se los restringimos.

Tampoco había límites en las raciones. La mayoría de los participantes tenían sobrepeso, pero, aun así, no les pedimos que redujeran sus raciones o que tomaran menos calorías.

Pero nos centramos en las grasas. Nos propusimos limpiar toda la grasa de la dieta de los participantes. Así que, en vez de huevos con beicon para desayunar, les ofrecimos las típicas gachas de avena, medio melón cantalupo o una tostada de cereal integral. Si para comer tomaban un guiso de carne, lo sustituíamos por uno de verduras. En lugar de comer pasta con salsa de carne, se ponían salsa de tomate. Durante el tiempo que se realizó el estudio, les pedimos que se abstuvieran de comer productos animales y que se ciñeran a la comida vegetariana.

Es evidente que, si no tomaban productos animales, no tendrían una sola gota de grasa animal. También redujimos al máximo los aceites vegetales. Y para aislar los efectos de la dieta, pedimos a los participantes que no alteraran su patrón de actividad; nadie tenía que añadir hacer ejercicio a este programa. Hacer ejercicio es una parte muy importante de cualquier estilo de vida saludable, y normalmente lo recomendamos mucho. Pero estábamos probando solo la dieta y, por razones científicas, el ejercicio no formaba parte del plan.

Al final del estudio, pesamos a todos los participantes. En tan solo 12 semanas, el participante medio había adelgazado 7,25 kilos. Su azúcar en sangre en ayunas había bajado un 28%. Dos tercios de los participantes que tomaban medicación para la diabetes pudieron reducir las dosis o dejar de tomarla en ese periodo de tiempo tan corto.[11] Todo esto se produjo sin limitación de calorías, raciones o hidratos de carbono y sin hacer ejercicio. Estos efectos fueron significativamente mayores que los que se observaron en un grupo de control que siguió meticulosamente las pautas dietéticas de la American Diabetes Association.

Fue impresionante. Pero *¿por qué* sucedió? ¿Cómo puede una dieta que da luz verde a la pasta, el arroz y todos los demás alimentos que los diabéticos pensaban que no podían tomar (y que no tiene en cuenta lo más mínimo las calorías ni el ejercicio) hacer que el azúcar en sangre baje en picado y favorezca fácilmente la perdida de peso?

Para responder a esta pregunta diseñamos otro estudio. Esta vez era con un grupo de mujeres moderada o gravemente obesas, pero no diabéticas. Volvimos a suprimir la grasa animal y los aceites vegetales. Nuestras participantes evitaron los productos animales y consumieron el mínimo de aceites vegetales. Tenían libertad para seguir las directrices dietéticas a su aire, tanto si comían en casa como fuera, lo que era una buena forma de probar cómo funcionaba la dieta en la vida real. Para una de ellas, comer fuera podía suponer setas stroganoff con verduras al vapor; para otra, sushi vegetal con sopa de miso y ensalada. Siempre que evitaran al máximo los productos animales y consumieran el mínimo de aceites, podían comer lo que quisieran.

Con fines comparativos, incluimos un grupo de control cuyos participantes seguían lo que podríamos considerar una dieta típica para bajar el colesterol. Redujeron la carne roja y comieron más aves y pescado, acompañados de muchas verduras, frutas y cereales integrales.

Los resultados fueron rápidos e impresionantes. El grupo de participantes vegetarianas perdió unos 450 gramos semanales; al cabo de 14 semanas, había perdido una media de 6 kilos, en comparación con los casi 4 kilos del grupo de control.[12]

Con estos resultados ya no teníamos dudas de que esta dieta adelgaza, pero quisimos profundizar un poco más. Enviamos a nuestras participan-

---

11. A. S. Nicholson y col., «Toward Improved Management of NIDDM: A Randomized, Controlled, Pilot Intervention Using a Low-Fat, Vegetarian Diet», *Preventive Medicine* 29, 1999, pp. 87-91.

12. N. D. Barnard y col., «The Effects of a Low-Fat, Plant-Based Dietary Intervention on Body Weight, Metabolism, and Insulin Sensitivity», *American Journal of Medicine* 118, 2005, pp. 991-997.

tes al laboratorio de análisis para que se hicieran un test de tolerancia a la glucosa, que nos permitiría medir su respuesta corporal al azúcar y el funcionamiento de su insulina. Cada participante se tomó su dosis de jarabe azucarado, y cada media hora tomamos muestras de sangre para medir el aumento del azúcar en sangre y la insulina. Con los datos del laboratorio, pudimos calcular la sensibilidad de cada una de ellas a la insulina y hacer un seguimiento de los cambios que se produjeran durante el estudio.

Los resultados fueron llamativos. Los análisis demostraron que nuestras participantes estaban cambiando físicamente. Los resultados evidenciaban que las células se iban volviendo cada vez más sensibles a la insulina. Cuando llegamos a la semana 14, la sensibilidad a la insulina de las participantes había mejorado en un 24%. Es decir, algo en la dieta había reactivado la capacidad natural de su insulina para abrir las puertas de las células a la glucosa. Por supuesto, esto significaba que la dieta estaba actuando sobre el problema fundamental que observamos en la diabetes de tipo 2: estaba ayudando a la glucosa a llegar adonde le correspondía.[13]

Basándose en estos y en otros estudios, los Institutos Nacionales de la Salud (la rama de investigación del Gobierno de Estados Unidos) decidieron subvencionar otro estudio.[14, 15] En ese proyecto trabajaron conmigo investigadores de la Facultad de Medicina de la Universidad George Washington y de la Universidad de Toronto y dietistas y médicos del Comité de Médicos para una Medicina Responsable, una organización no lucrativa fundada en 1985.

En el estudio participaron 99 personas con diabetes de tipo 2. Durante 22 semanas, 49 de los participantes siguieron una dieta parecida a las

---

13. El estudio reveló otro descubrimiento especialmente destacable. En un laboratorio de la Universidad George Washington, medimos el metabolismo de las participantes: la velocidad con la que quemaban calorías. Lo hicimos calculando la cantidad de oxígeno que consumían minuto a minuto y la de dióxido de carbono que producían, después de haberles hecho una prueba con comida (dos latas de una fórmula líquida estándar).

Al cabo de 14 semanas con la dieta experimental, era evidente que las participantes habían experimentado un significativo aumento en la quema de calorías después de comer; su velocidad postprandial de quema de calorías había aumentado en un 16%.

14. A. E. Bunner, C. L. Wells, J. Gonzales, U. Agarwal, E. Bayat y N. D. Barnard. «A dietary intervention for chronic diabetic neuropathy pain: a randomized controlled pilot study.» *Nutrition & Diabetes*, 2015, 26 de mayo, 5:e158. doi: 10.1038/nutd.2015.8.

15. N. D. Barnard y col., «The Effects of a Low-Fat, Plant-Based Dietary Intervention on Body Weight, Metabolism, and Insulin Sensitivity», *American Journal of Medicine* 118, 2005, pp. 991-997.

que habíamos probado antes. Era una dieta vegana, es decir, que no incluía productos animales, y también era baja en grasa. Aunque no les pusimos restricciones respecto a la cantidad de hidratos de carbono, animamos a todos a ser selectivos respecto al tipo que comían. En lugar de pan blando, les animamos a que comieran pan de centeno normal o integral de grano entero. En vez de patatas al horno, les recomendamos boniatos y ñame. El resto de los 50 participantes siguieron las directrices dietéticas de la ADA. Aquí también volvimos a restringir el ejercicio.

Lo que sucedió fue que la dieta hizo que sus células volvieran a ser más sensibles a la acción de la insulina, de modo que podían asimilar los nutrientes con mayor rapidez. La glucosa pudo salir de la sangre y entrar en las células, donde se pudo quemar más cantidad de la misma, por así decirlo. Esas calorías son liberadas como calor corporal, en lugar de ser almacenadas como grasa. Los científicos lo denominan el efecto térmico de los alimentos, que además aporta la pequeña ventaja extra de la pérdida de peso.

En las semanas siguientes, muchos de los participantes observaron el descenso gradual de su azúcar en sangre hasta llegar a reducir su medicación para la diabetes. Eso fue un buen resultado, pero no era nuestra meta. De hecho, lo que pretendíamos era no cambiar la medicación en la medida de lo posible a fin de poder aislar el efecto de la dieta en el azúcar en sangre. Sin embargo, la combinación de la dieta y de los medicamentos para bajar el azúcar fue tan potente que muchos participantes *tuvieron* que reducir sus dosis de medicamentos o dejar de tomarlos para que no les bajara demasiado el azúcar.

Para calcular todo lo que podía hacer la dieta, nos centramos en los participantes cuyas medicaciones habían permanecido constantes y en cómo afectaba la dieta a su A1c, el principal método para controlar la glucosa en sangre. La dieta de la ADA había reducido su A1c en un 0,4 punto porcentual: un buen cambio. Pero la dieta vegana fue tres veces más eficaz. Había reducido el A1c de los participantes en 1,2 puntos porcentuales (el valor medio de los participantes pasó del 8% al 6,8% durante las 22 semanas del estudio). Es un efecto más potente que el que vemos con la medicación típica para la diabetes. La dieta vegana también demostró su gran eficacia en reducir el peso corporal y el colesterol.

Para poner todo esto en perspectiva, el emblemático Estudio Prospectivo para la Diabetes en el Reino Unido demostró que este descenso de

1 punto en el A1c en las personas con diabetes de tipo 2 reduce el riesgo de padecer complicaciones oculares o renales en un 37%.[16] Este es el efecto de tan solo el descenso del A1c sin tener en cuenta que la dieta también tiene la facultad de bajar el colesterol y la presión sanguínea.[17]

En el capítulo siguiente te enseñaré cómo puedes probar esta dieta para que compruebes lo que puede hacer por ti. Pero veamos más detenidamente las bases científicas en las que se basa este enfoque.

EN BUSCA DE LA DIETA PERFECTA

Dejar de consumir productos animales y reducir al máximo los alimentos grasos puede que nos parezca todo un reto, pero nuestros participantes, en general, nos dijeron que para ellos fue justo lo contrario. Un hombre, Walter, nos dijo: «Estoy alucinado de lo poco que me ha costado adoptar esta dieta. Y me siento de maravilla. A los dos meses, había adelgazado 9 kilos. Y lo más increíble es que mis promedios de glucosa han bajado de 30 a 40 puntos».

Para Mark el cambio fue «una aventura. Probé restaurantes nuevos, otras recetas y alimentos diferentes, que nunca había comido antes. Mi principal objetivo era adelgazar y, de momento, ya he perdido casi 14 kilos. Cuando empecé, mi azúcar en sangre en ayunas estaba entre 260 y 360. Y se desplomó. Ahora estoy entre 130 y 135. Ya no me canso por la tarde como me solía pasar».

Nancy también estaba de acuerdo. En el plazo de tan solo un mes, sintió que se había adaptado perfectamente a la dieta. «Y a los cinco meses de haber hecho el cambio, me bajó tanto el azúcar que pude dejar de tomar uno de mis medicamentos. Tengo mucha más energía y me siento fenomenal.»

Te guiaré paso a paso a través de esta dieta. Si sientes que es muy saludable, te diré que, sin lugar a dudas, lo es, y no solo para controlar el azúcar en sangre.

---

16. I. M. Stratton, A. L. Adler y H. A. Neil, «Association of Glycaemia with Macrovascular and Microvascular Complications of Type 2 Diabetes (UKPDS 35): Prospective Observational Study», *British Medical Journal* 321, 2000, pp. 405-412.

17. UK Prospective Diabetes Study (UKPDS) Group, «Effect of Intensive Blood-Glucose Control with Metformin on Complications in Overweight Patients with Type 2 Diabetes (UKPDS 34)», *Lancet* 352, 1998, pp. 854-865.

En 1990, Dean Ornish, un joven médico licenciado de Harvard, descubrió una característica destacable de una dieta vegetariana baja en grasa. Probó la dieta en sujetos que padecían alguna enfermedad cardiovascular y añadió otros aspectos de estilo de vida sana: hacer ejercicio regularmente, reducir el estrés y dejar de fumar. Puesto que la dieta no contenía productos de origen animal, carecía de colesterol y era muy pobre en grasa. Al cabo de un año, a cada paciente se le hizo una radiografía especial denominada angiograma. Posterioremente, el equipo del doctor Ornish comparó los angiogramas con los resultados de los angiogramas que les habían realizado al principio del estudio. Los resultados marcaron un hito en la historia de la medicina. Las arterias coronarias de los pacientes, que habían estado bloqueadas durante años debido a una mala dieta, se estaban empezando a abrir de nuevo. Al cabo de un año, la diferencia fue claramente visible en el 82% de los pacientes. Esto tuvo lugar sin cirugía o medicamentos, incluso sin medicación para el colesterol.[18, 19]

Otros investigadores han demostrado que este mismo cambio de dieta reduce la presión sanguínea. Aparentemente, la eliminación de las grasas animales reduce la viscosidad («espesor») de la sangre. Es decir, la sangre se parece menos a la grasa y más al agua, de modo que fluye fácilmente por las arterias y baja la presión sanguínea. La presión sanguínea también baja con el potasio de las verduras y las frutas, y gracias a otras características de los vegetales que también aumentan este beneficio.[20]

Los vegetarianos son más delgados. La persona común y corriente que inicia una dieta vegetariana suele perder un 10% de su peso corporal.

Estos cambios nos vendrían muy bien a todos, pero si tienes diabetes, pueden salvarte la vida. Esto es porque, como ya hemos visto en el capítulo 1, un nivel de azúcar en sangre permanentemente elevado puede dañar los vasos sanguíneos del corazón, de los ojos, de los riñones y de las piernas. Lo que mata a la mayoría de las personas que tienen diabetes (es decir, las que no han hecho los cambios dietéticos que estás leyendo) es el dete-

18. D. Ornish y col., «Can Lifestyle Changes Reverse Coronary Heart Disease?" *Lancet* 336, 1990, pp. 129-133.

19. D. Ornish y col., «Intensive Lifestyle Changes for Reversal of Coronary Heart Disease», *Journal of the American Medical Association* 280, 1998, pp. 2001-2007.

20. Y. Yokoyama, K. Nishimura, N. D. Barnard, y col., «Vegetarian Diets and Blood Pressure: a Meta-Analysis», *JAMA International Medicine* 174(4), 2014, pp. 577-587.

rioro que ocasiona en el corazón. Una dieta que revierta el proceso, que dé marcha atrás al reloj del corazón, reduciendo la presión sanguínea y rebajando el peso, es una medicina potente para cualquier persona con diabetes de tipo 1 o 2.

Imagina que tuvieras problemas oculares debido a la enfermedad. Un cirujano oftalmológico, con su láser en mano, intentaría cuidadosamente reparar tus delicadas «retinas. Pero ¿y si los alimentos pudieran ayudar a prevenir este deterioro? Un cambio de dieta que te ayude a controlar tu azúcar en sangre, baje la presión y ayude a rejuvenecer las arterias daría un respiro a los diminutos vasos sanguíneos de tus ojos. Lo mismo ocurre con los diminutos vasos sanguíneos de tus riñones, lo cual propiciará que seas menos propenso a necesitar diálisis. Y, por supuesto, posee una acción muy intensa sobre el corazón.

No quisiera que malinterpretaras mis palabras. No te estoy sugiriendo que vas a dejar de necesitar tratamiento médico y a confiar solo en la dieta. Pero un cambio de dieta (si se mantiene lo suficiente y se inicia a tiempo) puede revolucionar tu salud, reducir drásticamente el riesgo de complicaciones e, incluso, revertirlas en cierto grado.

EN EL INTERIOR DE LA CÉLULA

Al hablar de la diabetes de tipo 2, he descrito cada célula del cuerpo como si fueran cerraduras que hubieran sido selladas con pegamento. Las investigaciones han demostrado que esta es una analogía extraordinariamente válida. De hecho, la capacidad de acción de la insulina queda bloqueada por la acumulación de una sustancia en el interior de las células: no es pegamento, sino grasa.

El número del *New England Journal of Medicine* del 12 de febrero de 2004 contenía un increíble descubrimiento realizado por investigadores de la Universidad de Yale.[21] Hicieron pruebas a jóvenes adultos cuyos padres o abuelos habían tenido diabetes de tipo 2. Todos estaban delgados y sanos, y ninguno tenía diabetes en aquel momento. Pero algunos tenían

---

21. K. F. Petersen y col., «Impaired Mitochondrial Activity in the Insulin-Resistant Offspring of Patients with Type 2 Diabetes», *New England Journal of Medicine* 350, 2004, pp. 664-671.

resistencia a la insulina, lo que supuso que, cuando se les dio una dosis de glucosa de prueba, su azúcar en sangre subió más de lo debido. Los investigadores descubrieron la razón: en el interior de sus células musculares había cantidades diminutas de grasa, que interferían en la capacidad de funcionamiento de la insulina. Su cuerpo fabricaba insulina con normalidad y llegaba a las células musculares sin problema. Sin embargo, una vez allí, no funcionaba correctamente. Las células musculares, simplemente, no podían responder en su totalidad a la insulina debido a las partículas de grasa, que como si fueran pegamento se amontonaban en la cerradura inutilizando la llave.

La grasa en el interior de las células interfiere en la acción de la insulina

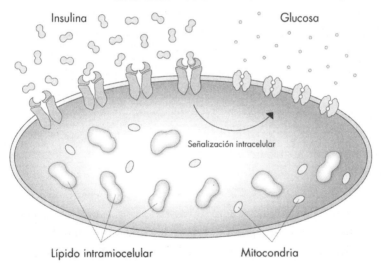

En estado normal, la insulina se une a los receptores de la superficie de la célula y le indica a la membrana celular que permita entrar a la glucosa. Sin embargo, si la grasa, denominada lípido intramiocelular, se acumula en el interior de la célula, interfiere con el proceso de señalización intracelular de la insulina. Los orgánulos diminutos, denominados mitocondrias, se supone que son para quemar grasa, y que su incapacidad para hacer frente a la acumulación de grasa podría ser la causa de la diabetes de tipo 2. Afortunadamente, las pruebas demuestran que los cambios dietéticos pueden reducir la cantidad de grasa acumulada en el interior de la célula.

¿Cómo llegó allí esa grasa? Las células musculares suelen almacenar una pequeña cantidad de grasa, que aporta una fuente de energía para la actividad física. La cantidad de grasa suele ser muy pequeña y, simplemente, está allí a la espera de ser utilizada cuando aumentes mucho la actividad y necesites un poco de energía extra. Por alguna razón, en esos jóvenes, la grasa se había acumulado mucho más de lo que correspondía: su nivel de grasa era un 80% superior al de otros jóvenes. La acumulación de grasa había llegado al extremo de sellar la cerradura. Es decir, estaba interfiriendo con la capacidad de respuesta de la célula a la insulina, lo cual se traducía en que era muy probable que en el futuro fueran diabéticos, a menos que cambiara algo drásticamente.

Quiero aclarar que la grasa intracelular es diferente de la grasa de la cintura. Aunque seas bastante delgado, puede que acumules grasa en el interior de tus células musculares. Los participantes del estudio de Yale *eran* delgados, la media de su peso era 64 kilos. Eran jóvenes y sanos. Pero, al igual que los jóvenes que fuman están preparando el terreno para padecer cáncer décadas más tarde, los jóvenes que acumulan grasa en el interior de sus células están preparando el camino para la diabetes.

Hasta ahora las dietas para la diabetes no habían sido diseñadas para alterar lo que está sucediendo dentro de las células. Por el contrario, habían sido pensadas para compensar el problema, por así decirlo. Puesto que las células no pueden manejar la glucosa (es decir, la insulina tiene problemas para introducir la glucosa en su interior), las dietas limitan los azúcares y los alimentos que contienen hidratos de carbono, porque cuando estos se digieren, liberan azúcares. Pero ¿y si un cambio de dieta pudiera alterar la acumulación de grasa en el interior de las células e invertir la tendencia hacia el empeoramiento gradual de la resistencia a la insulina?

Creo que eso es exactamente lo que podemos hacer, justamente lo que *conseguirás* cuando hagas los cambios dietéticos que se indican en este libro. Pero, en primer lugar, algunos detalles más sobre el interior de las células.

HORNOS DIMINUTOS QUEMADORES DE GRASA

Hay un término para los trocitos de grasa que se forman en el interior de las células. Los científicos los llaman lípidos intramiocelulares (*intra* significa «dentro», *mio* significa «músculo» y *lípido* es «grasa»; literalmente, grasa en el interior de las células musculares). Como has observado, estas trazas de grasa empiezan a acumularse muchos años antes de que se manifieste la diabetes.[22]

Vayamos un poco más allá y veamos cómo se acumula la grasa. Las células tienen «hornos» o «quemadores» microscópicos que se supone que metabolizan los trocitos de grasa y los convierten en energía. Si todo funciona con normalidad, la grasa entra en la célula y estos diminutos quemadores la utilizan. Estos quemadores se denominan mitocondrias y son los responsables de convertir la grasa o cualquier otra fuente de energía para propulsar las células musculares. Si acumulas grasa gradualmente, es un indicativo de que tus quemadores (mitocondrias) están fallando al hacer su trabajo.

En la diabetes de tipo 2, parece ser que el problema es que hay muy pocas mitocondrias. Es decir, que las personas con este tipo de diabetes tienen menos mitocondrias de las necesarias para quemar la grasa acumulada. Si tuvieran más de estos pequeños «hornos» en el interior de cada célula, todo sería muy distinto.

Lo más curioso es que el número de mitocondrias depende de lo que comes. Voy a describir un segundo estudio científico.

En el Centro de Investigación Biomédica Pennington de Baton Rouge, Luisiana, un grupo de investigadores estudió a 10 hombres jóvenes. Tenían una edad media de 23 años, eran razonablemente delgados, pesaban una media de 79 kilos y estaban sanos. Los investigadores les hicieron seguir una dieta rica en grasa que extraía casi la mitad de las calorías de la misma.[23] Esto supone mucha más grasa de la que te conviene incluir en tu dieta, pero no se diferencia demasiado de lo que comen muchas personas. Al cabo de tan solo tres días de tomar esta dieta rica en grasa, los hombres habían acumulado una gran cantidad de lípidos intramiocelulares, así que la primera lección de este estudio fue que la grasa se acumula rápidamente. Según lo que comas, puedes almacenar grasa en tus células con extraordinaria rapidez.

Entonces, los investigadores probaron los genes que producen mitocondrias. De la misma manera que en las células tenemos genes que crean

---

22. Ibídem.

23. L. M. Sparks y col., «A High-Fat Diet Coordinately Downregulates Genes Required for Mitochondrial Oxidative Phosphorylation in Skeletal Muscle», *Diabetes* 54, 2005, pp. 1926-1933.

hueso, hormonas, piel, pelo y todas las estructuras corporales, también tenemos genes que sirven de plantilla para las mitocondrias. Resultó ser que las grasas que consumieron estos voluntarios no se limitaron a acumularse en las células; lo que hicieron fue *desconectar los genes que les ayudarían a quemarlas*. Los genes que producen las mitocondrias fueron parcialmente inhabilitados. Era como si los cuerpos de aquellos hombres intentaran evitar quemar la grasa que habían ingerido y conservarla en el interior de las células para un uso posterior.

Imagina lo que eso significa: has comido grasas y, a raíz de ello, diminutos trocitos de grasa se han acumulado en tus células musculares. Esta grasa interfiere en el funcionamiento normal de las células, incluida la capacidad de respuesta a la insulina. Si la insulina no puede trabajar, la glucosa no puede llegar a las células y se acumula en la sangre. Luego, esos alimentos grasos parece ser que desactivan los genes que generarían las mitocondrias que necesitas para quemar la grasa que acumulas. Tu capacidad para eliminar la grasa del interior de tus células parece reducirse cuando ingieres alimentos grasos.

Permíteme especular sobre por qué sucede esto.

La química corporal empezó a formarse hace miles de años, mucho antes de que existieran los restaurantes de comida rápida y de que las tiendas de comestibles recibieran sus primeros cargamentos de queso y grasas para freír. Nuestros antepasados no encontraban alimentos grasos creciendo de los árboles o, al menos, no muchos. En las pocas ocasiones que podían comer alimentos grasos (carne, huevos, frutos secos o aguacates, por ejemplo) es posible que sus cuerpos intentaran almacenar parte de la grasa de esos alimentos para cuando necesitaran más energía para sus músculos o escaseara la comida. Por consiguiente, no sería de extrañar que una entrada repentina de grasa en las células musculares fuera la señal para que estas *desactivaran* las mitocondrias quemagrasas a fin de conservar la grasa para necesidades futuras. En la actualidad, esto es lo último que deseamos. Queremos activar nuestras mitocondrias, conectar nuestros hornitos para eliminar grasas.

Bien, ¿puedes deshacerte de esa grasa? Supongamos que has dejado de comer alimentos grasos. ¿Empezarían a desaparecer los lípidos intramiocelulares?

Voy a compartir los resultados de un experimento sorprendente. En la Universidad Católica de Roma, Italia, ocho pacientes fueron intervenidos de *bypass* gástrico.[24] Esta intervención suele ser el último recurso para la obesidad mórbida, y con razón. Esta operación implica lo siguiente: se hace una reducción de estómago hasta que solo queda una pequeña bolsa, de aproximadamente el tamaño de un huevo, para recibir los alimentos. Luego el intestino se corta por la mitad. La primera parte queda inservible, mientras que la segunda parte del intestino delgado se empalma directamente a la diminuta bolsa estomacal. De este modo, el paciente no puede ingerir mucha comida, y hay mucho menos intestino para absorber los nutrientes de cualquier alimento ingerido.

Tras la intervención, los pacientes prácticamente se estaban muriendo de hambre. Podían ingerir muy pocos alimentos en cada comida, y las grasas que tomaban apenas eran absorbidas, porque la primera parte del intestino delgado, que es donde se absorben las grasas, ya no estaba conectada con el estómago.

Como podrás imaginar, adelgazaron. Pasaron de un peso medio superior a 137 kilos a pesar 104 kilos en los primeros seis meses. Esto es normal después de semejante operación. Lo sorprendente fue el efecto en sus células. La grasa que había en el interior de sus células musculares (su lípido intramiocelular) se redujo en un 87%. Y, aunque seguían teniendo sobrepeso, su resistencia a la insulina se había reducido notablemente.

No te estoy recomendando que te sometas a esta intervención. Solo estoy presentando los hallazgos para llegar a un punto de suma importancia: la grasa intracelular no es de carácter permanente. Si se interrumpe la ingesta de grasa, la grasa del interior de las células desaparece, y cuando sucede esto, *las células empiezan a recuperar su funcionamiento normal*.

La cirugía es una solución drástica, pero los investigadores italianos también estudiaron si una dieta baja en calorías sin intervención podía hacer desaparecer los lípidos intramiocelulares, y así fue. Con una dieta de 1.200 calorías durante 6 meses, los pacientes perdieron un promedio de 14 kilos y eliminaron aproximadamente el 8% de grasa del interior de sus células. Ahora bien, esos modestos resultados procedían de una dieta que solo se centraba en reducir calorías en vez de centrarse en comer ciertos *tipos* de alimentos, que es la meta de este programa. El siguiente paso es

---

24. A. V. Greco y col., «Insulin Resistance in Morbid Obesity: Reversal with Intramyocellular Fat Depletion», *Diabetes* 52, 2002, pp. 144-151.

hacer que la dieta sea más potente para que actúe a modo de cirugía, sin todos los riesgos obvios de una operación.

Vamos a dar un paso más. En la Escuela de Medicina del Imperial College de Londres, los investigadores estudiaron a un grupo de sujetos cuya dieta era vegana. Compararon a unos participantes con otros de edad y peso similares, pero que no eran veganos.[25] Cuando midieron los lípidos intramiocelulares de los músculos de la pantorrilla de cada participante, observaron que el porcentaje de los veganos era un 31% inferior al de los omnívoros. Esto parece indicar que hay algo en la dieta que ayuda a prevenir la acumulación de grasa en las células.

Estos estudios demuestran (alto y claro) que la acumulación de grasa en las células y todos los problemas que ello conlleva no son una simple cuestión de genes. Los genes tienen su función, pero sus efectos dependen en gran medida de la dieta, y *esta puede cambiar drásticamente*.

En la Parte II, verás cómo elegir los alimentos para afrontar este problema de la forma más eficaz.

25. L. M. Goff y col., «Veganism and Its Relationship with Insulin Resistance and Intramyocellular Lipid», *European Journal of Clinical Nutrition* 59, 2005, pp. 291-298.

3

Una revolución en la diabetes de tipo 1

Si tienes diabetes de tipo 1, el cambio dietético que pronto conocerás puede salvarte la vida. Estoy seguro de que habrás oído que este tipo de diabetes aumenta el riesgo de padecer problemas cardíacos y otras complicaciones. No obstante, cuando tienes el control, el riesgo disminuye notablemente.

Las investigaciones nos han demostrado que no estamos indefensos contra las complicaciones de la diabetes. Hay mucho que puedes hacer para protegerte.

El Ensayo sobre las Complicaciones y el Control de la Diabetes lo hizo con medicamentos. El estudio fue subvencionado por el Gobierno de Estados Unidos e incluía a 1.441 personas con diabetes de tipo 1. Algunos de los participantes se inyectaban insulina una o dos veces al día habitualmente. Al resto de los participantes se les pidió que siguiera un programa más intensivo. Tomaban insulina tres o cuatro veces al día, ya fuera inyectada o a través de una bomba. Se medían la glucosa en sangre varias veces al día y adaptaban su dosis de insulina de acuerdo a la misma. En los 17 años de seguimiento, los cuidados esmerados de estos participantes fueron compensados con creces. Revisar cuidadosamente el azúcar en sangre y adaptar la medicación correspondientemente disminuyó el riesgo de problemas cardíacos en un 50%.[26]

Por otra parte, aunque los diabéticos tienen el riesgo de padecer problemas oculares, un buen control de la glucosa en sangre redujo el riesgo

---

26. D. M. Nathan y col. y el Grupo de Investigación del Ensayo sobre las Complicaciones y el Control de la Diabetes / Epidemiología de las Intervenciones y Complicaciones de la Diabetes (DCCT/ EDIC), «Intensive Diabetes Treatment and Cardiovascular Disease in Patients with Type 1 Diabetes», *New England Journal of Medicine* 353, 2005, pp. 2643-2653.

en un 76% respecto a las personas que seguían una terapia tradicional. También redujo el riesgo de problemas renales en un 39%, y el de neuropatía en un 60%.[27]

El tratamiento del estudio se basaba más en la medicación que en la dieta, pero demostró un punto de vital importancia. Aunque muchas personas imaginaban que las complicaciones de la diabetes eran inevitables, este estudio demostró lo contrario. Tener el control de tu glucosa en sangre es la gran diferencia. Con la diabetes de tipo 1, necesitarás insulina para lograr tu meta. Pero la dieta y hacer ejercicio aportan beneficios adicionales que muy pocas personas aprovechan. Este libro se centra en la dieta.

Por otra parte, es importante entender que el control del azúcar en sangre (por importante que sea) solo es una parte de la fórmula. El riesgo de tener problemas cardíacos, renales, oculares o en las extremidades depende también de la presión sanguínea, del colesterol y de otros factores. Ahora, nuestra meta es adaptar tu dieta para que controles todo esto en la medida de lo posible, incluyendo medicación, si la necesitas, según los consejos de tu médico.

HACIA UN ESTILO DE VIDA ÓPTIMO

En la diabetes de tipo 1, tus principales riesgos son el corazón y los vasos sanguíneos. Si no haces nada, las enfermedades cardiovasculares estarán en estado latente. De hecho, afectan a la mayoría de las personas con diabetes de tipo 1. Actualmente tenemos muchos más conocimientos que nunca sobre cómo usar los cambios en el estilo de vida y la dieta para proteger el corazón, no solo para los diabéticos, sino para todo el mundo. Los capítulos 4 y 5 describen cómo y qué comer con todo detalle, y en los capítulos 12 y 13 hablaremos de las complicaciones. Entretanto, estas son las claves.

Una dieta sana. Sigue los pasos dietéticos que aparecen en el capítulo siguiente. Estas prácticas eliminan el colesterol y la grasa animal, en gene-

---

27. Grupo de Investigación del Ensayo sobre las Complicaciones y el Control de la Diabetes, «The Effect of Intensive Treatment of Diabetes on the Development and Progression of Long-Term Complications in Insulin-Dependent Diabetes Mellitus», *New England Journal of Medicine* 329, 1993, pp. 977-986.

ral tienen las grasas a mínimos, te alejan del azúcar y de los hidratos de carbono refinados y te encaminan hacia los hidratos de carbono complejos saludables.

Como verás, la dieta vegetariana tiene una ventaja especial, o mejor debería decir la dieta *vegana*, es decir, una forma de alimentarse que no incluye productos animales de ningún tipo. El colesterol dietético solo se encuentra en los productos animales.[28]

Los productos animales también suelen ser ricos en grasas saturadas «malas», que hacen que tu cuerpo genere más colesterol, efecto que, en realidad, es mucho mayor que comer el propio colesterol. Una dieta vegetariana elimina estos problemas. Asimismo, tiene otra gran ventaja: consigue sus proteínas de las plantas más que de los productos animales. Los estudios científicos han demostrado que, con las personas con algún tipo de problema en los riñones, las proteínas animales aumentan el riesgo de deterioro renal.[29] Por otra parte, las saludables legumbres, verduras y cereales son justo lo que tus riñones necesitan.

Una dieta que se base en alimentos de origen vegetal hace algo más que reducir el riesgo de complicaciones. También reduce la cantidad de insulina que necesitas. Cuando las personas con diabetes de tipo 1 inician una dieta vegana baja en grasa, muchas de ellas dicen que su necesidad de insulina se reduce extraordinariamente. Aunque las razones no estén del todo claras, es un resultado muy bien recibido.

Te recomiendo que leas detenidamente los capítulos siguientes. Te indicarán cómo empezar.

Dejar de fumar. Si eres fumador, es el momento de dejarlo. Si lo has intentado 50 veces, prueba una vez más. Puedes conseguirlo y lo conseguirás. Dile a tu médico que te ayude.

Haz ejercicio con regularidad. Por poco que sea, como salir a pasear cada día, puede suponer una gran diferencia. Ve a tu médico para que te

---

28. Eliminar por completo el colesterol de la dieta es una buena idea. No existe el colesterol «bueno» en los alimentos. Más bien, el colesterol de los alimentos tiende siempre a aumentar tu nivel de colesterol en sangre. Es lo contrario del colesterol que se mide a través de los análisis de sangre, que los médicos diferencian como «bueno» (HDL) y «malo» (LDL), entre otras formas de colesterol. El colesterol HDL es «bueno» porque sale del cuerpo.

29. E. L. Knight y col., «The Impact of Protein Intake on Renal Function Decline in Women with Normal Renal Function or Mild Renal Insufficiency», *Annals of Internal Medicine* 138, 2003, pp. 460-467.

examine el corazón, las articulaciones y tu estado de salud general, para estar seguro de que puedes hacer ejercicio. Véase el capítulo 11 donde hablamos de cómo empezar.

Control del estrés. El estrés afecta directamente a tu salud, ya que hace que las hormonas de luchar o huir inunden el torrente sanguíneo. Estas, a su vez, hacen que suba el azúcar en sangre. El estrés también interfiere en tus rutinas alimentarias y en el sueño.

Manejar el estrés no significa que te alejes de los retos de la vida. Supone encontrar formas de disfrutar de la vida plenamente, sin dejar que el estrés se descontrole. Hay muchas formas saludables de relajarse, como la meditación, el yoga e incluso ejercicios respiratorios.

Como viste en el capítulo anterior, el doctor Dean Ornish demostró que estos cuatro pasos (una dieta vegetariana saludable, dejar de fumar, hacer ejercicio regularmente y controlar el estrés) pueden revertir la enfermedad cardiovascular, incluso sin tener que recurrir a medicación para bajar el colesterol. Esto supone un beneficio tremendo. Tu médico puede añadir medicación a tu régimen para protegerte mejor.

Estos cambios en el estilo de vida no evitarán que tomes insulina para tu diabetes de tipo 1, pero te ayudarán a estar sano y reducirán al mínimo los efectos de la diabetes.

UNA NUEVA COMPRENSIÓN DE LAS CAUSAS DE LA DIABETES DE TIPO 1

Pensemos por un momento en algo más que en mejorar la salud de las personas con diabetes de tipo 1. ¿Y si pudiéramos prevenirla? Las investigaciones realizadas en las tres últimas décadas parecen indicar que puede que ya esté en nuestra mano prevenir muchos casos de diabetes de tipo 1.

Si pensabas que era una enfermedad genética y que no había forma de frenarla, sigue leyendo. Los estudios con gemelos idénticos han desmontado esa teoría. Los gemelos idénticos tienen exactamente los mismos genes, por eso tienen el mismo color de pelo y de ojos y los mismos rasgos faciales. Si una enfermedad fuera simplemente genética, los dos gemelos la tendrían. Pero la diabetes de tipo 1 no funciona de este modo. Como he dicho en el capítulo 1, si uno de los gemelos tiene diabetes, el otro posee menos del 40% de probabilidades de desarrollar la enfermedad. Así que, aunque los genes sean importantes, está claro que la diabetes de tipo 1 no es simplemente una enfermedad genética. Hay algo más que la desencadena, algo en el entorno del recién nacido.

Los investigadores saben desde hace muchos años que la diabetes de tipo 1 se produce cuando el sistema inmunitario ataca y destruye las células productoras de insulina en el páncreas. El sistema inmunitario es el encargado de defendernos contra los virus, las bacterias y las células cancerígenas. Se supone que no debería atacar a nuestros tejidos sanos, pero eso es exactamente lo que ocurre en este tipo de diabetes.

Para entender por qué sucede esto, veamos algunos conceptos básicos. La compleja red de defensa de nuestro sistema inmunitario está formada por glóbulos blancos o leucocitos especializados. Algunos de estos leucocitos engullen los gérmenes invasores y los digieren. Otros crean anticuerpos o moléculas que se pegan a los organismos invasores como si fueran arpones y los identifican para que los ataquen otros leucocitos. Si tienes diabetes de tipo 1, tu sistema inmunitario ha cometido un grave error: ha atacado y destruido a tus células productoras de insulina, provocando lo que los científicos llaman una enfermedad autoinmune.

Pero ¿por qué ocurre esto? Vamos a remontarnos a 1992, año en que un equipo de investigadores canadienses y finlandeses reveló un importante descubrimiento en el *New England Journal of Medicine*. Analizaron muestras de sangre de 142 niños a los que se les acababa de diagnosticar diabetes de tipo 1 y descubrieron que todos ellos tenían anticuerpos preparados para atacar a las proteínas de la leche de vaca. Aparentemente, estos anticuerpos se habían creado para responder a las proteínas de la leche de vaca que contenía la fórmula infantil con la que les alimentaban, pero dichos anticuerpos también atacaban a las células productoras de insulina.[30] Descubrieron que una porción de la proteína de la leche de vaca era una réplica bioquímica exacta de una porción de las células humanas productoras de insulina. Los anticuerpos que se formaron para destruir las proteínas de la leche de vaca terminaron atacando a las células productoras de insu-

---

30. J. Karjalainen y col., «A Bovine Albumin Peptide as a Possible Trigger of Insulin-Dependent Diabetes Mellitus», *New England Journal of Medicine* 327, 1992, pp. 302-307.

lina de los bebés. Las células pancreáticas fueron destruidas por el «fuego amigo».

Este y otros estudios revelaron un escenario propicio para la aparición de la diabetes de tipo 1. Se sabe desde hace tiempo que, cuando se alimenta a un bebé con leche de vaca, parte de las proteínas de la leche pasan del tracto digestivo al torrente sanguíneo.[31, 32] Cabe la posibilidad de que el sistema inmunitario del bebé reconozca estas proteínas bovinas como cuerpos extraños y genere anticuerpos para atacarlas y que estos no ataquen solo a las proteínas bovinas, sino también a las células productoras de insulina del páncreas. Este proceso destructor se supone que es gradual; cuando casi todas las células que fabrican insulina han desaparecido, aparece la diabetes de tipo 1. Los investigadores creen que los tractos digestivos maduros de los adultos no permitirían el paso de estas proteínas lácteas a través de la pared intestinal hacia el torrente sanguíneo, pero en los bebés las moléculas pasan con más facilidad.

El estudio indicaba que una forma de evitar la diabetes de tipo 1, al menos en muchos niños, podría ser evitar la ingesta de leche de vaca en los primeros meses de vida. Huelga decir que, a principios de la década de 1990, ni los padres ni los pediatras tenían la menor idea de esto. Se alimentaba regularmente a los bebés con fórmulas infantiles que contenían leche de vaca, y todavía se hace. Cuando la madre no puede amamantar al bebé tiene que darle algún tipo de fórmula. Y aunque a algunos bebés se les dan fórmulas con soja, que supuestamente no presentan ningún riesgo para la diabetes, muchos todavía reciben fórmulas con leche de vaca.

En 1992, cuando se publicó el informe en el *New England Journal of Medicine*, el famoso pediatra Benjamin Spock y yo dimos una rueda de prensa. Estuvimos acompañados de Frank Oski, director de pediatría de la Universidad Johns Hopkins y de otros expertos en nutrición. Recomendamos que se informara a los padres sobre los posibles riesgos de una exposición temprana a la leche de vaca. Al fin y al cabo, los padres sufren muchas presiones para que den leche de vaca a sus hijos, pero rara vez se les advier-

---

31. A. C. Alting, R. G. J. M. Meijer y E. C. H. van Beresteijn, «Incomplete Elimination of the ABBOS Epitope of Bovine Serum Albumin under Simulated Gastrointestinal conditions of Infants», *Diabetes Care* 20, 1997, pp. 875-880.

32. D. Hammond-McKibben y H. M. Dosch, «Cow's Milk, Bovine Serum Albumin, and IDDM: Can We Settle the Controversies?», *Diabetes Care* 20, 1997, pp. 897-901.

te del posible riesgo que ello conlleva. Pedimos que se pusiera fin a las recomendaciones de dar leche a los niños, y dijimos que los padres debían estar bien informados para que pudieran decidir con qué alimentar a sus hijos.

En el acto hubo muchas controversias. Los diarios más importantes y los principales canales de televisión cubrieron la noticia. La American Medical Association (AMA) nos criticó con dureza al doctor Spock y a mí por atrevernos a poner en duda las bondades de los productos lácteos. Los equipos de investigación que intentaron replicar estos hallazgos obtuvieron resultados mixtos, y algunos de ellos terminaron incluso con las manos vacías. Otros investigadores señalaron que para encontrar dichos anticuerpos se necesitaban técnicas especiales, sin las cuales estos seguirían pasando desapercibidos.[33] Al final, la Academia Americana de Pediatría aceptó realizar un trabajo de grupo para estudiar el asunto. Dos años después, en 1994, el grupo publicó un informe. Basándose en más de 90 estudios, el grupo afirmaba que, realmente, el riesgo de diabetes muy probablemente podría reducirse si los bebés no ingirieran proteína de leche de vaca en sus primeros meses de vida.[34] Al final, la AMA retiró sus objeciones.

Mientras el doctor Spock y yo sentimos que ya había suficientes pruebas y buenas razones para publicar advertencias sobre la exposición a los productos lácteos en los primeros meses de vida, la controversia no terminó aquí. Solo había una forma de saber si las proteínas lácteas podían realmente desencadenar una serie de acontecimientos que provocaran la diabetes de tipo 1: la teoría se tenía que probar. Un equipo europeo inició ese proceso.

PROBAR LA TEORÍA DE LA RELACIÓN DE LOS LÁCTEOS CON LA DIABETES

En un estudio piloto, investigadores de Finlandia, Suecia y Estonia escogieron 242 recién nacidos en riesgo de desarrollar diabetes de tipo 1: todos

---

33. Ibídem.

34. American Academy of Pediatrics Work Group on Cow's Milk Protein and Diabetes Mellitus, «Infant Feeding Practices and Their Possible Relationship to the Etiology of Diabetes Mellitus», *Pediatrics* 94, 1994, pp. 752-754.

ellos mostraban un primer grado de dicha patología. Entonces, animaron a las madres a que amamantaran a sus bebés. Cuando estas ya estaban a punto de destetarlos, los investigadores pidieron a la mitad de las madres que les dieran una fórmula infantil especialmente modificada en la que las proteínas lácteas se habían roto en aminoácidos individuales: bloques de proteínas demasiado pequeños como para provocar una respuesta inmune. A las otras familias se les permitió usar la fórmula habitual con leche de vaca. La investigación pretendía averiguar si evitando la exposición a las proteínas de la leche de vaca se podía reducir la probabilidad de desarrollar diabetes.[35]

Con el transcurso de los años, los investigadores descubrieron que los bebés que fueron alimentados con la fórmula especial tenían una probabilidad bastante baja de desarrollar anticuerpos peligrosos. De hecho, el riesgo de desarrollar anticuerpos en sus células productoras de insulina se había reducido en un 62%.

No fue un estudio de gran envergadura, solo una prueba piloto, pero se hizo un seguimiento a la mayoría de los niños en sus primeros 6 a 8 años de vida. En ese tiempo, varios de ellos desarrollaron la enfermedad. De entre los que tomaron la fórmula sin modificar, ocho desarrollaron la enfermedad, y del grupo de la fórmula modificada, la desarrollaron cinco. Dio la coincidencia de que dos de los del grupo de cinco habían abandonado el estudio justo al principio y, en realidad, nunca tomaron la fórmula modificada. Eso significa que solo tres niños del grupo de la fórmula modificada desarrollaron diabetes, a diferencia de los ocho bebés que tomaron la fórmula habitual. El estudio indicó que la teoría de la leche de vaca bien podría formar parte del rompecabezas, pero era demasiado pequeño como para ser definitivo, y el equipo de investigación inició un ensayo a mucha mayor escala en 2002 en el que se incluían familias de 15 países.

Este estudio piloto tenía algunas limitaciones. En primer lugar, restringía el consumo de productos lácteos solo durante los primeros meses de vida. No existen pruebas de que una exposición posterior, por ejemplo, a los 8 o 9 meses de vida, pueda suponer también un riesgo para los niños y las niñas. Al fin y al cabo, se sabe desde hace tiempo que las grandes

---

35. H. K. Akerblom y col., «Dietary Manipulation of Beta Cell Autoimmunity in Infants at Increased Risk of Type 1 Diabetes: A Pilot Study», *Diabetologia* 48, 2005, pp. 829-837.

moléculas de proteína láctea a veces pueden atravesar el tracto digestivo y filtrarse en la sangre, incluso en los adultos. El estudio no abordaba el tema de si la ingesta de proteínas lácteas podía desencadenar diabetes de tipo 1 en niños que ya habían superado la etapa de bebés.

En segundo lugar, los investigadores no pidieron a las madres que amamantaban a los lactantes que evitaran la leche de vaca en su dieta. Hace décadas que no es ningún secreto que algunas de las proteínas de la leche de vaca que ingiere una madre que amamanta terminan en su propia leche. Proceden del tracto digestivo, son absorbidas en el torrente sanguíneo y se abren paso hasta la leche materna, a veces produciendo cólicos a los bebés.[36] Por lo tanto, para evitar que los bebés estén expuestos a las proteínas lácteas, es importante eliminarlas no solo de las dietas de los bebés, sino también de la de las madres que los amamantan.

Una última advertencia respecto a este estudio: no excluía los productos lácteos de la dieta de los bebés. Utilizó un producto lácteo para romper las proteínas de la leche. Si en la leche existiera algún otro elemento, aparte de las proteínas, que contribuyera al problema, este estudio no habría podido detectarlo. Aun así, fue un paso importante para llegar a entender que algunas partes de la dieta infantil pueden conducir a la diabetes.

Este estudio también ayudó a revelar otros factores que contribuyen a la enfermedad. Ensayos anteriores habían dejado entrever que las infecciones víricas también podrían influir y, de hecho, parece ser que los virus habían atacado a algunos de los bebés del estudio de la leche. Concretamente, parece que los virus estimulan las células inmunitarias, quizás haciéndolas más activas contra las proteínas de la leche de vaca de lo que estarían normalmente. Quizá las proteínas de la leche de vaca podrían influir, de alguna manera, en el curso de la infección vírica.[37] Pero la idea es que la interrelación entre las fórmulas infantiles con leche de vaca y los virus podrían aumentar el riesgo de los bebés.

Nadie sabe cuáles serán los resultados de la investigación sobre la leche y la diabetes de tipo 1. Si la teoría es correcta, nos está indicando que evitar

36. P. S. Clyne y A. Kulczycki Jr. «Human breast milk contains bovine IgG: relationship to infant colic?», *Pediatrics* 87, 1991, pp. 439-444.

37. K. Sadeharju y col., «Enterovirus Infections as a Risk Factor for Type 1 Diabetes: Virus Analyses in a Dietary Intervention Trial», *Clinical and Experimental Immunology* 132, 2003, pp. 271-277.

los productos lácteos, al menos durante los primeros meses de vida, podría reducir notablemente la probabilidad de desarrollar esta enfermedad.

Es innecesario decir que dar de mamar, en lugar de dar el biberón, no supone riesgo alguno para los bebés. Todo lo contrario: los bebés que han sido amamantados tienen muchas ventajas, entre las cuales está una salud general más buena y unos cuantos puntos extra de CI en comparación con los que son alimentados con leches infantiles. Y lo más saludable es que las madres que amamantan sigan una dieta libre de alimentos nocivos para sus bebés.

No obstante, puede que aparezcan otros factores de riesgo en los estudios científicos. Y para los niños que están padeciendo un ataque de anticuerpos, los científicos están estudiando medios de intervención para frenar la destrucción de las células que producen la insulina.

CONSERVAR LA SALUD

Si pudiéramos prevenir la diabetes, tendríamos un poderoso instrumento a nuestra disposición. Las personas que ya padecen diabetes de tipo 1 pueden seguir pasos específicos que les ayudarán a estar sanas. Mantener la glucosa en sangre bajo control es esencial, y estabilizar los niveles de colesterol y la presión sanguínea protege al corazón y a los vasos sanguíneos. El mismo tipo de dieta que describimos en este libro para la diabetes de tipo 2 es probable que también sea tremendamente beneficiosa para las personas que padecen la de tipo 1, pues les ayudará a prevenir complicaciones y a reducir sus dosis de insulina.

PARTE II

El programa

4

Un menú nuevo y poderoso

Nos hemos propuesto conseguir resultados infinitamente mejores que los que se han conseguido con dietas anteriores, lo cual será posible gracias a una nueva visión de la comida que explicaré en este capítulo. Si tienes diabetes de tipo 2 no te interesa cuidar tu resistencia a la insulina, sino contrarrestarla. Si tienes diabetes de tipo 1, te interesa tener un buen control sobre tu azúcar en sangre, reducir tu medicación y estar sano. En este capítulo te enseñaré los principios para darle la vuelta a tu menú. Luego, en los capítulos siguientes, te enseñaré a ponerlos en funcionamiento para que puedas planificar tus comidas.

En la diabetes de tipo 2, nuestra meta es «limpiar el pegamento de las cerraduras». Como recordarás, el problema fundamental de la diabetes de tipo 2 parece ser la acumulación de cantidades diminutas de grasa en el interior de las células musculares. Esta acumulación dificulta el trabajo de la insulina al bloquear la denominada señalización de la insulina. Es decir, interfiere en el proceso mediante el cual la insulina abre la membrana celular para permitir el paso de la glucosa. Has de elegir alimentos que inviertan este proceso.

Una renovación dietética también puede ayudarnos a proteger nuestro cuerpo del proceso de la enfermedad. Eso es esencial tanto para la diabetes de tipo 1 como para la de tipo 2.

Como verás estos cambios dietéticos son de largo alcance y muy potentes. Asimismo, puede que descubras, como les ha sucedido a muchos de los participantes en nuestros estudios, que aprender las directrices de este programa es muy sencillo. No hay límites en cuanto a raciones, calorías o hidratos de carbono. Te centrarás en *lo que comes,* y lo de *cuánto comes* suele venir por sí solo. Pero vamos a adelantarnos a nosotros mismos.

Veamos primero los cambios en el menú que hacen que esta dieta sea tan eficaz. Luego, en el capítulo siguiente, te guiaré por las distintas formas de adaptarte a la dieta y conseguir que sea viable para ti.

Para invertir el curso de la diabetes, «sacar el pegamento de las cerraduras» y conseguir que el corazón y los vasos sanguíneos tengan más oportunidades para deshacer los bloqueos existentes, aquí tienes estas pautas:

1. Evitar los productos de origen animal.
2. Tomar la menor cantidad posible de aceites vegetales.
3. Comer más alimentos con índice glucémico bajo.

Que no cunda el pánico. Ya sé que esto parece un gran esfuerzo. Te conduciré paso a paso para demostrarte el porqué y el cómo. Pronto será algo natural para ti. De momento, me basta con que entiendas los principios.

1. EVITAR LOS PRODUCTOS DE ORIGEN ANIMAL

En la alimentación existen dos posibles fuentes de grasa: los productos animales y los aceites vegetales. Esta pauta aborda el primero.

Ni que decir tiene que, si no comes carne de vacuno, no tendrás grasa de vacuno. Si no comes pollo, no tendrás grasa de pollo. Seguir esta directriz implica eliminar la grasa animal de tu dieta. El programa que estás a punto de iniciar prescinde de la carne, de los productos lácteos y de los huevos.

En el capítulo 2 vimos que los investigadores que calcularon la grasa que había en el interior de las células musculares de personas con dietas ricas en grasa demostraron que la grasa que ingerimos puede aumentar rápidamente la cantidad de grasa que se acumula en las células. En las personas que evitan los productos animales parece suceder justo lo contrario. Como recordarás, las personas que seguían una dieta vegana tenían un 31% menos de grasa intracelular respecto a las personas que seguían una dieta tradicional.[38] Eso significa una mejor sensibilidad a la insulina. Es un

---

38. L. M. Goff y col., «Veganism and Its Relationship with Insulin Resistance and Intramyocellular Lipid», *European Journal of Clinical Nutrition* 59, 2005, pp. 291-298.

punto de partida fantástico, y las directrices siguientes están ideadas para llevarte más lejos.

Obtendrás más beneficios. Cuando dejas de tomar productos animales haces algo más que liberarte de la grasa animal; puesto que estos productos son la única fuente de colesterol en la dieta, eliminándolos del plato también eliminas todo el colesterol de tu dieta. Cuando tus células reivindiquen su salud, también lo hará el resto de tu cuerpo.

En lugar de desayunar huevos con beicon, puede que te tomes un buen bol de copos de avena al estilo antiguo con canela y arándanos, dos rodajas de melón y alguna tostada de pan de centeno. Quizá quieras añadir alguna salchicha o beicon vegetal.

Para comer, en lugar de, por ejemplo, un guiso de carne puedes comer un guiso de verduras o una sustanciosa sopa de lentejas. Si sueles comer una hamburguesa, puedes comer una vegetal. Si comes en un restaurante italiano, puedes pedir espagueti con salsa de tomate, setas silvestres, corazones de alcachofa y albahaca fresca. En un restaurante mexicano, prescinde de los tacos de carne y pide un taco de frijoles (sin queso) o fajitas de verduras. En un restaurante chino, puedes elegir entre los muchos platos vegetarianos y combinarlos con arroz.

Listo para el cambio

En uno de nuestros estudios científicos, la mitad de los voluntarios tuvieron que seguir una dieta vegana baja en grasa y la otra mitad siguió una dieta más convencional para la diabetes. Puesto que tenía que ser una prueba imparcial, la asignación de las dietas fue por ordenador. Fue un proceso al azar, y ni los voluntarios ni nosotros tuvimos influencia alguna en quién seguía qué dieta. Sin embargo, sentía curiosidad sobre lo que pensaban los voluntarios respecto a las dos dietas, así que les pregunté. Si hubieran tenido oportunidad de escoger una de las dos dietas, ¿cuál hubieran elegido? Esperaba que la mayoría respondieran que habrían elegido la dieta convencional: la mayoría de las personas a las que se les había diagnosticado diabetes la conocían, y pensé que los voluntarios podían haber sentido cierto recelo a dejar de consumir carne y productos lácteos.

Pues resultó ser al contrario. *Los voluntarios preferían la dieta vegana en una proporción de aproximadamente dos a uno.* La razón era que muchos ya habían probado la dieta convencional y la habían encontrado aburrida y no muy eficaz. Muchos habían oído hablar de las ventajas de la dieta vegana. Otros tenían parientes que eran vegetarianos o veganos, y querían darle una oportunidad.

Ambos grupos aceptaron lo que les había tocado. A algunos les fue bien con la dieta convencional y a otros no. Sin embargo, los resultados con la dieta vegana fueron potentes y coherentes.

Puede que estés pensando: «¿Espagueti? ¿Arroz? ¿Puedo tomar estos alimentos ricos en hidratos de carbono?» La respuesta es sí. Ahora bien, soy consciente de que a las personas diabéticas se les ha inculcado una y otra vez que han de comer poco arroz, pasta y otros alimentos con fécula. Pero recuerda que la diabetes (y el sobrepeso) han sido poco frecuentes en países donde estos son los alimentos básicos. El programa tiene directrices respecto a los hidratos de carbono, pero estas se refieren principalmente a cuáles son las mejores opciones, no a las cantidades que consumes. En nuestros estudios hemos descubierto que las personas que consumen muchos hidratos de carbono saludables en su dieta están *mejor*, no peor.

Puede que te preguntes: «Puedo entender lo de no comer carne de vacuno, pero ¿por qué eliminar el pollo y el pescado?» Pues bien, la composición nutricional de estos alimentos podría sorprenderte. Tienen cantidades significativas de grasa y colesterol, y carecen de la fibra y los hidratos de carbono saludables que necesitas.

El pollo es la fuente de la grasa de pollo, por supuesto. Aunque le saques la piel y te comas solo la carne blanca, casi el 23% de las calorías proceden de la grasa. La mayor parte de esa grasa es de la «mala», es decir, grasa *saturada*, de la que te sube el colesterol y empeora la resistencia a la insulina.

Vaya diferencia: alimentos de origen animal respecto a los de origen vegetal					
	GRASA (% en calorías)	COLESTEROL (Miligramos)		GRASA (% en calorías)	COLESTEROL (Miligramos)
Salmón del Atlántico	40	71	Manzana	3	0
Carne de vacuno, fondo redondo, magra*	33	86	Alubias blancas	4	0
Pollo, carne blanca, sin piel	23	85	Bróquil	11	0
Lomo de cerdo, magro	41	81	Lentejas	3	0
Trucha arco iris	35	69	Naranja	4	0
Atún blanco	21	42	Arroz integral	7	0

* Las raciones de carne son de 100 gramos

FUENTE: USDA (Departamento de Agricultura de Estados Unidos), Laboratorio de Datos Nutricionales del Servicio de Investigación Agrícola, https://ndb.nal.usda.gov/ndb/search/list, consultado el 8 de abril de 2017.

En cuanto al pescado, varía de un tipo a otro. Algunos tienen menos grasa que el pollo, mientras que otros, como el salmón, tienen mucha. Pero todo el pescado tiene grasa, y gran parte de ella (entre el 15% y el 30%) es saturada. Todo el pescado tiene colesterol. Algunos frutos del mar, como los langostinos y la langosta, tienen mucho más colesterol, gramo a gramo, que un bistec.

Algunas personas comen pescado precisamente *porque* tiene grasa.

Lo hacen porque una parte de esa grasa del pescado es en forma de omega-3. Los ácidos grasos omega-3 tienen la reputación de evitar la formación de coágulos sanguíneos, que podrían provocar infartos cardíacos.

Las pruebas científicas no han sido demasiado contundentes. En general, los estudios científicos realizados con esmero no han podido demostrar que los aceites de pescado protejan el corazón. No reducen la probabilidad de padecer un infarto cardíaco o un ictus o el riesgo de muerte. No ayudan a las personas sanas que están intentando evitar su primer infarto, y tampoco funcionan para las que ya han tenido uno e intentan evitar tener otro.[39, 40]

¿Podrían los supuestos beneficios del omega-3 ser simplemente una fábula? Vale la pena recordar que las grasas del pescado son mezclas, como lo son todas las grasas. Es cierto que los aceites de pescado contienen grasas omega-3, pero también tienen mucha grasa saturada. Como he mencionado antes, del 15% al 30% de la grasa del pescado es pura grasa saturada vieja. Es menos que en la carne de vaca (casi un 50%) o de pollo (casi un 30%), pero sigue siendo considerablemente más de lo que necesitas. No existe una necesidad específica de incluir grasa saturada en nuestra dieta.

El contenido de grasa en el pescado podría explicar el desconcertante hecho de que el consumo de pescado está relacionado con un riesgo más alto de desarrollar diabetes. En 2009, la American Diabetes Association publicó en su revista, *Diabetes Care*, que las personas que comen pescado regularmente, pero no comen otras carnes, tienen un 4,8% de prevalencia de diabetes, respecto al 3,2% de los ovo-lácteo-vegetarianos y el 2,9% de los veganos.[41] Es decir, no es necesario incluir el pescado en tu dieta; en realidad, aumenta el riesgo de diabetes.

Asimismo, un grupo de investigadores de Harvard descubrió que las personas que comen más pescado tienen un 24% más de riesgo de desarrollar diabetes que las que suelen evitar su consumo.[42]

Por último, si deseas adelgazar, es importante que observes que las «grasas buenas» tienen casi las mismas calorías que las «grasas malas». Lo que quiere decir que los ácidos grasos omega-3 engordan exactamente igual que cualquier otra grasa o aceite. Todas las grasas y los aceites contienen 9 calorías por gramo, mientras que los hidratos de carbono contienen solo 4 por gramo.

39. E.C. Rizos, E.E. Ntzani, E. Bika y col., «Association between omega-3 fatty acid supplementation and risk of major cardiovascular disease events», *JAMA* 308, 2012, pp. 1024-1033.

40. S. M. Kwak, S. K. Myung, Y. J. Lee y H. G. Seo, «Korean Meta-analysis study Group... Efficacy of omega-3 fatty acid supplements (eicosapentaenoic acid and docosahexaenoic acid) in the secondary prevention of cardiovascular disease», *Archives of Internal Medicine* 172 (9), 2012, pp. 686-694.

41. S. Tonstad, T. Butler, R. Yan y G. E. Fraser, «Type of vegetarian diet, body weight, and prevalence of type 2 diabetes», *Diabetes Care* 32, 2009, pp. 791-796.

42. M. Kaushik, D. Mozaffarian, D. Spiegelman y col., «Long-chain omega-3 fatty acids, fish intake, and the risk of type 2 diabetes mellitus», *American Journal of Clinical Nutrition* 90, 2009, pp. 613-620; N. D. Barnard, J. Cohen, D. J. Jenkins y col., «A low-fat, vegan diet improves glycemic control and cardiovascular risk factors in a randomized clinical trial in individuals with type 2 diabetes», *Diabetes Care* 29, 2006, pp. 1777-1783.

En la práctica, las dietas de pollo y pescado suelen ser decepcionantes. Las hemos estudiado detenidamente y hemos observado que, aunque se sigan al pie de la letra, su efecto de reducir el colesterol LDL o «malo» solo es de aproximadamente la mitad del que tiene la dieta que se basa en productos de origen vegetal (vegana), y sus propiedades para controlar el azúcar o la presión arterial o ayudarte a adelgazar también es limitada.[43]

Las dietas que no incluyen productos de origen animal son mucho más eficaces en general. Nuestros estudios y los de otros investigadores han demostrado que la eficacia de las dietas vegetarianas para reducir el colesterol LDL es superior a la de ninguna otra dieta.

Ahora habrás caído en la cuenta de que cuando evitas los productos animales tu dieta no solo está libre de grasa animal, sino también de *proteína* animal. Esto es importante porque la proteína animal puede dañar los riñones, y protegerlos es una de nuestras metas principales. La proteína de origen vegetal es la solución.

Si la vida sin pollo o queso te parece difícil, busca motivación en las experiencias de las personas que participaron en nuestros estudios. La transición les pareció fácil. Descubrieron sabores que les gustaron más que su antigua comida que consumían por comodidad. Y en cuestión de semanas tenían mucho control, no solo de sus menús, sino también de su salud. Empezaron a adelgazar, el azúcar y el colesterol comenzaron a normalizarse, y muy pronto, muchos de ellos tuvieron que reducir (o incluso eliminar) su medicación.

Cómo lo hicieron Nancy y Vance

¿Cómo afrontaron estos cambios dietéticos Nancy y Vance, a quienes ya te he presentado en la introducción?

Para Nancy fue un cambio muy bien recibido. Estaba harta de los pocos resultados que había conseguido con la dieta anterior y pensó que una dieta vegana podía ser una buena opción. Quería adelgazar y estaba cansada de sentirse baja de energía. Tenía la esperanza de que eso fuera su solución.

---

43. N. D. Barnard, J. Cohen, D. J. Jenkins, G. Turner-McGrievy, L. Gloede, B. Jaster, K. Seidl, A. A. Green y S. Talpers, «A low-fat, vegan diet improves glycemic control and cardiovascular risk factors in a randomized clinical trial in individuals with type 2 diabetes», *Diabetes Care* 29, 2006, pp. 1777-1783.

Nancy se había criado en Minnesota. Su madre no destacaba precisamente por ser una gran cocinera, pero a su familia escandinava le encantaba la comida. Su madre y sus hermanas tenían problemas de peso.

Como la mayoría de los voluntarios de nuestro estudio, Nancy hacía años que ya había empezado a realizar cambios saludables en su dieta. Dejó de comer carne de vacuno, comía muchas verduras y no consumía aliños de ensalada grasos, así que este cambio fue relativamente fácil para ella.

Cuando empezó el estudio, desayunaba copos de avena cocidos aderezados con canela y leche de soja de vainilla sin grasa. A media mañana le gustaba tomar algún tentempié, generalmente, fruta como manzanas, plátanos, frambuesas, arándanos, uva o naranjas.

Para comer tomaba una sustanciosa sopa vegana como minestrone, sopa de verduras o sopa de boniato, acompañada de una ensalada de espinacas frescas y garbanzos, y otros ingredientes. Sus tentempiés de la tarde eran fruta, crackers de centeno, chips de tortilla al horno con salsa mexicana o hummus con pan de pita.

Tras un largo día de trabajo no tenía ganas de preparar una comida gourmet, así que sus cenas eran rápidas y sencillas: una hamburguesa vegetal con verduras mixtas congeladas, que cocinaba en el microondas. A veces solo tomaba un bol de salvado de algún cereal. Antes de acostarse se tomaba una fruta para terminar el día.

Llevamos a su grupo a hacer una visita a un supermercado y les hicimos demostraciones de cocina para presentarles productos saludables que puede que no conocieran. Nancy prefirió simplificar las cosas y empezó a cocinar una olla grande de sopa para irla tomando durante la semana.

«No me gusta cocinar. Pero me resulta muy fácil seguir este programa», nos dijo.

Vance solía desayunar avena sola o con manzana y canela. También comía una tostada y fruta fresca. Para comer o cenar tomaba pasta o tacos con verduras y frutas frescas. A veces le apetecía comer ensalada, generalmente, con legumbres, naranjas sanguinas u otros complementos.

«Tuve que aprender a leer las etiquetas. Es fácil infravalorar la cantidad de grasa o azúcar que hay en una lata. Puede que la etiqueta ponga 6 gramos de grasa y que pienses que se refiere a todo el contenido de la lata. Pero en realidad se está refiriendo a una ración.»

Para Vance, la dieta vegana fue la solución.

«No soy de esos que se conforman con un trocito de pollo o de carne de vaca. He de prescindir totalmente de la carne. Para mí esto es un cambio de estilo de vida.»

EL PLATO PODEROSO

Para empezar voy a presentarte el Plato Poderoso, una sencilla guía para planificar las comidas que hemos desarrollado mis colaboradores y yo. La idea es sencilla: compón tu dieta con cuatro alimentos básicos, cereales integrales, legumbres, hortalizas y frutas.

En tu plato estos ingredientes se pueden convertir en una suculenta sopa de boniato, lasaña de espinacas, alubias negras y arroz, sopa de lentejas y zanahorias y un sinfín de posibilidades. Pero primero echemos un vistazo a los alimentos básicos. Estos son los ingredientes que crean comidas saludables.

El grupo de los cereales integrales. Aquí se incluye el arroz integral, la avena, la cebada, el maíz y todos los productos que están hechos de cereales integrales como panes, cereales, pasta y muchos otros. En los países donde los cereales son los pilares de la alimentación la diabetes es mucho menos común que en Estados Unidos y Europa. Esto no tiene por qué extrañarnos: los cereales integrales llenan pero tienen muy poca grasa y carecen de colesterol. Cuando seleccionemos los cereales, hemos de guiarnos por el índice glucémico.

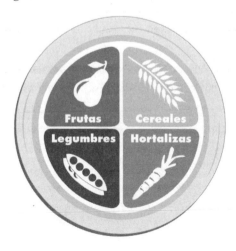

El grupo de las legumbres. Este grupo incluye las alubias, los guisantes y las lentejas. Asimismo, incluye la infinita variedad de productos de soja, desde hamburguesas vegetales hasta salchichas vegetales, tofu, tempeh, miso y cualquier sucedáneo de embutido en lonchas. Las legumbres son alimentos saciantes y ricos en proteína, con un IG (índice glucémico) relativamente bajo. Son ricas en calcio, hierro y fibra soluble que baja el colesterol. Tanto si comes una ensalada de garbanzos o un guiso con alubias negras como una hamburguesa de soja o de algún otro sustituto de la carne, las legumbres son prácticas y saludables.

Lo único que le falta al grupo de las legumbres son buenas relaciones públicas. Sus beneficios para la salud han pasado desapercibidos durante mucho tiempo. Sin embargo, los científicos nutricionistas saben que darles un lugar privilegiado en tu dieta a estos saludables alimentos energéticos es una gran forma de ayudarte a adelgazar y bajar el azúcar y el colesterol. La Encuesta Nacional para el Examen de la Nutrición y la Salud realizado por el Gobierno de Estados Unidos demostró que las personas que incluían alubias en su dieta habitual pesaban un promedio de 3 kilos menos que las personas que no solían incluir este saludable alimento.[44] Esta tendencia también se mostraba en adolescentes. Los adolescentes que comían alubias pesaban 3 kilos menos y tenían casi 2,5 centímetros menos de cintura que sus homólogos que no comían alubias.[45]

Investigadores de la Universidad de Toronto confirmaron que las personas que tomaban una ración de alubias, garbanzos, lentejas o guisantes en su plato todos los días eran más delgadas y tenían menos colesterol LDL «malo».[46, 47]

---

44. Y. Papanikolaou y col., «Bean Consumption by Adults Is Associated with a More Nutrient Dense Diet and a Reduced Risk of Obesity», presentado en la Experimental Biology Conference, del 1 al 5 de abril de 2006, San Francisco, California.

45. V. L. Fulgoni y col., «Bean Consumption by Adults Is Associated with a More Nutrient Dense Diet and a Reduced Risk of Obesity», presentado en la Experimental Biology Conference, del 1 al 5 de abril de 2006, San Francisco, California.

46. S. J. Kim, R. J. De Souza, V. L. Choo y col., «Effect of dietary pulse consumption on body weight: a systematic review and meta-analysis of randomized controlled trials», *American Journal of Clinical Nutrition* 103, 2016, pp. 1213-1223.

47. V. Ha, J. L. Sievenpiper, R. J. de Souza y col., «Effect of dietary pulse intake on established lipid targets for cardiovascular risk reduction: a systematic review and meta-analysis of randomized controlled trials», *Canadian Medical Association Journal* 186, 2014, pp. e252-262.

Si eres nuevo en esto de comer alubias, empieza poco a poco, que las raciones sean pequeñas, y cuécelas bien. Es probable que te provoquen algunos gases hasta que tu tracto digestivo se adapte. **El grupo de las hortalizas.** Todos los alimentos de este grupo son muy saludables. Las verduras verdes (espárragos, bróquil, espinacas, kale, acelgas de hoja larga y muchas otras) están cargadas de hierro y, salvo las espinacas, son ricas en calcio absorbible. Las verduras de color naranja (zanahorias, ñame y calabaza violín, entre otras) contienen muchos beta-carotenos, que son anticancerígenos. Sé generoso con ellas.

En vez del montoncito arrinconado de verduras demasiado hechas que algunas personas aparcan en sus platos, ponte dos o incluso tres variedades. Una de mis combinaciones favoritas es «naranja y verde», como calabaza violín con bróquil. Unas veces las cocino frescas y otras uso verduras congeladas. Los colores contrastan, como lo hace el dulzor de la calabaza con el intenso sabor del bróquil. No hace falta que seas un gran chef. Hasta la persona con menos tiempo del mundo puede abrir un paquete de verduras congeladas y hacerlas al vapor o en el microondas.

La interacción del pomelo con los medicamentos

Por extraño que parezca, si estás tomando ciertos medicamentos puede que tengas que prescindir del pomelo.[48] Una ración o un zumo de pomelo puede aumentar notablemente la concentración en sangre de los medicamentos que estás tomando, hasta el extremo de que estos pueden llegar a ser tóxicos. Así es como funciona: supongamos que tomas medicación para bajar el colesterol, como atorvastatina (Lipitor). Normalmente, las enzimas de tu tracto intestinal y el hígado inactivarán parte de la misma, reduciendo la cantidad circulante en sangre. Esto es del todo normal, y tu posología te ha sido recetada teniendo esto en cuenta.

Pero el pomelo neutraliza estas enzimas reguladoras del medicamento. La consecuencia es que terminas con más medicamento activo en la sangre. Casi la mitad de todos los medicamentos orales son metabolizados por estas

---

48. D. G. Bailey, G. Dresser y M. O. Arnold, «Grapefruit-medication interactions: forbidden fruit or avoidable consequences?», *CMAJ* 185, 2013, pp. 309-316.

enzimas, y basta con una ración de pomelo para que su efecto dure todo el día.

Para algunos medicamentos que bajan el colesterol esto es un problema, como la atorvastatina (Lipitor), la simvastatina (Zocor) y la lovastatina (Mevacor), pero no para la pravastatina (Pravacol), la rosuvastatina (Crestor) o la fluvastatina (Lescol), porque son metabolizados de otro modo.

El pomelo tiene este efecto con docenas de medicamentos. De modo que, si te gusta el pomelo, consulta con tu médico si existe alguna interacción con alguno de los que estás tomando. Lo mismo sucede con las limas, las naranjas sevillanas (las que se usan para hacer mermelada de naranja amarga) y los pomelos, pero no con la típica naranja navel o valenciana. Este problema se produce solo con la medicación oral, no con la inyectable.

Estos alimentos cargados de vitaminas y minerales son muy bajos en grasa y, como todos los vegetales, no tienen colesterol.

Prácticamente casi todos tienen IG bajos. La gran excepción es la patata al horno, así que te recomiendo que tomes boniatos.

El grupo de las frutas. Las frutas tienen muchas vitaminas y, por supuesto, apenas tienen grasa o colesterol. Muchas personas diabéticas piensan que, como la fruta es dulce, les subirá el azúcar. Sin embargo, el hecho es que casi todas las frutas (manzanas, plátanos, arándanos, cerezas, clementinas, naranjas, melocotones, peras y la gran mayoría) tienen IG bajos.

Para un postre sencillo y bueno, puedes mezclar arándanos con trocitos de mango, papaya o plátano. Puedes crear muchas otras combinaciones estupendas.

¿Cuántas raciones deberías consumir de cada grupo? Puedes variar tus raciones todo lo que gustes. Si prefieres la cocina mediterránea, tu plato tendrá muchas verduras y pasta. Si prefieres lo asiático, en tu plato habrá raciones generosas de arroz u otros cereales. Si te chifla la comida latina, posiblemente te decantarás por las alubias. Si te has criado en un barrio típico estadounidense, probablemente preferirás una variedad de los cuatro grupos. En el capítulo siguiente te enseñaré algunas sencillas y deliciosas formas de empezar.

Huelga decir que en los alimentos recomendados no se encuentran la carne, los productos lácteos, los huevos o los fritos.

Otros alimentos permitidos

- Aderezos de ensalada sin aceites y otros condimentos sin grasa.
- Café (con leche vegetal, si se desea).
- De vez en cuando, bebidas alcohólicas.
- En algunas ocasiones, azúcar, frutos secos, semillas, chocolate negro (sin leche), productos de soja con toda su grasa como el tofu, el tempeh, el queso de soja, etc.

Alimentos a evitar

- Carne de vacuno, de ave, pescado, huevos (claras y yemas) y todos los lácteos (enteros y desnatados), incluida la leche, el yogur, el queso, el helado, la nata, la crema ácida, la mantequilla, etc.
- Aceites añadidos, como margarina, aderezos de ensalada, mayonesa, aceites para cocinar, etc.
- Alimentos fritos, como patatas chips, patatas fritas, aros de cebolla, dónuts, etc.
- Aguacates, aceitunas y mantequilla de cacahuete.
- Alimentos con IG alto, como el pan blanco o las patatas blancas.

La vitamina B$_{12}$ y la vitamina D

Aunque los alimentos serán la principal fuente de los nutrientes que necesitas, hay dos suplementos que considero importantes: la vitamina B$_{12}$ y la vitamina D. La vitamina B$_{12}$ es esencial para la salud del sistema nervioso y de la sangre, y la vitamina D es importante para los huesos y para reducir el riesgo de cáncer. Todos los complejos vitamínicos contienen estas dos vitaminas y son muy recomendables. Pero estos complejos también contienen otros componentes que puede que no te interesen (por ejemplo, hierro y cobre); sin embargo, puedes encontrar estas dos vitaminas en cualquier farmacia o tienda de productos naturales. Encontrarás más detalles en el capítulo 10.

Sopa Nirvana

Walter vino a una de nuestras reuniones de investigación y nos dijo que había encontrado la comida perfecta. Un supermercado de su zona tiene una línea de sopas de la empresa Tabatchnick que incluye distintas variedades veganas bajas en grasa, como sopa de alubias negras, sopa de guisantes partidos y guisos vegetarianos. Con ingredientes sencillos y naturales, cada ración es de unas 200 calorías y solo uno o dos gramos de grasa. Están disponibles en dos versiones, bajas en sodio y normales. Puesto que son congeladas, se conservan más o menos indefinidamente y se pueden hacer en el microondas, con lo que se consigue una comida en cuestión de segundos.

En general, en los supermercados de alimentación de productos orgánicos y veganos y en las tiendas de productos naturales encontrarás este tipo de sopas, que son sencillas, rápidas y saludables.

Sustitutos más saludables para los productos lácteos

Puede que te sorprenda saber que algunas de las fuentes de grasa más importantes se encuentran en la sección de los lácteos. La leche, el queso y el helado antaño gozaban de una reputación de ser alimentos saludables que apenas nadie se atrevía a poner en duda, pero eso ha cambiado. Ahora se ha confirmado que estos alimentos son, en realidad, la principal fuente de grasa saturada (mala) de nuestra dieta, y también contienen colesterol, proteína animal y, en el caso de los productos desnatados, una gran carga de azúcar de lactosa.

Aquí tienes toda la verdad actualizada sobre los productos lácteos, seguida de buenas noticias acerca de lo fácil que es sustituirlos.

Grasa láctea. Los derivados de la leche de vaca, lo creas o no, obtienen el 49% de sus calorías de la grasa. Sea como fuere, esto es demasiado. Puede que pienses que la leche al 2% es mucho más reducida en grasa. Pues no tanto. Esa cifra del 2% se refiere al contenido de grasa *por peso*, pero es engañosa por el contenido de agua que tiene la leche. Cuando te bebes un vaso de leche, tu cuerpo absorbe esa agua. Lo que a tu cuerpo le importa es cuánta grasa ingieres. Los dietistas buscan el *porcentaje de calorías proce-*

dente de la grasa porque esa cifra no se ve alterada por el contenido de agua. Resulta que, para la leche al 2%, casi el 35% de las calorías proceden nada más ni nada menos que de la grasa.

No obstante, lo que es especialmente preocupante respecto a la leche es el *tipo* de grasa que contiene. La mayor parte es saturada, la misma que está relacionada con la resistencia a la insulina y que sube el colesterol. En realidad, los productos lácteos son la principal fuente de grasa saturada en la dieta.

El típico yogur, el helado y las natas ácidas son ricos en grasa. El queso está cargado de grasa. Muchas marcas obtienen el 70% de sus calorías de la grasa.

Azúcar lácteo. A los productos lácteos desnatados se les ha quitado la grasa, pero te sorprendería saber lo que todavía les queda. Cuando se les extrae la grasa, el nutriente principal de la leche es el azúcar o lactosa, el azúcar lácteo.

La molécula de la lactosa es una combinación de dos azúcares más pequeños, glucosa y galactosa. Aproximadamente el 55% de las calorías de la leche desnatada proceden de la lactosa. Las personas que evitan tomar refrescos y otras bebidas azucaradas por su contenido de azúcar deberían saber que los productos lácteos son también una de las principales fuentes de azúcar.

La lactosa es el azúcar que ocasiona trastornos digestivos a muchas personas. La intolerancia a la lactosa es una consecuencia normal que se produce cuando las enzimas que permiten a los bebés digerir la leche materna empiezan a desaparecer. Cuando estas enzimas ya no están, la lactosa pasa a través del tracto intestinal sin digerir. En la parte inferior del intestino las bacterias empiezan a fermentar el azúcar, provocando gases, retortijones y diarrea. Antes se consideraba que la intolerancia a la lactosa era una patología, pero ahora se sabe que es la norma biológica. Los síntomas aparecen gradualmente, al poco de haber superado la primera infancia, y, simplemente, son una señal de que has superado satisfactoriamente la edad de la lactancia.

Las proteínas lácteas. Estas proteínas están bajo escrutinio por su posible contribución a la diabetes de tipo 1, como hemos dicho en el capítulo 3, pero también están implicadas en muchos otros problemas de salud. Las proteínas animales parecen acelerar la pérdida gradual de la función renal que se puede producir a consecuencia de la diabetes.[49] Las fuentes de proteína vegetales (alubias, cereales, verduras y productos de soja, por ejemplo) no parece que provoquen este problema.

Las personas que tienen migrañas suelen decir que estas mejoran cuando evitan ciertos alimentos, y la leche y los lácteos suelen estar en la cabeza de la lista. Lo mismo sucede con algunos casos de artritis reumatoide. Según parece, el problema no es la grasa o la lactosa, o al menos no para este problema. Se cree que el desencadenante son las proteínas de la leche.

Los productos lácteos están relacionados con otros problemas de salud que incluyen desde el acné hasta el cáncer de próstata y de ovarios. Este último tema (cáncer) es el que ha acaparado la atención de la comunidad médica. Dos grandes estudios realizados en Harvard y varios estudios de otros países demuestran que los hombres que beben leche tienen un riesgo significativamente más elevado de padecer cáncer de próstata que los que suelen prescindir de estos alimentos.[50, 51, 52, 53] Los investigadores, al intentar explicar esta asociación, han apuntado hacia los efectos hormonales de la leche, así como a los efectos potencialmente peligrosos de su alto contenido en calcio y fosfatos.[54] En cuanto al cáncer de ovarios, las pruebas son mixtas: unos estudios muestran un riesgo superior entre las consumidoras de leche, mientras que otros no detectan mayor riesgo.[55, 56, 57]

49. E. L. Knight y col., «The Impact of Protein Intake on Renal Function Decline in Women with Normal Renal Function or Mild Renal Insufficiency», *Annals of Internal Medicine* 138, 2003, pp. 460-467.

50. E. Giovannucci y col., «Calcium and Fructose Intake in Relation to Risk of Prostate Cancer», *Cancer Research* 58, 1998, pp. 442-447.

51. J. M. Chan y col., «Dairy Products, Calcium, and Prostate Cancer Risk in the Physicians' Health Study», *American Journal of Clinical Nutrition* 74, 2001, pp. 549-554.

52. X. Gao, M. P. LaValley y K. L. Tucker, «Prospective studies of dairy product and calcium intakes and prostate cancer risk: a meta-analysis», *Journal of the National Cancer Institute* 97 (23), 7 de diciembre de 2005, pp. 1768-1777.

53. K. M. Wilson, E. L. Giovannucci y L. A. Mucci, «Lifestyle and dietary factors in the prevention of lethal prostate cancer», *Asian Journal of Andrology* 14, 2012, pp. 265-274.

54. H. L. Newmark y R. P. Heaney, «Dairy Products and prostate cancer risk», *Nutrition and Cancer* 62 (3), 2010, pp. 297-299.

55. S. C. Larsson, N. Orsini y A. Wolk, «Milk, Milk Products and Lactose Intake and Ovarian Cancer Risk: A Meta-Analysis of Epidemiological Studies», *International Journal of Cancer* 118, 2006, pp. 431-441.

56. J. M. Genkinger y col., «Dairy Products and Ovarian Cancer: A Pooled Analysis of 12 Cohort Studies», *Cancer Epidemiology Biomarkers & Prevention* 15, 2006, pp. 364-372.

57. B. Qin, P. G. Moorman, A. J. Alberg y col., «Dairy, calcium, vitamin d and ovarian cancer risk in African-American women», *British Journal of Cancer* 115 (9), 2016, pp. 1122-1130.

Uno de los puntales de la publicidad de la leche es que aporta calcio. Sin embargo, existen mejores fuentes de calcio y formas más eficaces de mantener los huesos fuertes. En este capítulo trataré este tema posteriormente con más detalle.

Elegir mejor. Las personas que no toman lácteos tienen muchas otras buenas opciones. Las tiendas de productos naturales y los supermercados normales tienen leche de soja, de arroz, de almendras y muchas otras. Se comercializan con sabor natural y calcio, y en variedades bajas en grasa y con sabor a vainilla, chocolate y fresa. Te conviene elegir las que sean más bajas en grasa y en azúcar. Las enriquecidas con calcio también han llegado al mercado. Por supuesto, nada de esto es necesario. Después del destete, la bebida natural que necesita el cuerpo es el agua. Ni refrescos, ni zumos, ni leche: agua pura.

Existen muchos deliciosos sucedáneos de helado hechos sin leche, con bebida de soja o de arroz. En muchos casos, sin embargo, la razón por la que son tan deliciosos es porque llevan azúcares añadidos. Tus papilas gustativas pueden dejarse seducir fácilmente con estos caprichos, pero a tu cuerpo le irá mucho mejor con un bol de fresas.

Alternativas para los huevos

Con los huevos hay dos problemas: la yema y la clara. La yema es donde acecha el colesterol, con casi 200 miligramos en un solo huevo. Casi como un bistec de 225 gramos.

La yema también contiene grasa, unos 5 gramos por huevo. La clara de huevo tampoco está exenta de problemas, puesto que es básicamente proteína animal pura. Como ya sabes a estas alturas, la proteína animal puede causar problemas renales, y es más recomendable la proteína vegetal.

¿Es verdaderamente posible que en un solo huevo pueda haber toda esa grasa, colesterol y proteína animal? Sin duda alguna. Recuerda que, cuando se rompe un huevo, aparece un polluelo. El cuerpo del polluelo (patas, alas, piel, plumas, órganos internos y todo lo demás) se formó con lo que había en el interior del huevo cuando lo puso la gallina. Así que está cargado de colesterol y otros componentes que no necesitas. Los huevos, como todos los productos animales, no tienen fibra, ni hidratos de carbono complejos.

Hay muchas formas de sustituir los huevos, aunque estés enganchado a los huevos revueltos para desayunar o a los platos al horno, incluidos los huevos. Prueba estos sustitutos.

- Si necesitas 1 o 2 huevos para hacer una receta, no los pongas. Añade un par más de cucharadas de agua para humedecer.
- Los sucedáneos de huevo en polvo se pueden comprar en muchas partes.
- Usa 1 cucharada generosa de harina de soja o de maíz, más 2 cucharadas de agua para sustituir cada huevo de las recetas al horno.
- Prueba un trozo de tofu del tamaño de un huevo para sustituir al huevo.
- En las recetas de galletas o magdalenas puedes utilizar medio plátano aplastado, aunque le añadirá sabor.
- Para panes sin carne y hamburguesas vegetales, utiliza la siguiente combinación de ingredientes: tomate en pasta, puré de patata, migas de pan en remojo o copos de avena.
- Para desayunar, si quieres sustituir los huevos revueltos, el tofu revuelto se ha hecho muy popular. El tofu tiene una textura muy parecida a la clara de huevo y adopta el sabor de lo que le eches. Atención con los productos que se anuncian como sucedáneos del huevo libres de colesterol: muchos son, simplemente, claras de huevo con varios ingredientes añadidos.

2. TOMAR LA MENOR CANTIDAD POSIBLE DE ACEITES VEGETALES

Los aceites están por todas partes: los aceites para cocinar, para la ensalada, los vegetales que se usan en los horneados y en los tentempiés. Los aceites vegetales tienen más buena reputación que las grasas animales, puesto que tienen menos grasas saturadas, que son las que suben el colesterol. Pero, a pesar de todo, hemos de reducir al mínimo *todos* los aceites. Esta es la razón.

En primer lugar, tal como ya hemos visto, todas las grasas y los aceites están cargados de calorías. Contienen 9 calorías por gramo, que es más del doble de calorías de las que contienen los hidratos de carbono o las proteínas (4 calorías por gramo). Por consiguiente, cuando de contenido calórico se trata, los aceites vegetales son tan grasos como la manteca de cerdo. Todas las grasas y los aceites engordan de la misma manera.

En segundo lugar, si lo que pretendes es recobrar al máximo tu sensibilidad a la insulina, te conviene eliminar no solo las grasas animales, sino también los aceites vegetales añadidos. Si quieres limpiar de grasa animal tus «cerraduras» celulares, no tiene sentido que las obtures con grasa vegetal. Aquí tienes las fuentes de estos aceites.

Alimentos fritos. Patatas fritas, patatas chips, aros de cebolla y otros tentempiés fritos; suelen ser esponjas que transportan la grasa desde la freidora hasta tus almacenes de grasa corporales.

Aceites añadidos. Los típicos aderezos de ensalada y margarinas tienen mucha grasa.

Aceites utilizados como ingredientes. Muchos alimentos empaquetados y salsas incluyen cantidades de aceite importantes.

Aceites utilizados para saltear. Muchas recetas empiezan con la instrucción de saltear la cebolla, el ajo u otros ingredientes en aceite. Algunos restaurantes usan el aceite casi para todo.

Existen formas sencillas de evitar toda la grasa.

- Evita los tentempiés fritos como las patatas chips y las patatas fritas.
- Aliña las ensaladas con aderezos sin grasa, zumo de limón, vinagre balsámico o vinagre de arroz sazonado.
- Utiliza sartenes antiadherentes.
- Saltea la cebolla, el ajo y las verduras al vapor, es decir, en agua o algún otro líquido culinario, en lugar de hacerlo con aceite.
- Haz las verduras al vapor.
- En vez de usar aceite líquido, úsalo en espray. Si solo usas una rociada, la cantidad añadida es insignificante.
- Usa alguna crema de leche vegetal para el café.
- Lee las etiquetas de los envases. Busca productos que no contengan más de 3 gramos de grasa por ración o con un porcentaje de calorías de la grasa inferior al 10%.

Cuando se habla de eliminar alimentos grasos, algunas personas están dispuestas a hacer una excepción con el aceite de oliva. Parece más natural e incluso está de moda. Pero piensa un poco acerca de cómo las fábricas consiguen llenar una botella de aceite. Utilizan cantidades enormes de aceitunas, les sacan su fibra y su pulpa y te dejan con su grasa.

Cada gramo de aceite tiene exactamente el mismo número de calorías que la grasa de vacuno, de pollo y otras grasas y aceites, es decir, 9 calorías por gramo. No existe ningún otro alimento tan denso en calorías. El aceite de oliva contiene una gran cantidad de grasa monoinsaturada, que tiene poco o ningún efecto sobre el colesterol, pero también contiene grasa saturada (aproximadamente un 14%), la que sube el colesterol y empeora nuestra resistencia a la insulina. No importa lo caro o lo «extra virgen» que sea el aceite. Sigue teniendo más calorías y grasas saturadas de las que tu cuerpo puede procesar para conservar la salud óptima.

En verduras, frutas, legumbres y cereales hay trazas de aceites vegetales naturales, pero no te has de preocupar por ellos. Nuestro cuerpo solo necesita una pequeña cantidad de grasa y las hortalizas ya las aportan de forma natural. Lo que nos causa problemas son los aceites concentrados, como los que se encuentran en los alimentos fritos, las salsas aceitosas y recetas con aceites añadidos.

Algunos alimentos de origen vegetal, como frutos secos, semillas, aceitunas, aguacates y algunos productos de soja, tienen mucho aceite. Si quieres adelgazar o tratar la diabetes, mejor que los evites.

¿Qué pasa con las grasas buenas?

El cuerpo necesita dos tipos de grasa. Sus nombres técnicos son ácido alfa-linolénico y ácido linolénico. Los nombres no importan, nunca los verás en las listas de ingredientes. Lo que necesitas saber es que solo necesitas una pequeña cantidad. Nuestro cuerpo solo necesita un 2% o un 3% de estas grasas esenciales en su ingesta diaria de calorías.

¿Dónde las conseguimos? Alubias, verduras y frutas son muy bajas en grasa en general, pero sus trazas son relativamente ricas en grasa «buena», es decir, ácido alfa-linolénico. Este es el ácido graso omega-3 básico que utiliza nuestro cuerpo para producir otras grasas saludables. Los frutos secos, las semillas y los productos de soja contienen cantidades superiores. El ácido linolénico se encuentra en muchos alimentos de origen vegetal.

Algunas personas incluyen ácidos grasos omega-3 extra en su dieta. Si eres una de ellas, ten cuidado: todas las grasas, buenas y malas, engordan de la misma manera, y muchas de ellas contienen componentes que no necesitas. El aceite de pescado, por ejemplo, contiene mucha grasa saturada, además de los omega-3.

La mejor forma de ingerir la dosis correcta de grasa en nuestra dieta es evitar los productos de origen animal, los fritos y los productos aceitosos y alimentarte de hortalizas, frutas, legumbres y cereales integrales.

¿Importa realmente si evitamos o no los productos animales y los aceites añadidos? Por supuesto. Una dieta típica norteamericana o europea aporta de 80 a 100 gramos de grasa al día, o incluso más. Cambiar la carne de vacuno por la de ave y pescado, manteniendo las raciones pequeñas y limitando los aceites añadidos, solo reduciría esta dosis a 60 gramos. Pero evitar por completo los productos animales y los aceites añadidos, puede bajar esta cifra a 20 gramos. En el proceso, la ingesta de colesterol, que podría estar por encima de los 200 miligramos diarios en una dieta no modificada, bajaría a cero. Todas las células de tu cuerpo te lo agradecerán.

3. COMER MÁS ALIMENTOS CON ÍNDICE GLUCÉMICO BAJO

Esta tercera directriz te parecerá muy útil. El índice glucémico (IG) es un instrumento práctico inventado por David Jenkins, un médico e investigador de la Universidad de Toronto.[58] Simplemente, es una cifra que indica la rapidez con la que cualquier alimento libera azúcar en el torrente sanguíneo. Un alimento con un IG alto libera azúcar en sangre rápidamente.

Un ejemplo sería el pan blanco. Si una molécula de hidrato de carbono del pan fuera amplificada en un microscopio veríamos que es como una cadena de cuentas. Cada cuenta es una molécula de azúcar (glucosa). Estas cuentas se separan y pasan a la sangre en el tracto digestivo.

En el pan blanco, este proceso se produce rápidamente. La cadena de cuentas se desintegra rápidamente y las moléculas de glucosa individuales se precipitan en la sangre. Si te midieras el azúcar después de comer pan, verías el resultado. El pan blanco tiene un IG alto, lo que significa que tiene un marcado efecto en la glucosa en sangre.

---

58. D. J. Jenkins y col., «Glycemic Index of Foods: A Physiological Basis for Carbohydrate Exchange», *American Journal of Clinical Nutrition* 34, 1981, pp. 362-366.

El pan de centeno integral de grano entero, por el contrario, tiene un IG bajo.[59, 60] Las «cuentas» se separan más despacio y pasan a la sangre gradualmente. Tiene mucho menos efecto sobre el nivel de azúcar en sangre.

Resumiendo, los alimentos con un IG alto suelen afectar más a tu nivel de azúcar, mientras que los de IG bajo afectan menos.

Debería mencionar que, cuando los investigadores miden el IG de los alimentos, hacen pruebas con voluntarios que no tienen diabetes, de modo que un alimento que no suba su azúcar en sangre demasiado puede hacer que el tuyo suba más. Sin embargo, la razón del índice glucémico es permitirnos valorar los alimentos (comparar uno con otro) para que podamos elegir los que más nos convienen.

Si haces una búsqueda por Internet sobre el índice glucémico, pronto te darás cuenta de que existen infinidad de tablas de muy diversas fuentes, sin que haya coincidencia entre ellas. Es decir, el IG de un alimento puede variar dependiendo de la marca, de cómo haya sido preparado y de otros factores. Así que vamos a simplificar. Esto es lo que has de saber sobre el IG:

Índice glucémico resumido

- Los panes blancos y de trigo tienen un IG alto. Los de centeno normal e integral de grano entero son los más aconsejables.
- El azúcar de mesa tiene un IG alto. Es mejor tomar fruta. Te aportan azúcar y tienen un IG sorprendentemente bajo.
- Las patatas al horno tienen un IG alto. Los boniatos lo tienen más bajo.
- La mayoría de los cereales fríos tienen el IG alto (especialmente, si tienen un juguete dentro de la caja). La avena y los cereales con salvado son los mejores.

---

59. El índice glucémico de un alimento se determina dando una ración de 50 gramos de un hidrato de carbono a 10 personas sanas después del ayuno nocturno. Se mide la glucosa en sangre a intervalos de 15 a 30 minutos, durante las dos horas siguientes, y se compara el resultado con el de haber tomado la misma cantidad de glucosa (o, en algunos casos, pan blanco). Un IG inferior a 100 significa que el alimento tiene menos efecto en el azúcar en sangre que la glucosa. Una cifra superior significa que el alimento testado tiene más efecto.

60. Ibídem.

Aquí tienes algunos consejos, para que tengas más opciones:

* Las alubias y sus parientes (lentejas, guisantes) siempre tienen un IG bajo.
* Las verduras de hoja verde también se puede considerar que tienen un IG bajo (aunque tienen tan poca fécula que no se ha calculado su IG).
* La pasta es un alimento bajo en IG. Puesto que la pasta es compacta (a diferencia del pan), se digiere despacio y va liberando sus azúcares gradualmente. Hablaremos más de esto a continuación.
* La cebada, el bulgur y el arroz vaporizado tienen el IG bajo.

Ahora bien, si tienes diabetes de tipo 2, *cualquier* alimento que tenga hidratos de carbono te hará subir el azúcar en cierta medida. De hecho, es normal que suba el azúcar en sangre después de comer, y si tus células tienen resistencia a la insulina, a la glucosa le costará más pasar de la sangre a las células. Sin embargo, esto no significa que debas evitar alimentos que contengan hidratos de carbono. Lo que implica es que deberás hacer lo necesario para reducir tu resistencia a la insulina, tal como hemos explicado en este capítulo. Entre los hidratos de carbono, los mejores son los de IG bajo.

La razón por la que explico esto es porque, a veces, las personas con diabetes de tipo 2 eliminan los hidratos de carbono. Eliminan el arroz, las legumbres, la pasta y todos los demás y comen demasiado pollo, pescado y huevos, porque estos alimentos no tienen hidratos de carbono. Pero a la larga se dan cuenta de que su azúcar en sangre no mejora, sino que empeora, y tienen que aumentar sus dosis de medicación. Vale la pena que reflexiones sobre el hecho de que estos alimentos contribuyen a cargar de grasa y agravan la acumulación de grasa en las células: más pegamentos en las cerraduras, por así decirlo. Las comidas grasas de hoy suponen la resistencia a la insulina de mañana.

Puede que te extrañe saber que la pasta tiene un IG bajo, especialmente cuando se sirve al dente, es decir, cuando no está demasiado hecha. La pasta está hecha de harina de trigo, por supuesto, así que podrías pensar que puede producir un pico en tu azúcar en sangre, como lo hace el pan. Pero no es así.

La pasta nos da una pequeña lección sobre por qué algunos alimentos tienen el IG alto y otros lo tienen bajo.

Supongamos que estamos haciendo una masa de pan. Añadimos un poco de levadura a la harina para que suba. La levadura hace que se formen diminutas bolsas de aire, que es lo que diferencia al pan, por ejemplo, de un guijarro. Cuando te comes el pan horneado, tus jugos gástricos y enzimas digestivas entran en esas bolsas de aire y convierten rápidamente las moléculas de harina en moléculas de azúcar individuales, que posteriormente pasan del tracto digestivo a la sangre. Incluso el pan integral, que tiene trozos de fibra, es una presa fácil para las enzimas digestivas, que no tienen dificultad alguna en entrar en las bolsas de aire y digerir el almidón del pan.

La pasta es diferente. No está hecha con levadura. Por consiguiente, no tiene bolsas de aire. Si el pan es como ramitas apiladas que pueden prender en cualquier momento, la pasta es como una cuerda de troncos (mucho más compacta, y tarda más en «prender fuego»). Aunque mastiques bien la pasta, nunca podrás digerirla con la misma rapidez que el pan; esta es la razón por la que tiene un IG más bajo.

La lección con la que nos hemos de quedar es que procesar los alimentos (moler los cereales para hacer harina o utilizar levadura para hacer subir una masa, por ejemplo) es iniciar el proceso digestivo antes de que te lleves el alimento a la boca. Un cereal intacto tarda mucho en romperse y en liberar la glucosa en el torrente sanguíneo, mientras que el cereal muy procesado es fácil que se desintegre rápidamente. De ahí que los copos de avena al estilo antiguo, que son copos de avena integral, tenga un IG bajo. Mientras que los copos de avena instantánea se hacen cortando los granos de avena a trozos. Eso permite que se haga y se digiera más rápido, lo que implica un IG más alto.

Si quieres ver el IG de cada alimento, puedes consultar www. glycemicindex.com, una página web de la Universidad de Sídney de Australia. Basta con que escribas el nombre del alimento y aparecerán los resultados de las pruebas.

Puede que te estés preguntando si realmente merece la pena. «¿Importa tanto que mis copos de avena sean integrales o instantáneos, o que introduzca alubias, verduras de hoja verde y sopas de cebada en mi vida?» Jennie Brand-Miller, de la Universidad de Sídney, respondió a esta pregunta analizando los resultados conjuntos de 14 estudios sobre el índice glucémico, que incluían a 356 participantes. Descubrió que elegir alimentos con IG bajo reduce el valor del A1c en un porcentaje de 0,3 o 0,4 puntos. En algunos estudios, la diferencia era hasta de 0,6 puntos.[61] Los estudios concluyeron que los beneficios eran similares tanto para la diabetes de tipo 1 como para la de tipo 2.

Esta es una ventaja extra, aparte de los otros cambios dietéticos que estás haciendo. Recordarás que, en el capítulo 2, mencionamos la combinación de cambios dietéticos que describimos en este libro (evitar los productos animales, reducir el consumo de aceites y comer alimentos con un IG bajo), a la que hemos de sumar el promedio de un descenso del porcentaje de puntos de la hemoglobina A1c en nuestra investigación. Este promedio incluye tanto a personas que no tenían muchos puntos que bajar como a participantes cuyo A1c oscilaba entre 9% y 10% y bajaron varios puntos en el porcentaje. Estos resultados son más potentes que los que ofrece cualquier medicamento. Algunas personas es lo único que necesitan para devolver a la normalidad su valor de A1c.

DOS SUPLEMENTOS IMPORTANTES

Frutas, hortalizas, legumbres y cereales te aportan los nutrientes saludables que necesitas. Comiendo estos alimentos estarás mucho mejor nutrido que comiendo carne y lácteos, porque estos saludables alimentos vegetales son ricos en fibra, vitaminas y otros nutrientes que no son de procedencia animal, a la vez que te ayudan a evitar grasas no saludables y colesterol. Aun así, hay dos suplementos que es importante que conozcas.

La vitamina B$_{12}$. La vitamina B$_{12}$ es esencial para la salud del sistema nervioso y de los glóbulos rojos. Si tu nivel de B$_{12}$ es bajo, tendrás síntomas nerviosos permanentes. Pero esta vitamina no procede de los animales o de las plantas, sino de bacterias. ¿Cómo llega esta sustancia desde las bacterias al cuerpo humano? Se ha sugerido que antes de la llegada de la higiene moderna había trazas de bacterias en el suelo, en las verduras y las frutas, en nuestros dedos y nuestra boca que proporcionaban diminutas trazas de la vitamina B$_{12}$ que necesitamos. Aunque eso fuera cierto, en la actualidad

---

61. J. Brand-Miller y col., «Low-Glycemic Index Diets in the Management of Diabetes», *Diabetes Care* 26, 2003, pp. 2261-2267.

no supone una fuente fiable de esta vitamina. Las bacterias del tracto intestinal de los animales producen vitamina B_{12} y algunas trazas terminan en la carne y otros productos animales. El problema con estas fuentes es que van en el mismo paquete que el colesterol, la grasa y las proteínas animales. También se añade esta vitamina a algunos alimentos, como verás en algunas etiquetas de paquetes de cereales, leche de soja, levadura nutricional y otros productos. La mejor fuente de vitamina B_{12} es tomarla en un suplemento, que podrás encontrar en cualquier farmacia o tienda de productos naturales, y debes tomarla a diario. La dosis no es especialmente importante, porque todas las marcas conocidas las presentan en comprimidos con más de la cantidad diaria recomendada, e incluso exceder la dosis de B_{12} no parece tener efectos secundarios.

La vitamina D. Técnicamente, la vitamina D no es una vitamina en absoluto. En realidad, es una hormona que se genera cuando la piel entra en contacto con los rayos solares. Una vez activada en el hígado y en los riñones, ayuda a absorber el calcio y quizás hasta a proteger las células del cáncer, entre otras funciones.

Si tomas mucho el sol, no necesitas vitamina D. Pero si no te expones regularmente al sol, es importante que tomes un suplemento de vitamina D. Una dosis diaria razonable es de 2.000 IU.

ECHA EL COMBUSTIBLE CORRECTO A TU DEPÓSITO

Ahora que ya hemos tratado lo básico, las tres directrices que actúan conjuntamente para ayudarte a recuperar el control son: evitar los productos animales, reducir al mínimo el consumo de aceites y tomar alimentos bajos en IG.

Estas tres directrices tienen que ir juntas. Con seguir una no basta. Por ejemplo, las golosinas *Jelly Beans* pueden ser veganas y pobres en aceite, pero como esencialmente son azúcar sólido, tienen un IG alto y dispararían tu glucosa en sangre.

Igualmente, un tentempié que consista en un pastel cargado de mantequilla puede tener un IG muy bajo, porque la mantequilla no contiene hidratos de carbono y puede incluso absorber lentamente la glucosa que ingieres. Pero ese tentempié no es vegano, y tampoco es bajo en grasa. Por consiguiente, favorecerá la resistencia a la insulina y lo que necesitas es evitar esos alimentos. El hecho de que tenga un IG bajo no significa que puedas comerlo si no cumple con los otros requisitos.

Estas tres directrices juntas son muy poderosas. El valor de A1c de Nancy, al principio de nuestro estudio, era 8,3%. Cuando empezó a realizar los cambios dietéticos bajó rápidamente por debajo de 7%, aunque también estaba reduciendo las dosis de medicación. En el caso de Vance, su valor de A1c inicial era 9,5%, pero a medida que fueron pasando las semanas empezó a bajar y a bajar. Al finalizar el estudio era 5,3%.

Ahora, antes de planificar tu desayuno, almuerzo y cena, permíteme que te muestre cómo estos tres principios se transforman en cambios en tu organismo. Del mismo modo que un coche funciona mucho mejor cuando le pones el combustible para el que ha sido diseñado, tu cuerpo funciona mejor cuando le das los alimentos que necesita.

Mayor sensibilidad a la insulina. Como ya sabrás a estas alturas del libro, hay pruebas que demuestran que un cambio de dieta puede influir rápidamente, y de forma decisiva, en la cantidad de grasa que hay en tus células. A medida que baja la cantidad de grasa, las células se vuelven cada vez más sensibles a la insulina y permiten que te baje el azúcar. Si tu resistencia a la insulina estaba en fase de empeoramiento y tenías que aumentar tu medicación, el proceso empieza a ser a la inversa.

Esto puede suceder notablemente deprisa. De hecho, puede ser tan rápido que es imprescindible que, si tomas insulina o cualquier otro medicamento que favorezca la secreción de la misma (por ejemplo, glipizida, glimepirida, gliburida, nateglinida o repaglinida), estés en contacto con tu médico. Puesto que, a medida que tus células recobran la sensibilidad a la insulina, te irás convirtiendo en una persona cada vez más sana que toma medicamentos que ya no necesita.

La combinación de una dieta saludable y los medicamentos que tomas pueden hacer que te baje tanto el azúcar que alcances niveles normales o incluso inferiores y llegues a la hipoglucemia. Es decir, te puede bajar demasiado el azúcar y ser peligroso. Tu médico te reducirá la medicación o incluso recomendará que dejes de tomarla si lo considera oportuno, con lo cual el problema quedará resuelto. No obstante, no dejes de tomar los medicamentos sin consultar al médico. Deja que sea él quien te guíe. Y no temas este retorno a la salud. Descubrir que, día a día, vas recobrando tu sensibilidad a la insulina es un sentimiento maravilloso. Cuando tu médico te diga que ha llegado el momento de reducir la medicación o de dejar de tomarla, es como si hubieras retrocedido en el tiempo.

En el capítulo 7 hay detalles importantes acerca de cómo prevenir y tratar los episodios de hipoglucemia. Te rogamos que los leas detenidamente antes de hacer cambios en tu dieta.

Control del peso sin complicaciones. Si has estado deseando adelgazar, acaba de empezar el proceso. En general, la dieta que vas a empezar hace que adelgaces aproximadamente medio kilo a la semana. Al cabo de un tiempo, se suma a un cambio general impresionante.

Te preguntarás cómo funciona esto. ¿Cómo puedes adelgazar si no restringes las raciones, las calorías y los hidratos de carbono? Hay tres razones principales.

La primera, los alimentos tienen muy poca grasa, así que eliminas la fuente principal de calorías no deseadas.

La segunda, las hortalizas, las frutas, las legumbres y los cereales integrales que introduces en tu dieta te aportan una saludable dosis de fibra, que llena lo suficiente como para calmar tu apetito con mayor rapidez que si no los incluyeras en la dieta. El promedio es que cada 14 gramos de fibra reduce en un 10% la ingesta de calorías. Una persona que normalmente toma 2.000 calorías diarias y que empieza a añadir 14 gramos extra de fibra al día tenderá a sentirse saciada después de comer 1.800 calorías.[62]

Tercero, estos alimentos favorecen la quema de calorías después de comer. Normalmente, después de comer quemamos calorías más rápido debido al proceso de la digestión. Nuestros estudios han demostrado que una dieta vegana baja en grasas aumenta esta quema postprandial, que es una ventaja más.[63] Trataré este tema con más detalle en el capítulo 6. De momento, basta con que disfrutes del control del peso que se está produciendo por sí solo.

Perder kilos de más es muy agradable, por supuesto, pero la pérdida de peso mejora la sensibilidad a la insulina, además de los efectos que tiene la propia dieta.

---

62. N. C. Howarth, E. Saltzman y S. B. Roberts, «Dietary Fiber and Weight Regulation», *Nutrition Reviews* 59, 2001, pp. 129-139.

63. N. D. Barnard y col., «The Effects of a Low-Fat, Plant-Based Dietary Intervention on Body Weight, Metabolism, and Insulin Sensitivity», *American Journal of Medicine* 118, 2005, pp. 991-997.

Control del colesterol sin complicaciones. Si has tenido problemas de colesterol, el programa que vas a empezar es mucho más potente que cualquier dieta típica para bajar el colesterol. No tiene por qué extrañarte. Tu nueva dieta es *baja* en colesterol, no tiene *nada* de colesterol. Tampoco tiene grasa animal, que es importante porque la grasa animal (al igual que otras fuentes de grasa saturada) favorece que el cuerpo genere colesterol. Ahora, todo esto ha desaparecido. La has sustituido por copos de avena, soja y otros productos botánicos mágicos que bajan el colesterol, como verás mejor en el capítulo 12.

Tus arterias están empezando a respirar aliviadas. En su mayor parte, el deterioro que produce la diabetes es en las arterias, provocando problemas cardíacos, oculares, renales y nerviosos. Pero ahora estás inhibiendo el proceso, y conseguir que tu colesterol se nivele forma parte de ello. Estás siguiendo el tipo de dieta que se usa en los programas para *revertir* la enfermedad cardiovascular.

Te recuerdo que no tires la medicación ni canceles tus visitas a tu médico. Él puede valorar tu salud cardiovascular y seguir tus progresos.

Invertir los síntomas. Un equipo de investigadores californianos probó una dieta vegana baja en grasa, combinada con ejercicio, en un grupo de 21 personas con diabetes de tipo 2, todas ellas con neuropatías dolorosas (los síntomas nerviosos que surgen cuando los nervios están dañados). En tan solo dos semanas, 17 de los 21 sujetos notificaron que sus síntomas nerviosos habían cesado por completo, y los cuatro restantes dijeron que habían mejorado mucho.[64] Así que nuestro equipo de investigación hizo una prueba con una dieta vegana baja en grasa (sin ejercicio) y descubrió que, realmente, puede mejorar la función nerviosa y reducir los síntomas de neuropatía.[65]

Otros investigadores han descubierto que algunos de los cambios oculares (exudados de la retina) que a veces tienen lugar en la diabetes empiezan a mejorar o incluso a desaparecer cuando las personas hacen un cambio dietético saludable. La pérdida de proteínas a través de los riñones

---

64. M. G. Crane y C. Sample», «Regression of Diabetic Neuropathy with Total Vegetarian (Vegan) Diet», *Journal of Nutritional Medicine* 4, 1994, pp. 431-439.

65. A. E. Bunner, C. L. Wells, J. Gonzales, U. Agarwal, E. Bayat y N. D. Barnard, «A dietary intervention for chronic diabetic neuropathy pain: a randomized controlled pilot study», *Nutrition & Diabetes* 5, 26 de mayo de 2015, p. e158. doi: 10.1038/nutd.2015.8.

también puede disminuir. Encontrarás más detalles sobre todo esto en el capítulo 13.

LOS PRIMEROS PASOS

Una de las cosas que hemos analizado cuidadosamente en este programa es cómo se *siente* la gente con el mismo. Conclusión: aunque tengas que hacer cambios importantes en tu dieta que te aportarán salud total, quizá sea el cambio dietético más fácil de seguir a largo plazo. En parte, quizá porque no se trata de una «dieta». Es una forma distinta de contemplar la comida: una forma mucho mejor de pensar en ella y disfrutar de la misma. Por otra parte, nunca tendrás hambre ni te autoengañarás con minúsculas raciones de las cosas que te gustan.

Voy a mostrarte los pasos a seguir para que sea así. Por el momento no vas a cambiar nada realmente. Solo quiero repasar los pasos que tendrás que dar para empezar.

Paso 1: revisa las posibilidades

Antes de lanzarte a una nueva forma de comer, tómate una semana para revisar algunas recetas y nuevos alimentos. Mira el capítulo siguiente para sacar ideas. Encontrarás un montón de posibilidades estupendas para empezar. Si no sueles cocinar y comes en restaurantes, en el próximo capítulo te daremos muchos consejos acerca de los alimentos que debes buscar en un menú.

Tu meta es descubrir desayunos, almuerzos y cenas saludables que realmente te gusten. Eso supone que deberán cumplir nuestras tres directrices (nada de productos animales, la menor cantidad de aceite e IG bajo) *y* que se adapten a tu gusto.

Recuerda que esta nueva forma de comer no significa que hayas de cocinar un plato nuevo cada noche. El doctor William Castelli, exdirector del Estudio del Corazón Framingham, decía que la mayoría de las personas solemos aferrarnos a nuestras comidas favoritas. Puede que tengamos cuatro o cinco cenas distintas que nos gustan y escogemos de ese repertorio noche tras noche. Lo único que has de hacer es encontrar comidas *sanas* que se adapten a tus gustos, y ya tienes solucionado el problema. Una semana es tiempo más que suficiente para hacerlo.

Paso 2: elige tres semanas

Algunas personas prefieren adaptarse gradualmente a un patrón dietético sano. Si estás dentro de ese grupo, adelante y tómate tu tiempo para conocer alimentos más saludables. Pero te recomiendo otro sistema. Escoge un periodo de tres semanas en el calendario para adaptarte a este programa. Antes de llegar a la fecha de inicio, descubre las comidas que se adaptan a tus criterios y que te apetezcan. Cuando llegue el día de inicio, comprométete por completo por 21 días.

Tal como les digo a nuestros participantes, no es momento para poner solo un pie en el agua, sino para zambullirte en ella. Hazlo. Haz que todo sea bajo en grasas y vegano, en todo momento. Hay dos razones para ello.

En primer lugar, obtienes resultados rápidamente. Si comes saludablemente el lunes y otra vez el sábado, tu cuerpo no nota la diferencia. Pero si lo haces a diario, los beneficios no tardan en llegar. Date la oportunidad de ver cómo te sientes haciendo una dieta lo más perfecta posible.

La segunda razón es que hacer un cambio dietético es realmente como zambullirte en una piscina. Si te adentras en el agua poco a poco, es muy desagradable. Pero si te lanzas de golpe, pronto te das cuenta de que se está bien en el agua. Voy a explicarme mejor.

¿Has cambiado alguna vez de la leche entera a la desnatada? Si eres como la mayoría, el primer vaso de leche desnatada te parecerá aguachinosa y quizás hasta descolorida. Al cabo de un par de semanas, ya te has acostumbrado por completo a su sabor más ligero. Antes de que te des cuenta, la leche entera te parecerá densa, y su sabor, desagradable.

Con esto no pretendo darte a entender que la leche descremada sea un alimento saludable. Como ya has visto, existen razones de peso para no tomarla. Pero cuando cambias de dieta también cambian tus gustos rápidamente. Pronto prefieres los nuevos sabores más saludables.

Descubrirás que tus papilas gustativas tienen una memoria de unas tres semanas, y lanzarte de lleno al cambio dietético les permite adaptarse rápidamente. En lugar de desear los alimentos nocivos que has dejado atrás, te sorprenderá descubrir que apenas los echas de menos.

Si un cambio dietético del cien por cien te parece muy drástico, voy a ponértelo un poco más fácil. No es necesario que te plantees hacerlo para toda la vida; simplemente, dale una oportunidad. En estos momentos no es necesario que te despidas de las hamburguesas con doble de queso y beicon, que les jures lealtad a las gachas de avena o que hagas alguna otra promesa dudosa. Concédete tres semanas. Durante ese tiempo, sigue la dieta minuciosamente, y así te harás a la idea de lo que esta puede hacer por ti, aunque sigas manteniendo todas las opciones.

CONOCE LOS ALIMENTOS DE TRANSICIÓN

La tecnología moderna nos ha proporcionado infinidad de inconvenientes (teléfonos que no paran de sonar, autopistas con tráfico denso y correos basura), pero, de vez en cuando, también es útil. La industria alimentaria se las ha arreglado para crear los sustitutos de los alimentos poco saludables con variedades más sanas.

El perrito caliente, un villano clásico de los dietistas, empezó a cambiar su reputación cuando los científicos de la alimentación consiguieron transformar las habas de soja en una salchicha de frankfurt. Los perritos calientes, las hamburguesas y las salchichas vegetales se estrenaron en las tiendas de productos naturales, pero ahora se venden en todas partes. Incluso los embutidos como el salami, el jamón de pavo y de pollo y la mortadela tienen sus sustitutos de soja o trigo que imitan bastante bien su sabor real, sin grasa animal ni colesterol.

Estos alimentos distan mucho de ser la cúspide de la buena mesa, pero son prácticos. Si tienes niños, son un don del cielo. Si vieras de qué está hecha una salchicha de frankfurt sería lo último que le pondrías en la boca a tu hijo. Pero la versión vegetal es algo que puedes llevar a tu hogar con orgullo, y a tus hijos les encantará. Estos productos te ayudarán en tu transición hacia una gama de productos saludables más amplia.

La leche de soja está en su mejor momento. Antaño, comprar leche de soja implicaba ir a una tienda de productos naturales oscura y sucia. La cajera iba vestida con una camiseta *hippie*, se llamaba Sunshine y sonaba música folk de fondo.

Bueno, esos días tocaron a su fin. Las tiendas de productos naturales son grandes negocios con bastantes conocimientos sobre atención al cliente. Los supermercados normales tienen docenas de sabores de leche de soja, sin olvidar las de arroz, almendra, avena, y otras variedades, y las compran personas de todo tipo.

Cuando compres carne y sustitutos lácteos, lee bien las etiquetas. Cuando veas la lista de ingredientes te darás cuenta de que algunos productos no son tan veganos como te gustaría, porque incluyen claras de huevo o proteínas lácteas. Elige las opciones veganas y busca las más bajas en grasa.

NUTRICIÓN COMPLETA

Si sigues las directrices nutricionales de este capítulo, es probable que tu dieta mejore espectacularmente.[66] No solo evitarás toda la grasa y el colesterol animal, sino que obtendrás mucho más de los nutrientes saludables que necesita tu cuerpo: fibra soluble para reducir el colesterol, vitaminas saludables para reducir el riesgo de cáncer, potasio para bajar la presión sanguínea y antioxidantes para terminar con los radicales libres, por mencionar algunos.

Aun así, estás haciendo un gran cambio, y es probable que te preguntes si te estás dejando algo. Voy a decirte algo para que te tranquilices. Si tus menús se componen de una variedad de cereales integrales, legumbres, verduras y frutas y sigues mi consejo de tomar vitamina B_{12} y vitamina D, tendrás cubiertas tus necesidades básicas.

Aquí es donde se encuentran los nutrientes saludables de tu plato.

Proteínas. Tu cuerpo requiere proteínas para crear y reparar los tejidos corporales. Las proteínas están hechas de pequeñas moléculas llamadas aminoácidos. Todas las proteínas de tu piel, músculos, huesos y órganos internos se forman a raíz de varias combinaciones de 20 aminoácidos diferentes.

Una dieta saludable de legumbres, cereales, hortalizas y fruta aporta todas las proteínas que necesitas. De hecho, te irá mejor con las proteínas

---

66. G. M. Turner-McGrievy y col., «Effects of a low-fat, vegan diet and a step II diet on macro- and micronutrient intakes in overweight, postmenopausal women», *Nutrition* 20, 2004, pp. 738-746.

vegetales. Mientras que las de origen animal pueden ser perjudiciales para los delicados tejidos de los riñones, las proteínas vegetales no parecen causar problemas. También carecen de los riesgos de la pérdida de calcio y cálculos renales asociados a la proteína animal.[67] La proteína animal suele hacer que el calcio pase a través de los riñones y llegue a la orina. En ese proceso no solo se pierde el calcio, sino que termina en el tracto urinario, donde puede crear cálculos.

Hace algunos años, algunos dietistas creían que los vegetarianos tenían que combinar cuidadosamente varios alimentos para obtener las proteínas necesarias. Se pensaba que los alimentos vegetales carecían de uno u otro aminoácido, de modo que solo combinando los alimentos de ciertas formas se podía garantizar que los obtenías todos. Esta teoría hace tiempo que está desfasada. La opinión oficial de la Academia de Nutrición y Dietética confirma que las dietas que se basan en productos vegetales aportan muchas proteínas sin tener que combinar los alimentos de ciertas formas.[68] Si por algún motivo quieres aumentar tu dosis de proteínas, recurre a las legumbres. Encontrarás esas dosis extra en los productos de la soja, como el tofu, el tempeh y la leche de soja, y en los derivados del trigo (por ejemplo, seitán) que se usan para hacer los sucedáneos de la carne.

Calcio. Para muchas personas, la leche es sinónimo de calcio. Creen que la leche fortalecerá sus huesos y les protegerá contra las fracturas óseas en la madurez. No obstante, las investigaciones han demostrado que los beneficios de la leche son, en su mayor parte, un mito. Los estudios no han revelado que beber leche tenga demasiados beneficios para los huesos. ¿Cómo es eso? Pues bien, el cuerpo absorbe solo un tercio del calcio de la leche. Los otros dos tercios, simplemente, son expulsados por las vías de eliminación. Además, la leche contiene proteínas animales y sodio, y ambos tienden a incrementar la pérdida de calcio a través de los riñones.

Te ruego que no me malinterpretes: necesitamos calcio en nuestra dieta, pero esta ha de proceder de fuentes saludables, concretamente, de las verduras de hoja verde y de las legumbres. Aunque en el bróquil hay algo

---

67. E. L. Knight y col., «The Impact of Protein Intake on Renal Function Decline in Women with Normal Renal Function or Mild Renal Insufficiency», *Annals of Internal Medicine* 138, 2003, pp. 460-467.

68. V. Melina, W. Craig y S. Levin, «Position of the Academy of Nutrition and Dietetics: vegetarian diets», *Journal of the Academy of Nutrition and Dietetics* 116, 2016, pp. 1970-1980.

menos de calcio que en la leche, la absorción fraccional (el porcentaje que puede usar nuestro cuerpo) es superior en el bróquil y en casi todas las verduras que en la leche. Solo hay una excepción: la espinaca es rica en calcio, pero su absorción fraccional es muy baja.

Las verduras y las legumbres te aportarán el calcio que necesita tu cuerpo. Si necesitas más calcio por la razón que sea, encontrarás el que necesitas en zumos enriquecidos y leches de soja.

No obstante, para mantener el equilibrio del calcio, no solo es importante tomar la dosis adecuada, sino también minimizar las pérdidas. Las proteínas animales provocan la pérdida de calcio a través de los riñones y se puede medir por la orina. Los estudios de dietas ricas en proteínas, como la dieta Atkins, demuestran claramente esas pérdidas: este tipo de dietas aumentaron la pérdida de calcio en más de un 50%.[69] También conviene reducir el sodio (sal) y conseguir la vitamina D del sol o de los suplementos. Las verduras y las frutas favorecen el fortalecimiento óseo por razones que no están del todo claras, y hacer ejercicio da a nuestros huesos una razón para vivir. Es uno de los aspectos más importantes para la salud de los huesos. Por último, también es esencial evitar el tabaco, puesto que aumenta el riesgo de fracturas.

Hierro. El hierro es una espada de doble filo. Necesitamos hierro para crear hemoglobina, que es lo que usan los glóbulos rojos para transportar oxígeno de los pulmones a los tejidos. Pero demasiado hierro puede ser tóxico. Puede aumentar el riesgo de padecer problemas cardíacos, e incluso empeorar la resistencia a la insulina.

El hierro fomenta la producción de las moléculas inestables denominadas radicales libres, que pueden dañar los tejidos delicados del cuerpo y a las que se asocia con las enfermedades cardiovasculares, el cáncer e, incluso, ciertos aspectos del proceso de envejecimiento.

Las fuentes de hierro más saludables son las mismas que las del calcio: las legumbres y las verduras de hoja verde. Son ricas en hierro, pero contienen un tipo especial llamado hierro no-hemo. El cuerpo asimila fácilmente este tipo de hierro cuando necesita hierro, pero este sale del cuerpo sin perjudicarlo cuando ya hemos absorbido el que necesitábamos. Las

---

69. E. C. Westman y col., «Effect of a 6-month adherence to a very low carbohydrate diet program», *American Journal of Medicine* 113, 2002, pp. 30-36.

carnes, por el contrario, contienen hierro hemo, que es como un visitante que no ha sido invitado a la fiesta: irrumpe en ella lo necesites o no. A largo plazo, las personas que comen carne tienen demasiado hierro.

Si estás anémico, no te apresures a comprar suplementos de hierro o peor aún, a comer mucha carne. Díselo a tu médico para que descubra qué tipo de anemia tienes y *por qué* se ha producido. La anemia puede ser un síntoma de enfermedad renal, ser causada por ciertos medicamentos o deberse a una pérdida de sangre en tu tracto digestivo, a raíz de una irritación gastrointestinal o incluso a un cáncer de colon. Es imprescindible que te hagan una revisión y recibas el tratamiento adecuado.

Si necesitas más hierro, recurre antes a las legumbres y las verduras. Los alimentos ricos en vitamina C, como las frutas y las verduras, favorecen la absorción del hierro de los otros alimentos que comes, y evitar los productos lácteos también ayuda. Tienen muy poco hierro y, de hecho, reducen su absorción desde tu tracto digestivo.

Zinc. El zinc desempeña papeles importantes en el sistema inmunitario, cura heridas y realiza muchas otras funciones biológicas, pero, igual que sucede con el hierro, también puedes tener demasiado de algo bueno. Las fuentes más saludables son las legumbres, los frutos secos y los cereales enriquecidos para el desayuno, como los copos de salvado y la granola.

Grasa. Grasas buenas, malas y demasiada grasa; ¿cómo conseguimos entender esto? El hecho más importante es que la necesidad de grasa de nuestro cuerpo es ínfima, como hemos visto antes. En los países occidentales, la mayoría de la gente supera con creces la cantidad necesaria. Al tener como pilares de su alimentación la carne y los productos lácteos, no solo ingieren demasiada grasa en general, sino que ingieren la grasa incorrecta, la *saturada*, que dispara el colesterol y empeora la resistencia a la insulina.

Los frutos secos, los aguacates, las aceitunas y los productos de soja con toda su grasa también son ricos en grasa. Aunque sean bajos en grasa saturada, la cantidad general es alta; por consiguiente, hemos de controlar la cantidad que comemos de estos alimentos.

Como has visto anteriormente, la mayoría de las verduras, las frutas y las legumbres contienen una cantidad ínfima de grasa, y lo que tienen es una mezcla saludable, incluidas trazas de grasas esenciales como el ácido alfa-linolénico y el ácido linolénico.

Si por alguna razón médica estás tomando más aceite, entre las fuentes saludables de ácidos grasos omega-3 están las nueces, los productos de soja, las semillas de lino y, en formato condensado, los aceites de lino, linaza y nuez. Las tiendas de productos naturales incluso venden suplementos de omega-3 (por ejemplo, DHA) de origen totalmente vegetal. Son preferibles al aceite de pescado. Los aceites omega-6 también se usan algunas veces para patologías como la artritis, generalmente el aceite de onagra, el de borraja, el de grosella negra o el de cáñamo. Deberíamos considerarlos como suplementos medicinales más que como alimentos.

En el capítulo siguiente empezaremos con el nuevo programa, y a continuación, en el capítulo 7, te enseñaré a hacer un seguimiento de tus progresos.

5

Cómo empezar

Ahora ya entiendes los principios para planificar una dieta saludable y estás preparado para empezar a tomar alimentos que controlarán tu azúcar y te ayudarán a adelgazar y a bajar tu presión arterial y colesterol. Pero seguro que te estarás preguntando: ¿cómo empiezo? ¿Será fácil? ¿Seré capaz de seguir este programa?

Deja que te tranquilice. El sistema de dos pasos que he descrito en el capítulo anterior te lo pone muy fácil. Tómate una semana para «revisar las posibilidades» y luego haz una «prueba» de tres semanas. Veamos esto con mayor detenimiento:

PASO 1: REVISA LAS POSIBILIDADES

Tómate una semana para ver qué alimentos saludables son los que más te gustan. No vas a eliminar nada, sino a probar nuevos alimentos, nuevas recetas y nuevos sabores, y quizá retomar la relación con algunos sabores saludables que puede que hayas olvidado.

Saca una hoja de papel y anota los encabezamientos «DESAYUNO», «ALMUERZO», «CENA» y «TENTEMPIÉS». En los siete días siguientes anota (en cada una de las categorías) los alimentos que te gustaría que cumplieran las tres directrices que hemos indicado en el capítulo anterior. Resumiendo, elegimos alimentos que sean:

Veganos. Alimentos que no sean de origen animal. Esto implica nada de carne, pescado, lácteos o huevos, ni siquiera un poco. Lo que pretendes es limpiar tu dieta de grasa, proteína animal y colesterol. Si has pasado directamente a este capítulo y te estás preguntando por qué son importantes estos pasos, te ruego que vuelvas al capítulo anterior.

Bajos en grasa. Utilizarás poco o ningún aceite añadido y evitarás los ingredientes grasos. Si lees las etiquetas, elige alimentos que no tengan más de 3 gramos de grasa por ración.

Índice glucémico bajo. Escogerás alimentos con IG bajo. Esto implica que, en general, evitarás tomar azúcar, pan blanco, patatas asadas, la mayoría de los cereales industriales para el desayuno y algunos alimentos más. La mayor parte del resto de los alimentos veganos están bien. Ciertos alimentos tienen un IG especialmente bajo: las alubias y otras legumbres, las verduras de hoja verde, la mayor parte de las frutas, la cebada (que sabe fenomenal en las sopas) y los múltiples alimentos que se hacen con los mismos. Por raro que parezca, la pasta tiene un índice glucémico bajo, a diferencia de otros productos del trigo.

Ideas saludables para el desayuno

En la columna de «DESAYUNO», tu lista podría parecerse a lo que ya estás comiendo actualmente. Aquí tienes algunas sugerencias.

- Cereales calientes, como gachas de avena o de otro cereal integral, con canela y uvas pasas, o compota de manzana (nada de leche).
- Cereales para el desayuno, como copos de salvado con leche de soja sin grasa o leche de arroz, y frutos del bosque, melocotones o plátanos.
- Melón, plátanos o cualquier otra fruta.
- Tostada de pan de centeno normal o integral de grano entero con canela (sin mantequilla ni margarina).

Si quieres más proteínas, prueba esto:

- Salchicha vegetal.
- Beicon vegetal.
- Tofu revuelto.
- Alubias o garbanzos con tomate.
- Pan de centeno integral de grano entero con hummus.

Aquí tienes algunas ideas para que elijas un buen desayuno.

Gachas de avena. La mayor parte de nuestros participantes se preparan gachas de avena integral gruesa todas las mañanas, y con razón. La avena es rica en fibra *soluble*, la que se vuelve cremosa en agua y elimina el colesterol de tu cuerpo. (El trigo y el arroz son ricos en fibra *insoluble*.) Pero ese humilde bol de gachas tiene muchas más propiedades. Te ayuda a controlar el azúcar, y su alto contenido en fibra te ayuda a adelgazar.

Otra ventaja extra es que la avena *no* tiene colesterol ni grasa animal. Un desayuno de huevos con beicon tiene una extraordinaria cantidad de ambos.

En términos generales, los copos de avena integral son mejores que las variedades que se hacen en un minuto, aunque incluso estas versiones instantáneas son mejores que los huevos con beicon. Cuanto más intacto esté el grano más bajo es su IG, y más te durará su efecto de saciar. Véase la página 119 para los consejos sobre cómo preparar el bol perfecto de gachas calientes.

A fin de conseguir un efecto adicional para bajar el azúcar, échale canela (véase la página 182 para los detalles de cómo afecta la canela en el azúcar en sangre). También puedes añadir pasas, frutos del bosque o casi cualquier fruta o mezcla de frutas que te guste, pero aléjate de la leche y del azúcar. En un día o dos, habrás roto el hábito de añadir ingredientes innecesarios y poco saludables. Si no te puedes imaginar las gachas sin leche, ponte un poco de leche de soja o de arroz, y de este modo evitarás la grasa animal y el colesterol de la leche de vaca.

La mayoría de los cereales secos tienen un IG alto, pero la avena tiene un buen índice de IG, como los cereales de salvado. Te ayudarán a sentirte satisfecho y a mantener estable tu azúcar en sangre.

Salchicha o beicon vegetal. Las salchichas y el beicon están cargados de colesterol y grasa, y se encuentran entre los alimentos menos saludables de la lista de la compra. Pero si no te puedes imaginar un desayuno sin estos productos cárnicos, los fabricantes de alimentos han venido en tu ayuda con sus versiones veganas, y la mayoría de los supermercados y las tiendas de productos naturales ahora ofrecen distintas variedades. Si estos productos son nuevos para ti, considéralos como una interpretación libre del original; son sabrosos y ricos en proteínas. Lee las etiquetas del paquete y elige los que no contienen ingredientes de origen animal (algunos están hechos con claras de huevo, es decir, proteína animal concentrada, que es lo que pretendes evitar) y lo más bajos en grasa posible.

Tofu revuelto. El tofu es casi idéntico a la clara de huevo; tiene poco sabor por si solo, pero enseguida absorbe el de las especias o las salsas con las que lo cocinas. El tofu revuelto es un gran sustituto de los huevos revueltos (tiene todo el sabor pero sin colesterol, grasa o proteína animal). En los supermercados encontrarás mezclas para sazonar el tofu generalmente, se encuentra cerca de los arroces o en la sección de productos naturales. Solo tienes que seguir las instrucciones del paquete.

Algunas cosas que no debes incluir en tu desayuno

Voy a recordar lo evidente, pero los huevos no están en la lista. Un huevo contiene unos 200 miligramos de colesterol (como un bistec de 225 gramos) además de una buena carga de grasa saturada, la que sube el colesterol. La clara del huevo contiene una gran dosis de proteína animal que debes evitar. Como ya sabes, para tus riñones y para tu salud ósea a largo plazo es mejor obtener las proteínas de fuentes vegetales. Evita los huevos.

Los productos cárnicos también están fuera de la lista, por supuesto. Todos los embutidos tienen colesterol y proteína animal.

Despídete de los dónuts, los panes de Viena y las magdalenas. Si quieres comprobar la razón, coloca cualquiera de ellos sobre una servilleta de papel durante unos minutos y verás toda la grasa que ha desprendido. Esa grasa está a la espera de engordarte, subirte el colesterol y empeorar tu resistencia a la insulina.

Un desayuno equilibrado

Puede que te apetezca empezar el desayuno con un alimento rico en proteína, como una salchicha vegetal, y seguir con algo que tenga un poco más de fécula, como las gachas de avena con canela y pasas, o algo dulce, como una fruta. No es que necesites más proteína; en realidad, en cualquier comida típica compuesta de hortalizas, cereales y legumbres hay más que suficiente. Las razones por las que pueden ayudarte los alimentos ricos en proteínas son las siguientes:

Los alimentos que contienen fécula o azúcar aumentan la producción de serotonina (la misma sensación de bienestar químico que proporcionan los antidepresivos como la fluoxetina (Prozac) y la sertralina (Zoloft) en el cerebro. Es un efecto positivo, pero para algunas personas, puede suponer somnolencia después de comer. De hecho, algunas personas comen alimentos con fécula como remedio para el insomnio. Un alimento rico en proteína bloquea la acción de producir serotonina y aviva tu energía. Cualquier alimento rico en proteína servirá: salchicha vegetal, beicon vegetal, tofu revuelto, legumbres o una cucharada o dos de garbanzos, de los que normalmente añadirías a tu ensalada.

Menú de prueba día 1

Desayuno

Salchicha vegetal

Tostada de pan de centeno

Gachas de avena con canela y pasas

Una rebanada de melón

Almuerzo

Ensalada verde

Sopa de guisantes partidos

Bocadillo de pan de centeno con hummus, rodajas de tomate y de pepino

Cena

Ensalada de espinacas con tomates cherry

Pasta de cabello de ángel con salsa de tomate y setas

Bróquil al vapor

Tentempiés

Manzanas, naranjas y plátanos

Durante la primera semana deberás explorar las diversas posibilidades que tienes para el desayuno y anotar las que más te gustan.

Ideas saludables para el almuerzo

Muy bien, pasemos al almuerzo. Aquí tienes algunas ideas, pero no dudo de que haya muchas más.

Ensaladas

- Ensalada mixta con aderezo sin aceite, zumo de limón o salsa de soja o teriyaki
- Ensalada de tres legumbres
- Ensalada de pasta
- Ensalada de alubias negras y maíz
- Ensalada con base de cereales, como cuscús, trigo bulgur o arroz

Sopas

- Minestrone
- Verduras mixtas
- Lentejas
- Cebada y setas
- Alubias negras
- Guisantes partidos
- Las sopas instantáneas y preparadas están bien siempre y cuando sean bajas en grasa y sin productos animales

Sándwiches

- Rodajas de pepino, de lechuga y tomate en pan de centeno con mostaza de Dijon. O bien beicon vegetal, en vez de pepino, si lo prefieres
- Hummus untado en pan de trigo pita con zanahorias ralladas, germinados y rodajas de pepino
- Sándwich con sucedáneos de productos cárnicos sin grasa, como lonchas de pavo, mortadela o pepperoni vegetales o seitán a la barbacoa (gluten de trigo), con tus verduras favoritas para los sándwiches con pan de centeno
- Crema para untar de alubias negras, pimiento morrón, rodajas de tomate y lechuga, envueltos en una tortilla de trigo integral
- Bocadillo de berenjena italiana: rodajas de berenjena al horno, salsa de pizza y setas en un panecillo integral

Extras

- Fruta fresca
- Garbanzos
- Verduras troceadas

Aquí tienes algunos detalles más acerca de buenas opciones para el almuerzo.

Ensaladas. Las ensaladas van desde la sencilla ensalada de lechuga y tomate hasta las de pasta, de tres legumbres, asiáticas, de frutas y muchas otras.

Si empiezas con ensalada verde, la lechuga normal es una buena opción, pero no descartes las espinacas baby, la rúcula y otras verduras. Añade pepino, corazones de alcachofa y rodajas de tomate, y no te olvides de los garbanzos, las alubias rojas y otras legumbres en tu ensalada. Aportan muchos nutrientes y son ideales para estabilizar el azúcar.

Cuando elijas los aderezos, busca las opciones veganas sin grasa, que se encuentran fácilmente en los supermercados.

Sopas. La sopa es un primer plato excelente, aunque un buen plato de una sopa potente también puede *ser* tu comida. Las sopas con verduras, legumbres, lentejas, centeno u otros cereales, y sabores exquisitos, nos ayudan a saciarnos y son muy saludables. Si haces una olla grande de sopa durante el fin de semana, la tienes lista para la semana siguiente.

Si lo que buscas es la comodidad, hay sopas deshidratadas que ahorran mucho tiempo. Basta con echarlas en agua hirviendo y dejar que se hagan a fuego lento. Puedes añadirles tomates, chile verde o cualquier verdura congelada o fresca. Échale una o dos cucharadas de levadura nutricional en cada bol para darle un toque de sabor. Si le añades más zanahorias, tomates, verduras congeladas (por ejemplo, bróquil, kale, coliflor o judías verdes) y especias, transformarás la sopa en un guiso.

Las sopas instantáneas vienen en taza y solo les has de echar agua caliente. Puedes tener algunas de estas sopas en el cajón de tu mesa de despacho, para las emergencias.

Para tener sopa casera en cualquier parte, busca un recipiente térmico, como un termo, lo llenas de sopa y te lo llevas al trabajo. Tus compañeros desearán haber hecho lo mismo.

Advertencia respecto a las sopas preparadas: algunas marcas les echan demasiada sal, así que vale la pena buscar las marcas que son bajas en sodio. Procura mantener tu ingesta diaria de sodio inferior a 1,500 miligramos.

Sándwiches. Los sándwiches son rápidos de preparar y fáciles de llevar y, con la enorme variedad de ingredientes que existen en la actualidad, también pueden ser saludables.

Empieza por usar un pan con IG bajo, como el pan de centeno normal o integral de grano entero. Prueba cualquiera de los siguientes rellenos:

El hummus es una receta de Oriente Próximo que se ha hecho muy popular en Estados Unidos. Está hecha con garbanzos y especias y tiene una textura que recuerda un poco a la mantequilla de cacahuetes, pero con un sabor más suave. Por desgracia, muchas marcas también le añaden mucha grasa, pero ¿quién necesita grasa? Se tardan solo 5 minutos en hacer hummus en una batidora, y si haces bastante te durará varios días.

Los embutidos vegetales en lonchas saben a mortadela, jamón de pavo o de cerdo, y no tienen ni grasa animal ni colesterol. Los venden en las tiendas de productos naturales y en los supermercados, y son ideales para preparar sándwiches. Los encontrarás cerca de las salchichas vegetarianas, que también son opciones excelentes. Busca siempre las marcas bajas en grasa.

Las hamburguesas vegetales son fáciles de hacer y las encontrarás en algunos supermercados y tiendas. Prueba diferentes marcas hasta que encuentras tu favorita. Busca las que sean bajas en grasa.

Un sándwich con beicon vegetal, lechuga, tomate y mostaza es una opción excelente. Mi fórmula sencilla para sándwiches es rodajas de pepino, lechuga y tomate con una tostada de pan de centeno. A veces le pongo algún embutido vegano, y le agrego mostaza de Dijon.

Respecto a los condimentos: la mostaza no contiene grasa, procura tenerla entre tus opciones favoritas para aderezar. La mayoría de las mayonesas son justo lo contrario, están cargadas de grasa. Ahora hay muchas mayonesas veganas en el mercado, pero eso no significa que necesariamente sean bajas en grasa. Lee las etiquetas.

Comidas congeladas. Las cenas para ver la televisión han aumentado. La increíble variedad de alimentos congelados, más la comodidad de los microondas, hacen que comer alimentos saludables y sabrosos sea fácil. Algunos de mis favoritos son la pizza o los platos de pasta.

Si almorzar significa comer fuera (o quizá comida rápida) véase el capítulo 8, donde indico cómo elegir platos saludables en los restaurantes.

Ideas saludables para la cena

Existe una extensa gama de alimentos saludables para la cena, tanto si te gusta cocinar como si prefieres no hacerlo. A muchas personas les gusta cocinar, pero muchas otras están demasiado ocupadas o no se pueden ocupar de ello, y tienden a elegir la opción más sencilla y cómoda o salen a comer fuera de casa. Personalmente, yo soy de los del segundo grupo.

Afortunadamente, este programa se adapta bastante bien a los dos tipos de personas. Aquí tienes algunas ideas para los entrantes.

* Pasta: hay muchas salsas comerciales que están bien. Busca las que sean bajas en grasa y que no tengan queso u otros productos animales. Añádeles setas, corazones de alcachofa, bróquil o espinacas (preparadas frescas o congeladas) y ya lo tienes.
* Alubias con arroz: prueba las alubias negras con salsa mexicana, alubias con tomate vegetarianas o alubias «refritas».
* Tacos: a una tortilla de trigo integral añádele alubias, lechuga, tomate y salsa mexicana.
* Lasaña de verduras: utiliza tofu bajo en grasa para sustituir la *ricotta*, y añade capas de verduras a la parrilla.
* Arroz pilaf: hay muchas marcas comerciales.
* Arroz frito con verduras: utiliza una sartén antiadherente y sazona esta comida con salsa de soja baja en sodio.
* Hamburguesas vegetales sin grasa: lee las etiquetas y escoge las que tengan menos grasa y no lleven queso y otros productos de origen animal.
* Fajitas: pimientos morrones a rodajas, cebolla y berenjena ligeramente salteados en una sartén antiadherente, y le añades los aderezos para las fajitas.
* Guiso de verduras troceadas en una salsa sabrosa.
* Setas stroganoff.

De momento no pretendemos convertirte en un chef, sino preparar un menú realista para todo el día, con alimentos que realmente te apetezcan y con los que disfrutes.

Vale la pena pensar en opciones «internacionales». En la cocina internacional hay muchas posibilidades, tanto si las preparas tú mismo como si vas a restaurantes o las compras congeladas: las pastas italianas, las sopas de legumbres, los platos chinos de arroz con verduras, el sushi de verduras japonés con sopa de miso y ensalada, los curris hindúes, los platos tailandeses, la cocina etíope y muchos otros. Estos platos se benefician de la extensa tradición de dietas vegetarianas de muchos países.

Si tu concepto de la cena es la de encargar una pizza, esta puede ser vegana y baja en grasa. Basta con que pidas todos los ingredientes vegetales, como setas, pimientos, cebollas, tomates secos y alcaparras. Di que te quiten el queso y pide que te pongan más salsa de tomate. Si la haces tú, puedes ponerle pepperoni vegetal u otros embutidos vegetarianos. Para darle sabor a queso, rocíala con levadura nutricional.

Una cena equilibrada

Una buena forma de asegurarte de que tu cena está equilibrada es incluyendo en tu plato aproximadamente un cuarto de legumbres. Eso implica alubias, guisantes o lentejas. Puedes elegir alubias con tomate, por ejemplo. Estos alimentos son ricos en proteína y solubles en fibra y minerales y tienen IG muy bajos.

Luego llena otro cuarto de tu plato con algún alimento que tenga fécula, como arroz integral, ñame o pasta. *Fécula* no es una palabra muy glamorosa, pero en realidad significa hidratos de carbono complejos: el combustible bueno y de combustión limpia que da fuerza a tu cuerpo.

Por último, llena la mitad restante con verduras. Idealmente, deberías escoger entre dos variedades distintas (por ejemplo, verdura verde, como el bróquil, y alguna hortaliza naranja, como las zanahorias). Estos alimentos son tu central eléctrica nutricional. Añade fruta de postre y ya tienes un menú completo.

Puedes variar estas proporciones a tu gusto. Siempre y cuando tu plato sea vegano y bajo en grasa y en IG, será correcto.

Existen miles de formas de conseguirlo. Algunas personas prefieren la cocina italiana o mediterránea, que puede incluir sopa de alubias y pasta con una salsa de trocitos de verduras. Otras preferirán la comida latinoamericana, con alubias, arroz y verduras. Otras prefieren la asiática, con tofu (que cuenta como legumbre porque está hecho de habas de soja), arroz y verduras. Un plato de inspiración hindú incluiría un curri; de lentejas con arroz y verduras.

Para los estadounidenses de los estados del Sur, muchas de sus comidas típicas encajan a la perfección: alubias o alubias de carilla, arroz y verduras (sin el tradicional beicon).

Cuando mis padres, que son de Dakota del Norte, decidieron mejorar su alimentación, sustituimos la carne por legumbres y hamburguesas vegetarianas, y les añadimos ñame o boniatos y un par de opciones vegetarianas. Para postre podían comer peras, fresas o naranjas. ¿Ves el patrón? Sigue presente: un plato de alubias, alimento con fécula para conseguir hidratos de carbono saludables, verduras y fruta de postre.

Ideas sencillas para los tentempiés

Muy bien, tu menú diario está casi completo. Pero, aunque te parezca que no tendrás hambre entre comidas, anota algunos tentempiés para tener a mano en caso de que se te despierte el apetito. Cuando notes que tu estómago necesita algo y las ganas de comer socaven tu voluntad, te recomiendo que tengas alimentos que sean saludables. Aquí tienes algunos consejos.

Fruta. En la mayoría de los casos tienen un IG extraordinariamente bajo y no tienen competencia en cuanto a su valor nutricional. Ten a mano manzanas, naranjas, peras, plátanos y otras frutas. Algunas personas trocean un melón y lo guardan en la nevera para tomarse algo rápidamente en cuanto llegan a casa. No te olvides de los sabores tropicales, como el mango y la papaya. Las frutas secas también se pueden comer. Por raro que parezca, su IG no es necesariamente más alto que el de la fruta fresca. No obstante, puesto que se les ha extraído el agua, es más fácil pasarte con las calorías con la fruta seca que con la fresca, por lo que te recomiendo que comas fruta fresca siempre que puedas.

Sopas instantáneas. Son un gran recurso para tener en el armario de la cocina, les echas un poco de agua caliente y ya están listas. Las de minestrone, guisantes partidos, lentejas y otras variedades suelen ser veganas y bajas en grasa.

Un sándwich sencillo. El de pepino, lechuga y tomate con mostaza y pan de centeno que he mencionado antes, te llenará sin que tengas nada que lamentar.

Ensalada de tres legumbres. Esta ensalada te ayudará a aguantar hasta la cena.

Hummus untado en pan integral. Llena y es bajo en grasa si no le añades aceite.

Otros tentempiés sencillos son los cereales de salvado con leche de soja, tostadas de pan de centeno normal o integral de grano entero con mermelada, palitos de zanahoria y tortitas de arroz (busca las que no llevan aditivos o azúcar).

PASO 2: HAZ UNA PRUEBA PILOTO DE 3 SEMANAS

Muy bien, ¡lo estás haciendo de maravilla! Has elegido cosas buenas que te ayudarán a tener un comienzo saludable. Ahora vamos a pasar por un periodo de tres semanas de prueba, durante el cual vamos a ceñirnos a la comida vegana. Eso significa no comer nada de origen animal, tomar muy pocos aceites y consumir alimentos saludables con IG bajo. Ahora que ya has llegado a este punto será fácil, porque durante una semana has elegido alimentos que te gustan. No es necesario que hagas algo nuevo cada día. Está bien repetir comidas, comer las sobras o facilitarte la vida de la mejor manera posible. Recuerda que no tienes que reducir calorías o saltarte comidas.

Ser realista es imprescindible. Si ahora no te gusta cocinar, no es probable que eso cambie. Planifica tener alimentos a mano que no necesiten mucha preparación.

¿Estarás en el trabajo? ¿Viajando? Planificar por adelantado es primordial. Si en el restaurante de la empresa no tienen nada saludable, tendrás que llevarte la comida. A veces, cuando un compañero me pregunta qué llevo para comer, le respondo: *les restes d'hier*. Al principio les suena a chino, hasta que les explico que es como se dice en francés «comer las sobras». Pero lo cierto es que mis sobras, a veces, *son* exóticas dependiendo de en qué restaurante haya cenado.

Vamos de compras

Vale la pena que llenes tus armarios con los alimentos y los ingredientes que vas a necesitar para que tu prueba piloto de 3 semanas vaya sobre ruedas. Y que, cuando apriete el hambre, estés preparado.

Vayamos a esas áreas del supermercado que puede que antes pasaras de largo. La zona de productos agrícolas puede que tenga sucedáneos de la carne, leche de soja y otros productos saludables, junto con una gran variedad de frutas y hortalizas interesantes. Pasa revista también a las zonas de alimentos «internacionales», «naturales» y «dietéticos». Mira los estantes y sus innumerables variedades de arroces y alubias secas de distintos colores.

No te olvides de ir a tu tienda más próxima de alimentos naturales si todavía no lo has hecho. Encontrarás sustitutos de la carne y de la leche, y alimentos interesantes de otros países. Vale la pena darles una oportunidad. Explora y experimenta. Algunos descubrimientos nuevos se convertirán en tus favoritos. Si la compra ocasional resulta ser un fracaso, no te preocupes. Eso forma parte de la experiencia.

Al ir a comprar, elige los ingredientes que te permitirán preparar algunos extras durante el fin de semana (una olla de sopa o un guiso, por ejemplo), luego puedes repartir las raciones en diferentes envases para irlas calentando cada vez que las necesites.

Observarás que los precios de los alimentos naturales varían considerablemente. En general, los alimentos vegetales son más baratos que la carne o los quesos. Las alubias, las verduras frescas y congeladas, la pasta y el arroz son humildes ingredientes que cuestan muy poco. Sin embargo, las tiendas de productos naturales muchas veces ponen precios de lujo a los productos preparados, lo cual sucede tanto con los productos no vegetarianos como con los saludables artículos veganos. Pronto descubrirás cuáles son tus mejores opciones.

Aprovecha para comprar un suplemento de vitamina B_{12} cuando vayas a la tienda, y si no tomas el sol habitualmente, compra también un suplemento de vitamina D.

Imprescindibles: alimentos básicos para degustar y probar

Hay algunos alimentos básicos que estaría bien que conocieras. No son productos elaborados, solo elementos sencillos y básicos que deberías tener en la cocina. Si son nuevos para ti, serán suplementos saludables para tu repertorio. Voy a enumerar unos cuantos y a animarte a que pienses en ellos cuando haces la compra.

Copos de avena integral gruesos. Elige esta variedad en lugar de la avena instantánea y verás lo fácil y rápida que es de hacer. Echa una taza de copos de avena y dos de agua en una olla con agua fría, ponlos a hervir y, cuando empiece a hervir, cuécelos a fuego lento unos minutos. Eso es todo. Los copos de avena están cargados de fibra soluble, que te ayudarán a bajar tu colesterol y te llenarán lo suficiente como para mantener el hambre a raya toda la mañana. Cuando vayas a la tienda, aprovecha para comprar algunos ingredientes para añadir: canela, pasas u otros frutos, o lo que te llame la atención.

Alubias. Conoce la gran variedad existente de este humilde alimento. Muy bajo en grasa, sin colesterol, rico en fibra soluble, calcio y hierro, y con un envidiable índice glucémico, ¡ha llegado la hora de las alubias! Cuécelas tú mismo si lo prefieres, pero siempre va bien tener alguna lata de alubias negras (y un frasco de salsa mexicana), alubias «refritas» y cualquier otra variedad que te llame la atención.

Verduras congeladas. Aquí la palabra clave es *conveniencia*. Si tienes problemas de tiempo, por pequeños que sean, te alegrarás de tener verduras congeladas en tu congelador que solo requieren un poco de vapor. En el aspecto nutricional, equivalen a las verduras frescas. Procura comprar bróquil, calabaza, coles de Bruselas, zanahorias, coliflor y cualquier otra verdura que te agrade.

Sopa de lentejas. Las lentejas se realzan cuando se toman en una sustanciosa y saludable sopa. Ten siempre una o dos latas a mano.

Hummus. Como ya he dicho antes, esta sencilla crema de garbanzos se ha hecho enormemente popular como complemento para los sándwiches. Pero te recomiendo que evites las marcas comerciales, porque tienen mucha grasa. Si tienes batidora, puedes hacerte tu hummus en 5 minutos, y tendrás para toda la semana.

Guisantes. Los guisantes son una de esas legumbres que combinan bien con casi todas las comidas, no solo como hummus, sino en ensaladas, sopas, salsa para pasta y fritos. Hasta puedes comerlos en el desayuno. Ten siempre algunas latas en tu despensa; las latas pequeñas con tapas abrefácil son especialmente cómodas.

Ingredientes para complementar. La mostaza de Dijon es ideal para los sándwiches y el zumo de limón o el vinagre de sidra de manzana es perfecto para las ensaladas y las verduras. La salsa mexicana está pensada para las alubias, y también es útil tener varios tipos de aderezos sin grasa.

Arroz integral. Muchas personas nunca han probado un bol de arroz bien preparado. El truco está en optar por el arroz integral, tostarlo ligeramente y cocerlo como la pasta, echando lo que quizá pueda parecer demasiada cantidad de agua, que se colará al final de la cocción.

Cebada. Este cereal puedes encontrarlo en la sección de cereales para el desayuno, como cereal hinchado y azucarado. Pero la cebada sin aditivos ni azúcar destaca principalmente en las sopas o cuando se sirve como cereal de acompañamiento en un plato. Puedes mezclarlo con arroz y cocerlo junto. La cebada tiene in IG bajo, mucha fibra soluble y un sabor y una textura maravillosos.

Salsa para espaguetis. Tómate tu tiempo para leer las etiquetas de los frascos, para encontrar las que no llevan queso u otros productos animales y que contengan menos aceite. Compra varias y tenlas siempre a punto para una cena rápida y sencilla. Escoge tu pasta favorita para combinarla.

Sucedáneos de la carne. Prueba las versiones vegetarianas de las salchichas de frankfurt, hamburguesas y embutidos en lonchas. No son alta cocina, pero cumplen su función, y algunos sucedáneos tienen un sabor que se asemeja sorprendentemente a los alimentos que imitan. Lee bien las etiquetas y desestima los productos con ingredientes animales o que tengan más de 2 o 3 gramos de grasa por ración. En las tiendas de productos naturales tienen mucha variedad, y en muchos supermercados también los venden.

Levadura nutricional. Puedes encontrarla en la sección de suplementos de las tiendas de dietética. Esta levadura combina muy bien en las salsas para espaguetis, los salteados, los guisos, las sopas y muchas otras recetas, y aporta un ligero sabor a queso. No tiene nada que ver con la levadura de cerveza o de panadería, que tienen sabor amargo. La levadura nutricional viene en copos y en polvo. Para una mejor textura y versatilidad, cómprala en copos.

Fruta fresca. La fruta fresca es un tentempié perfecto y te conviene tenerla siempre a mano. Compra más para la familia y los amigos.

Revisa la etiqueta

Hay dos cosas a tener en cuenta al leer las etiquetas de los productos. Primero revisa los ingredientes para asegurarte de que no tiene ingredientes de origen animal. Entre los más comunes se encuentran sólidos de la leche, suero de leche, caseína (y varios derivados de la caseína, como el caseinato de sodio), productos del huevo y gelatina. Comprueba también que no contenga aceites vegetales parcialmente hidrogenados, que son tan nocivos como la grasa saturada.

A veces, las personas quieren hacer excepciones con alimentos que *parecen* saludables. La miel, por ejemplo, tiene una fama injustificada desde hace décadas. En términos nutricionales no es más que azúcar, que no te aporta nada desde el punto de vista de la salud. Algo parecido a lo que sucede con el aceite de oliva, su marketing lo ha revalorizado mucho más de lo que vale.

Luego, revisa el apartado de información nutricional. Idealmente, una ración de un alimento no debe superar los 3 gramos de grasa y debería tener colesterol cero. Si el contenido de colesterol es cualquier cifra que no sea cero, es que el producto contiene algún ingrediente de origen animal. Si la etiqueta resulta un poco enrevesada, recuerda que solo has de revisar el producto una vez. Una vez encuentres los productos que se ajustan a lo que buscas, ya no hace falta que revises más la etiqueta. Los alimentos simples no tienen etiquetas. Nadie tiene que mirar la letra pequeña de un plátano, una pera, un paquete de espinacas congeladas o una bolsa de alubias blancas. Todos estos alimentos contienen solo un ingrediente.

¿Qué hemos de hacer con los alimentos no saludables?

Has llenado tu despensa y tu nevera con alimentos básicos saludables. Si todavía tienes algunos alimentos no demasiado sanos de tu dieta anterior, ¿qué puedes hacer? Muy fácil: deshazte de ellos. No los «acabes» porque seguirán dándote problemas. Tíralos. Y si compartes cocina con el resto de tu familia o compañeros de piso, evita tener alimentos tentadores demasiado cerca. Te tentarán más de una vez.

Planificar por adelantado

Al final, comer sano será natural para ti. No obstante, por el momento tendrás que prepararte un poco teniendo en cuenta dónde vas a estar a la hora del almuerzo y de la cena, y qué vas a comer. Realmente, hay buenas opciones por allí fuera, pero a veces no es fácil verlas dentro de una cultura que se inclina tanto por los sabores nocivos. Es útil planificar con antelación.

PREPARADOS, LISTOS...

Como ya he dicho antes, tienes que elegir tres semanas en el calendario y lanzarte de lleno a este programa. Escoge un momento en que tengas energía mental para aceptar el cambio. Si tienes planeado un viaje largo a un país que no conoces, probablemente no sea una buena ocasión. Si eres estudiante, la semana de exámenes no será la mejor opción. Pero, cuando hayas elegido la fecha, métete de lleno. Haz el cambio de dieta al cien por cien. Sigue las tres directrices lo mejor que puedas, y hazlo hasta el final.

Muy bien, lo has hecho de maravilla. Ya tienes lo básico. En los capítulos siguientes veremos temas de salud específicos y las situaciones en las que te puedes encontrar, y te daré muchos consejos para afrontarlas.

6

Control saludable del peso

Si lo que pretendes es perder peso, voy a enseñarte los pasos que hacen que el proceso sea fácil, eficaz y lo más permanente posible. Eliminar los kilos de más es importante para todos, pero especialmente para las personas con diabetes. Para empezar, adelgazar mejora tu sensibilidad a la insulina; cuanta más grasa elimina el cuerpo, mejor responden las células a la insulina que produce el páncreas.

Adelgazar también baja el colesterol y la presión arterial. Y cuando tienes algunos kilos menos, hacer ejercicio es mucho más fácil y apetece más. Tus articulaciones, especialmente tus rodillas, te lo agradecerán.

Ni que decir tiene que hay muchas buenas formas de adelgazar. A algunas personas les funciona comer menos calorías, pero para muchas otras es bastante difícil. Si sueles comer 2.000 calorías por día, por ejemplo, una recomendación típica sería bajar a 1.500 calorías, pero eso cansa muy pronto. Si por la noche tienes hambre y resulta que ya has cenado y te has comido tus 1.500 calorías, te irás a dormir con hambre. Eso no sucede nunca con el programa que recomiendo aquí.

Una forma saludable de contemplar la pérdida de peso es elegir los alimentos correctos sin fijarte en la *cantidad* que comes. Cuando tienes los alimentos correctos de tu parte, las calorías y las raciones se ajustan espontáneamente y la pérdida de peso es casi automática.

UNA DIETA PARA ADELGAZAR QUE FUNCIONA

En 2005, mi equipo de investigación publicó los resultados de un estudio importante sobre un nuevo y poderoso sistema para adelgazar. Las participantes eran mujeres con problemas de peso de moderados a graves. La mayoría había probado muchas dietas distintas: dietas bajas en calorías, pobres en hidratos de carbono, Weight Watchers, la dieta de la sopa de col y prácticamente todo. Como les sucede a la mayor parte de las personas, les había pasado que estas dietas les resultaban difíciles de seguir, y pronto volvían a recuperar su peso.

Nuestra visión era muy distinta. No nos fijábamos en contar calorías, en reducir las raciones de hidratos de carbono o incluso en hacer ejercicio. Para nuestros fines de investigación queríamos aislar los efectos de la dieta.

Las participantes perdieron un promedio de 450 gramos a la semana (una semana tras otra) y mantuvieron la perdida de peso a largo plazo.[70] Otros investigadores han obtenido resultados similares.

¿Por qué tiene tanto efecto la dieta vegetariana para controlar el peso? Bien, en primer lugar, es importante entender dónde se esconden las calorías en los alimentos que tomas. Un pollo almacena calorías extra en su grasa. Una vaca, lo hace en su grasa. Un pez, en su grasa. La grasa corporal (animales y humanos) es un sistema de almacenamiento de calorías.

Si sacaras un poco de grasa de un muslo o de un ala de pollo y la enviaras al laboratorio, verías que un gramo de grasa contiene 9 calorías. Eso es mucho. Es más del doble de calorías que en un gramo de hidrato de carbono, la fécula del arroz, las legumbres o los boniatos, por ejemplo. Los hidratos de carbono solo tienen 4 calorías por gramo. No es de extrañar que las personas que basan su alimentación en el arroz u otros alimentos de origen vegetal suelan estar muy delgadas. En toda Asia y en el África rural, el arroz y otros cereales, los tubérculos y las legumbres varias son los alimentos básicos de la dieta. Estos alimentos llenan pero tienen relativamente pocas calorías.

Por supuesto, en Estados Unidos y en Europa la historia es distinta, pues la alimentación incluye carne y productos lácteos, que contienen la grasa que los animales han usado para almacenar el exceso de calorías. Los problemas de peso suelen ser el resultado más común. Si quieres evitar ingerir calorías de más, lo mejor es que evites comer las calorías concentradas que los animales han ocultado en su grasa corporal.

El primer paso es evitar los productos de origen animal. Si lo haces, evitarás por completo la grasa animal.

---

70. N. D. Barnard y col., «The effects of a Low-Fat, Plant-Based Dietary Intervention on Body Weight, Metabolism, and Insulin Sensitivity», *American Journal of Medicine* 118, 2005, pp. 991-997.

El segundo paso es consumir la menor cantidad posible de aceites. Legumbres, cereales, hortalizas, frutas y la mayor parte del resto de los alimentos de origen vegetal tienen muy poca grasa. No obstante, hay excepciones: los frutos secos, las semillas, los aguacates y algunos productos de soja tienen mucha grasa. Procura minimizar el consumo.

Ten especial cuidado con los aceites vegetales que te pones en la ensalada o que usas para cocinar. Algunas personas alegan que los aceites vegetales son más sanos que las grasas animales. Y es cierto que tienen mucha menos grasa *saturada*, que es la que hace subir el colesterol y se asocia al cáncer de mama y a la resistencia a la insulina. En lo que respecta a los temas de peso, sin embargo, las grasas animales y los aceites vegetales son básicamente lo mismo. Todos tienen 9 calorías por gramo.

El paso tres es concentrarte en los alimentos ricos en fibra. Un grano de arroz integral, por ejemplo, tiene una fina capa de fibra que le da al arroz ese color tostado. Para hacer el arroz blanco, los fabricantes le sacan la capa, pero es mejor para ti que la conserve. La fibra llena tanto que te sientes satisfecho espontáneamente con menos calorías.

Pasos para perder peso

1. Evita los productos de origen animal. Si dejas de comer pescado, pollo, buey, lácteos y todo el resto de productos animales, reducirás a cero tu ingesta de productos animales. Es más, este cambio significa que comerás alimentos más ricos en fibra para sustituir esas fuentes animales que carecen de ella.

2. Reduce al máximo los aceites vegetales. Si tienes una botella de aceite para cocinar en tu cocina, tírala. Existen formas más simples y mejores de cocinar. Asimismo, come la menor cantidad posible de frutos secos, semillas, aguacates y productos de soja con toda su grasa.

3. Toma más alimentos ricos en fibra. Llena tu plato con alubias u otras legumbres, verduras, frutas y cereales integrales.

Para asegurarte de que no te faltan nutrientes, toma un complemento de vitamina B_{12} cada día.

Como has visto en el capítulo 4, con cada 14 gramos de fibra añadida a tu dieta diaria reduces la ingesta de calorías en un 10% en promedio.[71] Eso simplemente significa que los alimentos ricos en fibra te llenan antes, y por lo tanto dejas de comer antes. En lugar de comer menos calorías utilizando la fuerza de la voluntad, dejas de comer tantas *sin tan siquiera pensar en ello*.

Las fuentes más ricas de fibra son las alubias, las hortalizas, las frutas y los cereales integrales. Mientras que en los anuncios intentan venderte que los cereales para el desayuno son la mejor fuente de fibra, encontrarás mucha más fibra en las alubias y en la mayoría de las hortalizas que en la mayor parte de los cereales. Pero todo suma. Procura tomar al menos 40 gramos al día. Advertencia: si hasta ahora los alimentos ricos en fibra, especialmente las alubias, apenas formaban parte de tu dieta, tendrás que ir aumentando paulatinamente las dosis para que tu tracto digestivo se acostumbre. Véase el capítulo 9 para obtener más consejos sobre cómo evitar los trastornos digestivos.

En el capítulo siguiente te enseñaré una sencilla forma de comprobar la cantidad de fibra que tomas usando la Revisión Rápida de la Fibra.

Bien, resumamos: para adelgazar has de evitar los productos animales, reducir el consumo de aceites vegetales y tomar más fibra. Las verduras, las frutas, los cereales integrales y las alubias encajan a la perfección para lograr esta meta.

EJEMPLOS SALUDABLES

Bueno, ahora ya tienes una idea bastante clara del aspecto que ha de tener tu plato, porque los cambios dietéticos para adelgazar se parecen mucho a los de controlar el azúcar. Para desayunar puedes tomar una salchicha o beicon vegetal, es decir, falsas carnes hechas de soja o de trigo, con un bol de gachas o quizás algo de fruta fresca. Olvídate de los huevos, el beicon y los panecillos no integrales, que carecen de fibra.

Para comer puedes tomar un sándwich de rodajas de tomate, lechuga y embutido vegetal con pan de centeno y una ensalada de pasta.

---

71. N. C. Howarth, E. Saltzman, y S. B. Roberts, «Dietary Fiber and Weight Regulation», *Nutrition Reviews* 59, 2001, pp. 129-139

Para cenar puedes tomar una sopa de tomate o de guisantes partidos, seguido de verduras rehogadas. En este proceso evitarás la grasa animal, tomarás muy poco aceite vegetal y obtendrás toda tu fibra de esas saludables verduras.

El tentempié entre comidas puede ser una manzana o un plátano. Ten en cuenta que las patatas chips o los frutos secos contienen demasiada grasa.

Vance

Cuando Vance nos solicitó formar parte de nuestro estudio quería bajar de peso. Su meta era bajar hasta entre 102 y 95 kilos. Puesto que pesaba 125 kilos, tenía que bajar muchos kilos. Siguió rigurosamente el programa de la dieta sin preocuparse de las calorías o raciones, pero fijándose bien en los tipos de alimentos que elegía. Todo era vegano y bajo en grasa. Para poder probar bien los efectos de la dieta, aceptó no hacer nada de ejercicio durante seis meses.

Empezó a liberarse de los kilos. A los tres meses, pesaba 113 kilos, lo que suponía una pérdida de poco más de 11 kilos en 12 semanas. Los amigos no podían dar crédito a lo que veían y muchos le preguntaron cuál era su secreto. A los seis meses había bajado hasta 108 kilos. Y a las 14 semanas, estaba en 98 kilos.

Nancy

Nancy pesaba 89 kilos al inicio del estudio. Al igual que Vance, cambió de dieta pero mantuvo su mismo nivel de actividad para que pudiéramos comprobar los efectos del cambio de dieta. A los tres meses del programa había perdido poco más de 6 kilos, a los seis meses, 11 kilos, y a los catorce meses pesaba 70 kilos; había adelgazado 19 kilos sin contar calorías.

Alimentos no especialmente saludables

Hace algunos años, estaba dirigiendo un estudio sobre dieta y pérdida de peso y descubrí que un par de participantes comían Twizzlers (el dulce rojo de regaliz que viene en tiras largas que forman una espiral). Cuando les pregunté por qué comían ese dulce, me dijeron que era un producto vegano y bajo en grasa. Y, por supuesto, hay un mensaje impreso en el envoltorio de las espirales Twizzlers de fresa que dice:

¿Sabías que...
las espirales Twizzlers de fresa son un dulce bajo en grasa? Así es, los deliciosos Twizzlers de toda la vida y que te encantaban ahora son bajos en grasa, como siempre. No ha cambiado nada.

Si miras la lista de ingredientes verás que, realmente, no *ha* cambiado nada. Al igual que otros caramelos, es básicamente un brebaje azucarado que no contiene nada que necesite tu cuerpo, ni por casualidad. El azúcar no tiene ni de cerca tantas calorías como la grasa, pero sigue aportándote más calorías de las que necesitas.

ALIMENTOS QUE HACEN MILAGROS

Estos sencillos alimentos provocan efectos sorprendentes. No solo te ayudan a suprimir cientos de calorías de tu menú diario, sino que impulsan a un cambio fundamental en las células corporales. En el capítulo 2 hemos visto que los ensayos clínicos han demostrado que aumentan la capacidad de quemar calorías después de comer. Esta es la razón: cuando cambies tu dieta, la sensibilidad a la insulina empezará a mejorar. Eso significa que a la glucosa le costará menos entrar en las células para ser utilizada como combustible para conseguir energía, en lugar de seguir circulando por tu sangre.[72] La combustión de calorías después de comer no es espectacular, pero dura de tres a más horas después de cada comida, lo cual supone una ventaja extra para perder peso.

---

72. Barnard y col., «The effects of a Low-Fat, Plant-Based Dietary Intervention».

CONTROL DEL APETITO

Barbara Rolls, una investigadora de la Universidad Estatal de Pensilvania, ha propuesto una innovadora forma de pensar sobre el control del apetito que se basa en un concepto denominado *densidad energética*.[73] En sus estudios se ha enfocado en lo que desencadena la sensación de saciedad (sentirse lleno después de las comidas), y enseña a planificar las comidas para adelantar esa sensación.

Curiosamente, lo que hace que dejemos de comer no parece ser el número de calorías que hemos ingerido, ni la cantidad de hidratos de carbono o proteínas. Según parece, es el *peso* de los alimentos que hemos ingerido. Es como si nuestro estómago fuera una balanza: cuando registra ciertos gramos de alimento, le envía una señal al cerebro diciéndole que ya tiene suficiente.

Todos solemos comer el mismo peso de alimentos cada día. Si tus comidas no suman lo habitual, tu apetito te incita a comer un poco más.

Esto encierra una eficaz estrategia para perder peso. Si los alimentos que tomas contienen una buena dosis de agua (por ejemplo, sopa o fruta), pesarán lo bastante como para decantar la «balanza de tu estómago» y reducir tu apetito. Puesto que el peso de estos alimentos procede en su mayor parte del agua, que carece de calorías, tienden a ayudarte a reducir tu ingesta diaria de calorías. Estos alimentos tienen una densidad energética baja. Es decir, relativamente pocas calorías, aunque puedan pesar lo suficiente como para engañar a tu estómago para que piense que has comido mucho.

Advertencia importante: por alguna razón, si solo bebes agua no te quitará el apetito. Según parece, el estómago reacciona de un modo diferente ante los alimentos pesados (lo cual desencadena la pérdida del apetito) que el mero hecho de beber agua sola, que no lo consigue.

La doctora Rolls demostró esto con un interesante experimento a la hora del almuerzo, cuando los voluntarios comieron un guiso como aperitivo junto con un vaso de agua; comieron unas 400 calorías en el almuerzo. Sin embargo, en otra prueba echó un vaso de agua en el guiso para conver-

---

73. J. A. Vernarelli, D. C. Mitchell, B. J. Rolls y T. J. Hartman, «Dietary energy density is associated with obesity and other biomarkers of chronic disease in us adults», *European Journal Nutrition* 54, 2015, pp. 59-65.

tirlo en una sopa. Al medir la ingesta de calorías de los participantes descubrió que habían tomado menos de 300 calorías. La sopa había engañado a sus estómagos apagando su apetito.

Aquí tienes algunos consejos para reducir la densidad energética de tus comidas.

- Las sopas son una gran opción. Llenan bastante, pero tienen relativamente pocas calorías. Mejor que tomes sopas más bien líquidas y bajas en sodio, antes que sopas cremosas.
- Añade tomates, garbanzos, pepinos, pimientos y otras hortalizas a tu ensalada para convertirla en una comida completa y que siga siendo baja en calorías. Utiliza aderezo sin grasa, zumo de limón o vinagre de sidra de manzana, en vez de los aderezos tradicionales que contienen grasas.
- Las manzanas, las naranjas, las peras, los mangos, las papayas, los frutos del bosque y la mayoría de las frutas son ideales para tentempié, postre o para una comida.
- Las verduras de cualquier clase son buenas opciones. Añadir trozos de verduras a las ensaladas y guisos reduce su densidad energética de un modo muy útil.
- Los platos de alubias llenan, pero tienen muy pocas calorías si se preparan sin grasa añadida.
- Elige cereales integrales. Arroz, de preferencia a las tortitas de arroz. Pasta, de preferencia al pan. En cada caso, uno contiene agua y llena, mientras que el otro contiene aire y no llena nada. La avena integral gruesa es una gran elección para el desayuno.

Incluir generosamente estos alimentos en tu menú acelerará tu pérdida de peso. Hay una forma sencilla de comprobar la densidad energética de los productos comerciales: echa un vistazo a la etiqueta. Si una ración tiene menos calorías que gramos, es una buena opción. Por ejemplo, la etiqueta de una lata de alubias negras (en la página siguiente) muestra que una ración tiene 90 calorías y pesa 122 gramos, así que las alubias son una buena elección.

Alubias negras
Información nutricional
Ración ½ taza (122 g)
Ración por envase aproximadamente 3 ½
Cantidad por ración: 90 calorías, calorías de la grasa 5

Una lata de espinacas tiene 30 calorías y 115 gramos por ración, así que también es una buena opción. Cada uno de estos alimentos tiene menos de 1 caloría por gramo, así que el peso de la comida te llena antes de que lo hagan las calorías.

¿Qué pasa con la pechuga de pollo sin piel? Una ración tiene 173 calorías y pesa unos 100 gramos. No es una buena opción. Además de no ser vegano ni particularmente bajo en grasa (23% de sus calorías), tiene muchas más calorías que gramos.

Una rodaja de pan puede tener 80 calorías y pesar 32 gramos. Tiene unas cuantas calorías pero pesa muy poco, así que no llena. Con más calorías que gramos, no es especialmente indicado para adelgazar.

No te estoy sugiriendo que utilices la densidad energética en lugar de las directrices dietéticas de este libro. Utilízalas además de este programa para acelerar el poder para perder peso que tiene este nuevo menú. Te ayudará a elegir entre los alimentos permitidos, los que llenan más y tienen menos calorías.

De nuevo, la idea es muy simple, reducir la *densidad energética* de los alimentos que comes eligiendo los que contengan naturalmente mayor cantidad de agua para saciarte y calmar tu apetito.

DESCARTA LAS DIETAS BAJAS EN HIDRATOS DE CARBONO

De vez en cuando se ponen de moda las dietas bajas en hidratos de carbono. Pero son potencialmente desastrosas, principalmente para las personas diabéticas. Suelen favorecer la pérdida de peso a corto plazo, pero también luego se recupera la mayor parte. Las dietas bajas en hidratos de carbono tienen efectos altamente imprevisibles para la salud. En los estudios científicos, casi un tercio de las personas que hacen dieta baja en hidratos de carbono han sufrido un significativo aumento del colesterol LDL «malo». Algunas tienen tanto colesterol que han tenido que dejar de participar en los estudios.

Las dietas bajas en hidratos de carbono pueden empeorar los niveles de colesterol

Adelgazar baja el colesterol. Cada 450 gramos de peso que pierdes baja un promedio de 1 punto (es decir, 1 mg/dl o 0.3 mmol/l),[74] de modo que la mayoría de las dietas para adelgazar tienen el efecto secundario de mejorar los resultados de tus análisis de colesterol. La excepción son las dietas bajas en hidratos de carbono. Son tan altas en grasa y colesterol que aumentan los niveles de colesterol en casi una de cada tres personas que hacen la dieta, algunas de las cuales han acabado teniendo subidas de colesterol espectaculares y graves síntomas de problemas cardíacos.[75, 76] No hay ninguna buena razón para iniciar una dieta pobre en hidratos de carbono y rica en proteínas.

Por si fuera poco, las dietas pobres en hidratos de carbono suelen ser ricas en proteínas. La proteína animal en la que se suele hacer hincapié en estas dietas puede causar estragos en los riñones. Los investigadores de Harvard estudiaron la función renal en 1.624 mujeres que participaron en el Estudio de la Salud de las Enfermeras, concentrándose específicamente en las que habían sufrido algún tipo de pérdida de la función renal al inicio del estudio. Resultó ser que, cuanta más proteína animal consumían las mujeres, más funciones renales perdían.[77] Puesto que aproximadamente el 40% de las personas diabéticas han perdido alguna función renal, vale la

---

74. A. M. Dattilo y P. M. Kris-Etherton, «Effects of Weight reduction on Blood Lipids and Lipoproteins: A Meta-Analysis», *American Journal of Clinical Nutrition* 56, 1992, pp. 320-328.

75. E. C. Westman y col., «Effect of a 6-Month Adherence to a Very Low Carbohydrate Diet Program», *American Journal of Medicine* 113, 2002, pp. 30-36.

76. W. S. Yancy y col., «A Low-Carbohydrate, Ketogenic Diet Versus a Low-Fat Diet to Treat Obesity and Hyperlipidemia», *Annals of Internal Medicine* 130, 2004, pp. 769-777.

77. E. L. Knight y col., «The Impact of Protein Intake on Renal Function Decline in Women with Normal Renal Function or Mild Renal Insufficiency», *American Journal of Medicine* 118, 2005, pp. 460-467.

pena protegerse contra la posibilidad de sufrir un mayor deterioro.[78] Aconsejo tener mucho cuidado con las dietas que recomiendan alimentos ricos en proteínas.

Como habrás podido comprobar, esas dietas se basan en la idea obsoleta de que evitar los hidratos de carbono es la clave para controlar la glucosa. Como ahora ya sabes, los países donde el arroz, pasta y otros alimentos ricos en hidratos de carbono son básicos en su dieta tienen poca obesidad y diabetes.

A veces, cuando la gente culpa a los «hidratos de carbono» de sus problemas, piensan en galletas y magdalenas. Pero, si alguna vez te has fijado en la receta de estos productos, sabrás que en su interior se esconde una enorme cantidad de grasa (normalmente, mantequilla o manteca). Así que los hidratos de carbono de dichos productos son en realidad un testigo inocente; lo que te engorda es su carga de grasa.

Si estás empeñado en que los «hidratos de carbono engordan», voy a exponer los resultados de un estudio importante. Los investigadores de los Institutos Nacionales de la Salud (NHI, por sus siglas en inglés) pidieron a 19 voluntarios que hicieran una dieta pobre en hidratos de carbono y otra baja en grasa bajo un riguroso control, en dos etapas separadas: ambas bajo la estricta supervisión de la Unidad de Investigación Clínica Metabólica de los NHI, que fue donde residieron durante el experimento. Ambas dietas tenían exactamente el mismo número de calorías, la única diferencia era que una era baja en grasa y la otra en hidratos de carbono. Pero los resultados fueron contundentes. La dieta baja en grasa les ayudó a eliminar el doble de grasa corporal, en comparación con la dieta pobre en hidratos de carbono.[79]

Las dietas pobres en hidratos de carbono pueden hacerte perder peso a corto plazo, pero existen formas mucho más saludables de conseguir esa meta y que la pérdida de peso sea duradera.

---

78. J. Coresh y col., «Prevalence of Chronic Kidney Disease and Decreased Kidney Function in the Adult US Population: Third National Health and Nutrition Examination Survey», *American Journal of Kidney Diseases* 41, 2003, pp. 1-12.

79. K. D. Hall, T. Bemis, R. Brychta y col., «Calorie for calorie, dietary fat restriction results in more body fat loss than carbohydrate restriction in people with obesity», *Cell Metabolism* 22, 2015, pp. 427-436.

QUÉ PODEMOS ESPERAR

Cada persona pierde peso a su ritmo. En nuestros estudios, con nuestras dietas veganas bajas en grasa, el promedio de pérdida de peso era de 450 gramos semanales. Si haces ejercicio puedes aumentar la pérdida de peso, según el régimen que hagas.

Puede que pierdas peso y que luego te estanques y te quedes en ese peso durante un tiempo. Si te sucede esto, prueba a ver si hay algo en tu dieta que puedes cambiar, como eliminar fuentes ocultas de aceite, tomar más fibra o introducir los alimentos de densidad energética baja de los que hemos hablado más arriba. Cada cuerpo tiene diferentes mesetas que dependerán del contenido de grasa de nuestros alimentos. Es decir, si reduces ligeramente el contenido de grasa, luego vendrá una meseta. Si reduces más el contenido de grasa, bajarás a una nueva meseta.

Lo mismo sucede con la fibra. Haz una Revisión Rápida de la Fibra (p. 146) y, si no tomas más de 40 gramos al día, prueba añadir más legumbres, verduras, fruta y cereales integrales. Descubrirás que la combinación de eliminar las grasas y tomar más fibra ayuda a perder kilos.

Tómate tu tiempo

Si con el tiempo has ido ganando peso, elimínalo gradualmente. No pases hambre a la espera de obtener resultados instantáneos. Si tomas una dieta óptima y estás activo físicamente, la naturaleza cumplirá su parte. A medida que pasan las semanas, no solo estarás más delgado, sino más sano. Es probable que tu colesterol y presión arterial bajen junto con tu glucosa. Como siempre, hazlo bajo la atenta supervisión de tu médico, para que pueda recetarte las dosis adecuadas de medicación a medida que vas recobrando tu salud.

7

Cómo hacerte tú mismo las pruebas y hacer el seguimiento de tus progresos

En este capítulo analizaremos las distintas pruebas que te permitirán hacer el seguimiento de tus progresos. La primera es la prueba de la glucosa, que es especialmente importante, pero te ruego que leas todo el capítulo. Te ayudará a seguir por el buen camino. Empezaremos por los análisis de sangre y luego veremos los otros tipos de pruebas, incluido el peso, la presión arterial y la revisión ocular y podológica.

PRUEBA DE LA GLUCOSA

Para controlar la diabetes es importante supervisar la glucosa en sangre. En Estados Unidos la glucosa se mide en miligramos por decilitro (mg/dl), y en el resto del mundo, en milimoles por litro (mmol/l).

Si tienes diabetes de tipo 1 o tomas insulina para la de tipo 2 o la gestacional, has de revisarte la glucosa al menos tres veces al día o las veces que te haya recomendado tu médico. Si tienes diabetes de tipo 2 y solo tomas medicación oral, no existe una frecuencia ideal de revisiones. No obstante, por lo general, cuando cambias tu dieta, tu medicación, tu rutina de hacer ejercicio o algo en tu estado de salud, es importante que te la revises con más frecuencia. Si tu médico todavía no sabe que vas a hacer un cambio de dieta, ha llegado la hora de decírselo. También has de preguntarle qué has de hacer si tu glucosa está demasiado alta o demasiado baja. Al empezar una dieta saludable, tienes muchas probabilidades de que baje significativamente.

Es importante que te revises regularmente la glucosa si tomas medicación para la diabetes, especialmente insulina o medicamentos que hacen que tu cuerpo libere insulina. La razón es que son fármacos muy potentes que fuerzan activamente a que te baje el azúcar. Y ahora vas a empezar una dieta muy potente. La combinación de estos tratamientos, fármacos y dieta (a veces, con un poco de ejercicio) puede hacer que te baje demasiado el azúcar en sangre.

¡Sé que estarás pensando que eso es imposible! Si lo único que te ha dicho siempre tu médico es que tienes el azúcar demasiado alto, cuesta imaginar que pueda estar demasiado bajo. Pues bien, sí puede suceder. *La combinación de una dieta potente y la medicación para la diabetes que ya estás tomando puede ser demasiado fuerte.* De hecho, te puede bajar tanto la glucosa que empieces a temblar y a sudar (véanse más abajo los otros síntomas). Esto se llama hipoglucemia. En algunos casos excepcionales, las personas que han realizado cambios notables en su dieta o iniciado un programa de ejercicio físico intenso, sin dejar de tomar la medicación, descubren que su azúcar en sangre desciende peligrosamente, hasta el extremo de que pueden desmayarse. Esta es la razón por la que es esencial que tu médico sepa los cambios que estás haciendo, a fin de que pueda modificar tu medicación si tu glucosa cae en picado.

Si no tomas medicación, una hipoglucemia peligrosa no es muy probable, y si te tratas solo con metformina (Glucophage) o una tiazolidinediona, como la pioglitazona (Actos) o rosiglitazona (Avandia). Sin embargo, la hipoglucemia es *probable* cuando tomas algunos de estos medicamentos.

- Insulina (inyectada o con bomba)
- Gliburida (Micronase, Glynase, DiaBeta o el fármaco combinado Glucovance)
- Glipizida (Glucotrol)
- Glimepirida (Amaryl)
- Nateglinida (Starlix)
- Repaglinida (Prandin)

Esta es solo una lista corta de medicamentos que pueden suponer un riesgo. Pregúntale a tu médico si los medicamentos que tomas pueden provocarte hipoglucemia.

Aunque la hipoglucemia sea un indicativo de que tu cuerpo está recuperando su sensibilidad a la insulina (lo cual es bueno), también es una señal de que tus medicamentos son demasiado fuertes y que has de hablar con tu médico enseguida para adaptar tu medicación al nuevo régimen. Si tu médico te ha recomendado que dejes de tomar los medicamentos, es improbable que tengas hipoglucemia.

Los síntomas de la hipoglucemia son:

- Sacudidas
- Sudores
- Hambre
- Ansiedad
- Debilidad
- Taquicardia
- Mareo o aturdimiento
- Adormecimiento o confusión
- Dificultad para hablar

Si experimentas estos síntomas, revisa tu azúcar. Si está por debajo de 70 mg/dl (3,9 mmol/l) o cualquiera que sea el valor de referencia que te recomiende tu médico, has de comer algo que te suba rápidamente el azúcar. Si notas síntomas mientras estás conduciendo, párate en un lugar seguro. Si no puedes medirte el azúcar o no estás seguro de que esté bajo, asume que está bajo y come algo. Las tabletas de glucosa son un gran recurso. Se venden en las farmacias y vale la pena que siempre lleves alguna encima o en la guantera del coche. Si el glucómetro marca que estás hipoglucémico, deberás tomar 15 gramos de glucosa. Si tienes las típicas tabletas de glucosa de 4 gramos cada una, tendrás que tomar cuatro a la vez. Aquí tienes otras opciones.

- ½ taza (115 gramos) de cualquier zumo de fruta
- ½ taza (115 gramos) de un refresco normal (no light)
- 5 o 6 caramelos duros
- 1 o 2 cucharaditas de azúcar

Vuelve a medirte la glucosa al cabo de 15 minutos. Si todavía está por debajo de 70 mg/dl (3,9 mmol/l), toma otra ración y vuelve a medirte el azúcar a los 15 minutos. Si te falta una hora para el almuerzo, no esperes y come. De lo contrario, come un tentempié. Lleva siempre tabletas de glucosa o barritas energéticas para las emergencias, lleva un brazalete de identificación médica y presta especial atención a tu glucosa cuando haces ejercicio, porque puede provocar un descenso brusco del azúcar.

También puedes tener un episodio de hipoglucemia mientras duermes. Observa estos signos.

- Pesadillas.
- Te das cuenta de que tu pijama o tus sábanas están empapadas de sudor.
- Despertarte muy cansado, aturdido o irritable.

Episodio de hipoglucemia de Carl

Carl había estado tomando metformina y glipizida durante unos cinco años, y sus valores de glucosa basal oscilaban entre los 120 y los 150 mg/dl (6,7 y 8,3 mmol/l). Cambió de dieta con la esperanza de dejar de tomar medicamentos y, de hecho, al poco tiempo de haber iniciado este programa sus valores empezaron a bajar. Al cabo de unas dos semanas, solían estar por debajo de 100 mg/dl (5,6 mmol/l). Carl estaba encantado con esta prueba tan clara de que el cambio estaba funcionando.

Al cabo de un mes, tuvo una experiencia inusual. Una mañana, a eso de las 10.00, notó que tenía mucha hambre. Siempre había tenido buen apetito, pero esta vez era distinto. Estaba famélico. A los pocos minutos empezó a temblar y a sudar. «Oh, sí. Esto es lo que me advirtieron que me podía pasar», pensó. Se midió la glucosa y estaba a 65 mg/dl (3,6 mmol/l), que es más baja de lo que le corresponde. Se tomó un zumo de naranja y comió temprano. Llamó a su médico y le redujo la dosis de glipizida. En las semanas siguientes, estos episodios se repitieron varias veces. Al final, su médico le recomendó que dejara la medicación.

Los valores de glucosa basal se estabilizaron en aproximadamente 80 y 90 mg/dl (4,4 a 5,0 mmol/l). No ha vuelto a tomar glipizida, ni ha vuelto a tener más episodios de hipoglucemia.

Si te sucede esto, puedes revisar tu hipoglucemia durante la noche. Ponte el despertador entre las 02.00 y las 03.00 y hazte una medición varias noches seguidas. Consulta a tu médico para ver si has de cambiar la medicación.

La hipoglucemia no significa que algo vaya mal con tu dieta, sino que la medicación que estás tomando ahora es demasiado fuerte para ti. El paso siguiente es contactar con tu médico, que probablemente te reducirá la dosis o te recomendará que dejes de tomar algún medicamento o todos. Habla con tu médico lo antes posible, preferentemente el mismo día del episodio. No lo pospongas, porque los episodios de hipoglucemia pueden repetirse si no reduces la medicación.

Para hacer un seguimiento de tu glucemia, utiliza un cuaderno o una plantilla como la siguiente.

Glucosa en sangre						
Fecha	Medicamentos	Temprano	Desayuno	Almuerzo	Cena	Tarde
			/	/	/	
			/	/	/	
			/	/	/	
			/	/	/	
			/	/	/	
			/	/	/	
			/	/	/	
			/	/	/	
			/	/	/	
			/	/	/	
			/	/	/	
			/	/	/	
			/	/	/	
			/	/	/	
			/	/	/	
			/	/	/	

Nota: medir la glucemia antes de las comidas es especialmente útil. Escribe los valores a la izquierda de la barra. Escribe los valores de después de comer a la derecha de la barra.

SÉ SENSATO CON LA GLUCOSA

Los valores de glucosa en sangre son un poco como la bolsa: aunque suelen seguir una tendencia, pueden subir o bajar de un día a otro. Ciertas situaciones pueden producir un inesperado aumento. Cualquier tipo de enfermedad o infección puede disparar tu glucemia, incluso una enfermedad respiratoria menor o un alimento en mal estado pueden provocar un significativo aumento. El estrés también puede hacer variar bastante los valores debido a la acción de las hormonas del estrés.

Tener algunas subidas y bajadas de la glucosa es normal, pero si tu glucemia está alta cada día, tu riesgo de tener complicaciones es mayor que si tu glucosa estuviera mejor controlada. La American Diabetes Association recomienda que las personas diabéticas sigan estas directrices para controlar sus niveles de glucemia.

- En ayunas o antes de las comidas: 80 a 130 mg/dl (4,4 a 7,2 mmol/l).
- Una o dos horas después de comer: por debajo de 180 mg/dl (10,0 mmol/l).

EL FENÓMENO AMANECER Y EL EFECTO SOMOGYI

De vez en cuando, puede que te sorprenda descubrir que tu glucemia basal está más alta que cuando te acostaste la noche anterior. Quizá te has medido la glucemia basal de madrugada y luego volviste a conciliar el sueño, y cuando te la vuelves a tomar ves que te ha subido mientras dormías. ¿Cómo es posible?

Tranquilo, porque soñar con caramelos no tiene nada que ver. Lo cierto es que tu cuerpo está regulando constantemente la glucemia y la va ajustando de vez en cuando. La glucosa es vital para el funcionamiento de nuestro cuerpo (especialmente para el cerebro), así que tiene su propio sistema para aumentar la glucosa en sangre cuando está un poco baja. A primeras horas de la mañana (normalmente, entre las 05.00 y las 09.00) las hormonas (la hormona del crecimiento, el cortisol y las catecolaminas) hacen que el hígado libere glucosa en la sangre. Estas hormonas también pueden interferir en el trabajo de la insulina para eliminar glucosa de la sangre. Este «fenómeno amanecer» puede hacer subir notablemente tu azúcar en sangre.[80]

Se puede producir una reacción similar cuando una persona que usa insulina de efecto prolongado padece un bajón inusual de glucosa en sangre en mitad de la noche. Por ejemplo, supongamos que no te has tomado ningún tentempié antes de acostarte y la insulina que tomas hace que te baje demasiado la glucosa. Aquí también, tus hormonas naturales intentarán compensar, subiendo tu azúcar. Esto se denomina el Efecto Somogyi. Se diferencia del fenómeno amanecer en que este se desencadena por una deficiencia de azúcar en sangre a medianoche.

Aunque nuestro cuerpo tiene un sistema para controlar el azúcar en sangre, es un poco impreciso. El azúcar puede subir o bajar demasiado a pesar de que lo haga con su mejor intención, por eso a veces puedes observar subidas o bajadas incomprensibles.

HEMOGLOBINA A1c

En el capítulo 1, vimos que la mejor forma de evaluar tu progreso es la prueba de la hemoglobina A1c. Deberías revisar tu nivel de A1c cada seis meses, o cada tres, si tu dieta, medicación o salud general cambia o si los valores anteriores estaban demasiado altos. Si tu A1c está alto, tu médico se preocupará, y tú también deberías. Si está bajo, es que estás bien. Para darte un marco de referencia, la American Diabetes Association considera que la mayoría de los diabéticos deberían mantener su nivel del A1c por debajo del 7%. La meta de bajar el porcentaje a 6,5% tiene sentido si puedes conseguirla sin riesgo de hipoglucemia (es decir, si no tomas medicamentos que puedan provocártela). Si sueles tener episodios de hipoglucemia, tu médico puede que te recomiende una meta menos ambiciosa, como un 8%, para evitar que te baje demasiado la glucosa.

La medicación oral típica para la diabetes hace bajar el A1c un promedio de 1 punto o menos. El efecto de una buena dieta en el A1c varía dependiendo de lo bueno que sea tu control cuando empiezas, lo bien que

---

80. G. B. Bolli y J. E. Gerich, «The "Dawn Phenomenon"—A Common Occurrence in Both Non-Insulin-Dependent and Insulin-Dependent Diabetes Mellitus», *New England Journal of Medicine* 310, 1984, pp. 746-750.

sigas la dieta y la cantidad de peso que pierdas. Los resultados también se verán afectados por si haces ejercicio, la genética y otros factores.

Las mayores bajadas que hemos visto en los estudios a corto plazo es de alrededor de 4 puntos en unos 6 meses. Esto se observó en personas cuyo A1c era alto (de 9 o 10) al empezar. Las personas cuyo A1c estaba entre 7 y 8 es probable que experimenten un promedio de descenso de 1 a 2 puntos. Las personas que siguen adelgazando después de alcanzar esa meta pueden experimentar descensos aún mayores, en el supuesto de que no se encuentren ya en los valores normales.

Cuanto más alto es el A1c, mayor es el riesgo de tener problemas circulatorios. Las pruebas indican que un A1c bajo es especialmente importante para la salud ocular y renal, y para prevenir los síntomas nerviosos.

En lo que respecta al corazón, un aumento de 1 punto en el valor de A1c (de 7 a 8 o de 8 a 9, por ejemplo) supone casi un 20% de aumento del riesgo de padecer problemas cardíacos en el plazo de una década.[81] Es decir, si tenías un 10% de riesgo de sufrir un ataque al corazón en algún momento de los próximos diez años, un aumento de 1 punto en el A1c, mantenido durante toda esa década, aumentaría tu riesgo un 12%. Un aumento de 2 puntos significa el 14% de riesgo, y así sucesivamente. Lo que nos están diciendo estas cifras es que el A1c es importante y que has de intentar mantenerlo bajo a cualquier precio. No obstante, el A1c no es el único elemento clave para la buena salud. Para evitar que la diabetes ataque al corazón y a los vasos sanguíneos también te has de revisar la presión arterial, el colesterol y el peso. Huelga decir que tu médico puede y debe hacer un seguimiento de estos valores contigo.

COLESTEROL

Tu médico te revisará el colesterol regularmente, al menos una vez al año. Como verás en el capítulo 12, los niveles altos de colesterol pueden perjudicar al corazón, a las arterias principales y a los delicados vasos sanguí-

---

81. E. Selvin y col., «Meta-analysis: A1c and Cardiovascular Disease in Diabetes Mellitus», *Annals of Internal Medicine* 141, 2004, pp. 421-431.

neos oculares y renales. Aquí tienes las cifras para los valores que debes alcanzar.[82]

Colesterol total. Según la mayor parte de las autoridades, el colesterol total debería estar por debajo de 200 mg/dl (5,2 mmol/l). Te aconsejo que intentes conseguir valores considerablemente más bajos. En primer lugar, en Estados Unidos el promedio para el nivel de colesterol ronda por los 200 mg/dl, y en un país donde los infartos cardíacos son la causa de muerte de la mitad de la población ¡no te interesa ni acercarte a ese promedio! En los estudios de población de gran magnitud se ha podido constatar que, cuanto más bajo es el valor del colesterol, menor riesgo de problemas cardíacos, hasta que llegues al umbral de aproximadamente 150 mg/dl (3,9 mmol/l). Te recomiendo que uses esa cifra como objetivo en lugar de la permisiva cifra «oficial».

Colesterol de lipoproteína de baja densidad (LDL). El LDL suele recibir el nombre de colesterol malo porque aumenta rápidamente el riesgo de sufrir problemas cardíacos y otras complicaciones vasculares. Según la mayoría de las autoridades en este tema, el LDL debería ser inferior a 100 mg/dl (2,6 mmol/l). El riesgo de padecer problemas cardíacos disminuye a medida que disminuye el LDL, hasta alcanzar el nivel de aproximadamente 40 mg/de (1,0 mmol/l).[83]

Colesterol de lipoproteína de alta densidad (HDL). El colesterol HDL suele recibir el nombre de colesterol bueno porque transporta el colesterol fuera del cuerpo. Las pruebas indican que cuanto más alto sea, mejor. Las metas actuales apuntan a un colesterol HDL por encima de 40 mg/dl (1 mmol/l) en los hombres y por encima de 50 mg/dl (1,34 mmol/l) en las mujeres.

No obstante, algunos médicos interpretan el HDL en el contexto del colesterol total: en tal caso, un valor favorable de HDL sería tener al menos un tercio del colesterol total. Por ejemplo, si tu colesterol está a 150, un HDL saludable sería 50 o más. Esto es importante a tener en cuenta, puesto que muchas personas que siguen dietas saludables no tie-

---

82. National Cholesterol Education Program, «Third Report of the National Cholesterol Education Program (NCEP) Expert Panel on Detection, Evaluation, and Treatment of High Blood Cholesterol in Adults (Adult Treatment Panel III) Final Report», *Circulation* 106, 2002, pp. 3143-3421.

83. S. M. Grundy y col., «Implications of Recent Clinical Trials for the National Cholesterol Education Program Adult Treatment Panel III Guidelines», *Circulation* 110, 2004, pp. 227-239.

nen mucho de *ningún* tipo de colesterol (LDL, HDL o de cualquier otro tipo).

Los ensayos clínicos más recientes han puesto en tela de juicio la importancia del HDL. Aunque bajar el LDL reduce el riesgo de problemas cardíacos, un HDL más alto no parece que tenga ninguna repercusión.

Triglicéridos. Los triglicéridos son las diminutas partículas de grasa que transporta el torrente sanguíneo. La concentración normal de triglicéridos es inferior a 150 mg/dl (1,7 mmol/l).

Véase el capítulo 12 para más información sobre el control del colesterol y los triglicéridos.

REVISA TU PRESIÓN ARTERIAL

Mantener una presión arterial sana es de suma importancia. Como podrás imaginar, un exceso de presión en el interior de tus arterias puede hacer que estas se deterioren, así como tu corazón, tus ojos, tus riñones y tus nervios. Cuanto más tiempo tengas la presión arterial alta, más deterioro puede ocasionar.

No obstante, los problemas también se pueden ocasionar por la situación inversa: el deterioro de los riñones puede provocar presión arterial alta. La razón es que los riñones desempeñan un papel importante en regular la presión arterial, y si han sufrido el ataque de la diabetes pueden perder su capacidad para hacerlo.

En el capítulo 12 veremos cómo afecta la dieta a la presión arterial. Por el momento, tus metas son las siguientes:

Una presión arterial normal debe ser inferior a 120/80 milímetros de mercurio (mmHg). Si tienes la presión alta, tu médico trabajará contigo para que baje a 140/90 y luego por debajo de 130/80, si es que puedes conseguirlo sin efectos secundarios graves por la medicación. Si estás embarazada, tu meta será 120-160/80-105, para protegerte a ti y a tu bebe.[84]

Como no podría ser de otro modo, los cambios dietéticos son esenciales para controlar la presión arterial y muchas veces pueden hacer que la medicación sea innecesaria. La misma dieta vegetariana que te ayuda

---

84. American Diabetes Association, 2017.

a adelgazar y te baja el azúcar también te ayudará a controlar la presión arterial.

Controla regularmente tu presión arterial. Si los niveles no son correctos, revisa de nuevo tu dieta y habla con tu médico sobre qué tratamientos adicionales puedes necesitar, si es que necesitas alguno. Una dieta saludable y la pérdida de peso que conlleva también pueden hacer que tu médico reduzca tu medicación para la presión arterial o que te diga que dejes de tomarla. Pero no la reduzcas sin consultar.

REVISA TU SALUD RENAL

Puesto que tus riñones pueden verse fácilmente afectados por la diabetes, tu médico revisará tus riñones mediante un sencillo análisis de orina al menos una vez al año. El objetivo es saber si tus riñones pierden proteína, concretamente una denominada albúmina. La albúmina no es especialmente importante en sí misma. Lo que importa es que si aparece en la orina, lo que es una señal de que los riñones están afectados por la diabetes y no retienen la albúmina como deberían. Las pérdidas de albúmina superiores a 30 miligramos en 24 horas no son normales. Tu médico también revisará la creatinina y calculará tu índice de filtración glomerular e interpretará los resultados de estas pruebas. Para más factores que influyen en la salud renal, véase el capítulo 13.

OTROS ANÁLISIS CLÍNICOS RUTINARIOS

Tu médico te hará otras pruebas para seguir tu progreso. Las siguientes son dos muy comunes.

Hemograma completo. En este análisis se puede ver el estado de tus glóbulos rojos. Muchas personas que tienen diabetes desarrollan anemia, es decir, tienen menos glóbulos rojos de los que deberían. Un hemograma completo da información a tu médico sobre esto y sobre otros valores. Si estás bajo de glóbulos rojos, tu médico investigará las causas, que pueden incluir enfermedades renales, deficiencia de hierro, el consumo de ciertos medicamentos, sangrado anormal u otros factores.

Bioquímica. El apartado de bioquímica también se conoce con otros nombres. Evalúa tu estado de salud general y hace hincapié en el estado de tus riñones e hígado. De ese modo, el médico controla posibles efectos secundarios de los medicamentos.

No te desesperes si tu analítica no ha salido todo lo bien que esperabas, pero es una buena razón para que te pongas manos a la obra. Tendrás que mejorar tu dieta y colaborar con tu médico para diseñar un plan que os permita a ambos hacer un seguimiento de la eficacia de tu régimen de salud general.

ESTUDIA LA SITUACIÓN

Ahora me gustaría cambiar de registro y revisar tu dieta y salud general. En primer lugar, dediquemos un minuto a asegurarnos de que tu dieta está yendo según lo previsto.

- ¿Comes vegano? Sabes que lo estás haciendo bien si no incluyes alimentos de origen animal en tu plato, ni siquiera trocitos de pescado, leche desnatada o claras de huevo: nada. Si lo has hecho bien, *no* habrá grasa animal, *no* habrá colesterol *ni* proteína animal en tu dieta. Tu menú se compone de hortalizas, es rico en fibra y todos los nutrientes saludables que te ofrece el reino vegetal. Si necesitas un recordatorio de por qué haces esto, vuelve a leer el capítulo 4.
- ¿Son todas tus comidas bajas en grasa? Es muy importante que reduzcas todo lo que puedas el consumo de aceites. Ten cuidado con los frutos secos y derivados.
- ¿Tienen tus alimentos un IG bajo? Los principales alimentos problemáticos son el azúcar, el sirope de maíz (un edulcorante habitual en los alimentos procesados), los panes blancos e integrales (mejor el de centeno y el de centeno integral de grano entero) y las patatas al horno (mejor boniatos y ñame).

REVISIÓN RÁPIDA DE LA FIBRA

Una forma de averiguar cómo van tus progresos es hacer la Revisión Rápida de la Fibra. Es una herramienta muy útil. Te recomiendo que la utilices una vez a la semana, cuando empieces con este nuevo régimen alimentario. La puntuación es sencilla y te llevará uno o dos minutos aprenderla. Enseguida te resultará facilísimo calcular la cantidad de fibra de prácticamente todos los productos del supermercado. Así también verás si estás tomando suficiente fibra en tu dieta. No tardarás mucho, y te ayudará a ver si vas bien encaminado.

Primero, anota en el formulario de abajo todo lo que comes o bebes durante un día. Más adelante te explicaré cómo rellenar la columna de la fibra.

Alimentos (un alimento o ingrediente por línea)	Fibra
_____	_____
_____	_____
_____	_____
_____	_____
_____	_____
_____	_____
_____	_____
_____	_____
_____	_____
_____	_____
_____	_____
_____	_____
_____	_____
_____	_____
Total	_____

Luego, al lado de cada alimento, anota su puntuación de fibra, con la ayuda de la siguiente guía:

Alubias: por cada ración de alubias o lentejas (una ración = ½ taza) o cualquier alimento que incluya esta cantidad de alubias o lentejas como ingredientes, anota un 7. Una taza de leche de soja o ½ taza de tofu (ambos hechos de soja) equivale a 3.

Hortalizas: por cada ración de hortalizas (una ración = 1 taza), anota un 4. La lechuga es una excepción, puesto que 1 taza puntúa 2. Una patata con piel suma 4; sin piel, 2.

Fruta: por cada fruta de tamaño mediano (por ejemplo, una manzana, una naranja o un plátano; 1 taza de compota de manzana; un batido de plátano), anota un 3. Por 1 taza de zumo, anota 1.

Cereales: por cada rebanada de pan blanco o equivalente, anota 1. Los panes integrales puntúan 2, al igual que una taza de pasta. Una taza de arroz puntúa 1 si es blanco y 3 si es integral. Una taza de gachas de avena puntúa 4 puntos. La puntuación de 3 se la llevan los cereales típicos para el desayuno, y los muy procesados y coloreados puntúan 1, y el salvado, 8.

Refrescos, agua: puntúan 0.

Interpreta tu puntuación

Suma tu columna de fibra y observa cómo lo estás haciendo.

Menos de 20: necesitas incluir más fibra en tu dieta. Si este es tu caso, te costará controlar el apetito y puedes padecer estreñimiento ocasional. Tomar más fibra te ayudará a dominar tu apetito y a reducir el riesgo de tener muchos problemas de salud.

20-39: lo estás haciendo mejor que la mayoría de las personas en los países occidentales. A medida que introduces más fibra en tu dieta, descubrirás que hace que los alimentos te llenen más y reducirá un poco tu ingesta de calorías.

40 o más: ¡Felicidades! Consumes mucha fibra saludable en tu dieta para controlar tu apetito y ayudarte a conservar la salud. La fibra también reduce el riesgo de desarrollar cáncer, enfermedades cardiovasculares, diabetes y problemas digestivos.

REVISA TU PESO

De todas las cosas que predicen el éxito para tratar la diabetes, eliminar el exceso de peso es una de las más importantes. La estrategia desarrollada en el capítulo 6 es una fórmula muy eficaz para ello.

Aquí tienes algunos consejos para ver tus progresos.

- En primer lugar, vigila tu peso. Algunas personas que tienen sobrepeso hace años que no se pesan. Si eres una de ellas, dale otra oportunidad a la báscula. Es esencial que sepas si estás perdiendo peso. Si no estás adelgazando, ha llegado el momento de cambiar de orientación. Generalmente, eso significa ajustar tu dieta. A veces es difícil perder peso y la tendencia genética también influye, pero la dieta es algo que realmente puedes controlar.

- Utiliza siempre la misma báscula para pesarte. Diferentes básculas pueden dar lecturas totalmente distintas.

- Pésate todos los días a la misma hora. Al comer y beber es fácil que ganes o pierdas kilos en el transcurso del día. En general, pesarás más por la noche.

- Para valorar tu éxito en adelgazar, piensa que unos 450 gramos a la semana es un objetivo saludable. Esto es lo que puedes esperar si sigues la dieta de este libro sin hacer ejercicio vigoroso. Una pérdida de peso más lenta también es correcta siempre y cuando vayas en la dirección correcta.

- No confíes solo en hacer ejercicio para adelgazar. Cambiar a una dieta saludable puede hacer que evites fácilmente comer de 300 a 400 calorías al día, pero quemar esa misma cantidad de calorías haciendo ejercicio supone caminar o correr *de 5 a 6 kilómetros diarios*. Hacer ejercicio es importante, pero no puede ocupar el lugar de los cambios dietéticos.

HAZTE UN EXAMEN DE LA VISTA

Deberías revisarte la vista, al menos una vez al año, para comprobar si tienes algún signo de retinopatía. Estos cambios no se pueden detectar con un simple oftalmoscopio o en la revisión óptica habitual. Ve a un oftalmólogo si observas algún cambio en tu visión.

Si fumas, díselo a tu médico. Sí, te habrás ganado un sermón y habrá llegado el momento de que lo escuches y hagas algo si todavía fumas. Véase el capítulo 13 para más información sobre los efectos de la nutrición en la salud ocular.

REVISA TUS PIES

Los problemas de pies son bastante habituales en la diabetes. Si no has controlado bien tu glucosa en sangre, corres el riesgo de desarrollar una neuropatía (deterioro de los nervios) lo que significa que puede que no te des cuenta de que te has hecho una pequeña herida en el pie. La cicatrización de la misma puede ser lenta. Las llaguitas pueden empeorar e infectarse.

Por esta razón, no solo deberás hacer fielmente la dieta siguiendo las directrices de este libro, sino que también irás al médico a que te revise los pies al menos una vez al año. La exploración médica incluirá un examen sensorial utilizando un delgado filamento plástico, una prueba de la percepción vibratoria con un diapasón y una revisión del estado de la piel. Sigue el consejo de Mary Ellen Wolfe, una enfermera que trabaja en la Universidad George Washington, que recomienda que te saques los zapatos y los calcetines en cada visita que le haces a tu médico para asegurarte de que este no se olvida de revisarte los pies.

CONSERVAR LA SALUD

No importa lo sano que estés, hazte analizar siempre la glucosa, el A1c y el colesterol, así como la presión arterial, el peso, la vista y los pies. Espero que, a medida que adaptes tu dieta y tu estilo de vida, esto sea lo único que tengas que hacer, que solo te hagas las pruebas para confirmar que todo está correcto.

8

Una dieta perfecta
en un mundo imperfecto

No siempre es fácil hacer una dieta perfecta en un mundo imperfecto. Habrá momentos en que aquellos de los que dependes (restaurantes, líneas aéreas, compañeros de trabajo e incluso familiares) no entenderán demasiado lo de la alimentación sana o no tendrán interés en los alimentos saludables. Este capítulo está dedicado a estas situaciones. Voy a hablar de salir a cenar, viajes, situaciones sociales, la colaboración con tu médico y la relación con tu familia. Cuando la vida te tenga preparada alguna sorpresa, te enseñaré a salir del paso con éxito.

SALIR A CENAR

Salir a cenar forma parte de la vida y deberías poder disfrutar de una cena en la ciudad con los amigos o seres queridos sin faltar a tu nueva y saludable dieta. Afortunadamente, hay muchos restaurantes que ofrecen muchas opciones saludables. Por desgracia, otros son más limitados. Con frecuencia, la clave del éxito está en el lugar escogido y en lo que pides una vez allí. Aquí tienes algunos consejos.

En primer lugar, piensa en comida internacional. En los países del Mediterráneo, de Asia, de África y de Latinoamérica, los alimentos básicos de estos países son los cereales, las verduras, las legumbres y las frutas. No es de extrañar que todas estas regiones, históricamente, tienen índices de diabetes mucho más bajos que Estados Unidos y los países europeos que no pertenece a la cuenca mediterránea. Cuando eliges lo mejor que pueden ofrecerte estas cocinas, salir a cenar puede ser saludable y delicioso.

Italiana. En los restaurantes italianos estarán encantados de servirte espagueti con salsa de tomate, ajos y cebolla o arrabbiata, minestrone, pasta e fagiole (una sopa tradicional hecha con pasta y alubias), ensaladas saludables, pizza de tomate y verduras, espárragos a la parrilla y espinacas al vapor. Puesto que sus platos son hechos al momento, el cocinero puede poner menos aceite, no poner queso, servir las salsas aparte, etcétera.

Mexicana. En los resturantes mexicanos encontrarás fajitas vegetales, arroz y ensaladas. La mayoría han dejado de usar manteca para cocinar frijoles, y tampoco tienen inconveniente en no poner queso. Adereza tus platos con salsa mexicana, si lo prefieres.

Latinoamericana. Esta cocina también ofrece maravillosas variedades. Los restaurantes de comida cubana y brasileña ofrecen platos de alubias negras con arroz, plátano macho, ensaladas y otros alimentos saludables.

China. Para empezar tienes entrantes de rollitos de primavera o empanadillas vegetales y varias sopas saludables. Mejor las empanadillas que están hechas al vapor que las fritas. Evita los platos de carne y dirígete directamente a la larga lista de los saludables platos principales vegetarianos hechos de tofu (también conocido como cuajada de alubias), judías verdes, bróquil, espinacas y otros ingredientes saludables. El peligro de los restaurantes chinos, como en la mayoría de los establecimientos, es que utilizan demasiado aceite. Pide que te preparen tu plato con la menor cantidad posible de aceite y acompáñalo con mucho arroz, preferiblemente integral.

Japonesa. Los restaurantes japoneses son una de las mejores opciones en lo que a la comida sana se refiere. Los chefs de sushi están encantados de transformar las zanahorias, los pepinos, los rábanos y otros ingredientes sencillos en manjares. Tómalos con sopa de miso, ensalada, algas y aperitivos varios.

Tailandesa y vietnamita. Estos restaurantes sirven muchos platos vegetarianos que incluyen arroz, pasta, verduras y tofu combinados con salsas maravillosas.

Indios. Estos restaurantes son una mezcla. Aunque los platos vegetarianos son típicos y muy respetados entre los hindúes, la cantidad de aceite y de productos lácteos que usan a veces los pone en la lista de zona prohibida. Tus mejores opciones son las sopas, los platos de arroz y los curris de verduras preparados con muy poco aceite.

Etíope. Puesto que algunos grupos religiosos de Etiopía siguen dietas veganas durante ciertos días de la semana y ciertas épocas del año, en los restaurantes sirven muchos platos de guisantes, guisantes partidos, lentejas, alubias verdes, pimientos y deliciosas especias.

Americana. Los restaurantes americanos, los restaurantes familiares e incluso los asadores tienen bufetes de ensaladas y ofrecen platos de verdura. Muchos sirven pasta, aunque no esté en el menú.

De segundo, pide lo que desees. Si no encuentras lo que estás buscando en la carta, no te cortes para pedirlo. La mayoría de los restauradores cambiarán con gusto lo que ofrecen para adaptarse a tu petición especial. Si no quieres que te pongan queso y beicon en la ensalada, si quieres un plato vegetariano o si prefieres la pasta solo con salsa de tomate sin carne, no dudes en pedirlo. No solo conseguirás un plato de mejor calidad, sino que ayudarás a la dirección del restaurante a comprender cómo pueden satisfacer a clientes como tú.

Como ya he dicho más arriba, muchos restaurantes se exceden con el aceite. Así que pregúntale al camarero cómo está hecho el plato y dile que te lo hagan con la menor cantidad de aceite posible. En los restaurantes italianos, las espinacas y el bróquil suelen prepararlos salteados, pero también pueden hacerlos al vapor. Lo mismo sucede con la mayoría de los platos de verduras asiáticos.

Las salsas y los condimentos siempre se pueden servir aparte, ya se trate de las salsas para la pasta, los aderezos de ensalada, la salsa que se usa en la cocina asiática, las cremas para untar en los sándwiches y similares.

Pide lo que deseas. Estarán encantados de que lo hayas hecho.

Truco para el desayuno

En algunos restaurantes disponen de los ingredientes para servirte un saludable bol de gachas de avena para desayunar con fresas, arándanos o canela por encima. Pero, si no es el caso, aquí tienes un truco:

Pídele al camarero que el cocinero ponga algunos tomates, espinacas y setas en la parrilla. Quizá, también algunos espárragos. Los jefes de cocina están acostumbrados a ponerlo en las tortillas. ¡La única diferencia es que comes las verduras sin los huevos! Con una tostada de pan de centeno (sin mantequilla, por supuesto) ya tienes el desayuno.

Comida rápida

La comida rápida rara vez es la mejor opción cuando tu prioridad es comer sano. Por otra parte, estas cadenas son grandes negocios que entienden la creciente demanda de alimentos saludables. Cada vez es más normal ver que ofrecen productos que encajan en tu dieta sana.

Burger King ofrece una hamburguesa vegetal que es mucho más baja en grasa que sus otros sándwiches, y también te servirá gustoso un Veggie Whopper con todos los ingredientes pero sin la hamburguesa. Las franquicias que hacen bocadillos con barra de pan también excluirán la carne y el queso y te lo llenarán con lechuga, tomate, pepino, espinacas y pimientos, con un chorrito de vinagre. Incluso es probable que hasta te lo tuesten. En la mayoría de los restaurantes familiares sirven muchas verduras de acompañamiento, todo junto forma un buen plato vegetal.

Algunos restaurantes de comida rápida ofrecen bufetes de ensaladas. Con garbanzos, ensalada de tres legumbres, tomatitos cherry y verduras troceadas, una ensalada se convierte en un plato principal.

Siguiendo esta línea, una de las mejores formas de conseguir comida rápida saludable es visitar la sección de ensaladas frescas de las grandes superficies. Tienes en tus manos un buen número de opciones saludables.

LAS EXPERIENCIAS DE NANCY Y VANCE

Nancy solía salir a cenar con amigos a los que les gustaba la buena comida y los buenos restaurantes. La animé a que probara la comida étnica (china, japonesa, italiana o tailandesa, por ejemplo). Por desgracia, no era eso lo que sus amistades tenían en mente, y se sentían incómodos al saber que no iba a comer alimentos que no fueran saludables.

Cuando salía a cenar con amigos en algún restaurante que puede que no fuera demasiado conveniente para su salud, solía tomar algo antes de ir para no tener hambre en el restaurante.

En unas vacaciones que hizo a Islandia, se llevó sus barritas de granola y paquetes de leche de soja individuales en su maleta, como suplementos de la comida del lugar, y le fue bien.

«A veces, tengo tentaciones, especialmente cuando estoy estresada o muy cansada. Pero me autoconvenzo de que eso no me conviene.»

La estrategia de ver las cosas objetivamente le ha ayudado mucho.

«Has de decidir cuáles son tus prioridades —me contó—. No quería padecer los efectos de la enfermedad. Quería detener su avance. Ni siquiera me planteaba curarme. Y ahora soy un anuncio andante del programa. La gente no deja de preguntarme cómo lo he hecho. Se lo he explicado detalladamente al menos a cuarenta personas.»

Cuando Vance salía a cenar, buscaba hamburguesas vegetales en la carta, verduras recién hechas al vapor y pasta sin queso ni aceite. Su momento más duro era ir a los estadios.

«Me encanta ir al béisbol y al fútbol americano, y en los estadios hay vendedores de patatas fritas, perritos calientes y refrescos por todas partes. Sería maravilloso poder llevarte comida sana o incluso unos palitos de zanahoria y botellas de agua, pero no suelen dejar entrar con comida ni bebida. Al principio solo comía *pretzels* y palomitas y bebía Cristal Light. En un partido en Seattle, olí el pescado con patatas fritas y me costó resistirme.»

Los perritos calientes y las hamburguesas vegetales fueron al rescate de Vance. Aunque no necesariamente son la mejor experiencia culinaria para cenar, son un gran adelanto respecto a las comidas que sustituyen, y cada vez hay más estadios, cines y otros lugares públicos que están empezando a venderlas.

VIAJES

Viajar supone todo un reto cualquiera que sea tu dieta. Aquí tienes algunas estrategias para seguir fiel a tu programa alimentario.

Elige bien los restaurantes. Como ya has comprobado, suele haber muchas opciones veganas y no veganas en los restaurantes, especialmente los que sirven comida internacional. Incluso algunos de comida rápida pueden estar a la altura.

Conéctate a Internet y busca restaurantes veganos y vegetarianos en las ciudades que piensas visitar. La página web Happy Cow's Vegetarian Guide (happycow.net) ofrece listados de restaurantes por población. Pero llama antes de ir, los restaurantes abren y cierran con mucha facilidad. No hay razón para que te limites a esos restaurantes, en casi cualquier lugar puedes encontrar alimentos que se adapten a ti.

Planifica antes de volar. Cuando reservas un vuelo internacional (o, generalmente, 48 horas antes del vuelo), pide comida vegana. Te servirán una comida saludable, y puede que hasta seas de los primeros en ser servido.

En los vuelos nacionales, la mayoría de los servicios de comidas han desaparecido, así que tendrás que arreglarte comprando algunos tentempiés para llevar en la tienda de productos naturales o en el supermercado. Los embutidos vegetales en lonchas son ideales para hacer sándwiches y se conservan mejor. Un tarro de hummus con pan pita, unos trozos de fruta fresca, zanahorias baby, sopas instantáneas (los asistentes de vuelo te proporcionarán agua caliente) o una latita de garbanzos abrefácil pueden ayudarte a salir del paso.

ACTOS SOCIALES

Cuando tienes que ir a fiestas puede ser difícil ceñirte al plan, aunque sepas que a la mañana siguiente lo lamentarás. Si llegas a la fiesta sin haberte preparado, es probable que no haya nada que puedas comer. Pero planificando un poco, podrás festejar sin saltarte la dieta. Aquí tienes algunas ideas.

Ofrécete para llevar un plato saludable. Supongamos que unos amigos te han invitado a cenar y no tienes idea de qué van a cocinar. Esto es lo que te recomiendo: cuando recibas la invitación o lo antes posible, llama a tus anfitriones y hazles saber que has cambiado de dieta y que no quieres causarles ninguna molestia. Diles que te gustaría llevar algo, como hummus bajo en grasa o una ensalada de frutas exótica. Casi te puedo asegurar que tus amigos te dirán que no tienes de qué preocuparte y que no es necesario que lleves nada porque habrá muchas cosas para comer. Ahora bien, independientemente de lo que piensen realmente, les has avisado de tus necesidades sin imponerles nada.

Si tienes reservas para decírselo a tus anfitriones, no las tengas. Se sentirán mucho peor cuando se den cuenta de que te han invitado a una cena en la que no puedes comer nada. Además, es probable que descubras que hay otros invitados (incluso los propios anfitriones) que han hecho cambios de dieta similares.

Lleva un regalo sano. En vez de la típica botella de vino, ¿por qué no llevas algo sano? Una cesta de fruta, una barra de pan de centeno integral de grano entero o una saludable crema para untar (todo esto lo encontrarás en las tiendas de alimentos orgánicos) serán aptos para todos los gustos, y te garantizas de que vas a tener algo para cenar.

Evita llegar con hambre. Si llegas famélico, te sentirás atraído hacia las bandejas donde hay alimentos que no te convienen. Comer algo antes de ir es una buena idea.

Lleva un plato de comida. Los invitados que no han traído nada indirectamente están invitando a los demás a que les ofrezcan comida. Prepárate una bandeja con algunas crudités o un poco de pan, y nadie se sentirá obligado a ofrecerte alimentos que no quieres comer.

EN LA CONSULTA DEL MÉDICO

La atención médica es cuestión de una colaboración entre dos; tu médico y tú tenéis que trabajar juntos para ver cómo podéis satisfacer tus necesidades de la mejor manera posible. Esto siempre es así, pero muy especialmente cuando estás a punto de cambiar de dieta. La cuestión es que lo más probable es que mejores de tu diabetes y que tengas que reducir la medicación.

No es fácil contactar con algunos médicos, e incluso, aunque consigas tener la atención médica, eso no significa que el profesional esté dispuesto a entablar una conversación sobre nutrición. Algunos médicos muestran muy poco interés en el tema, mientras que otros se han quedado desfasados o no han puesto a prueba las nuevas corrientes.

Te aconsejo que le dejes este libro a tu médico con un pósit enganchado que le indique que lea el capítulo 14. Lo he escrito para médicos y les muestra cómo pueden ayudarte.

Tú puedes ayudar cumpliendo tu parte de la colaboración. Eso significa seguir los consejos de tu médico (siempre y cuando tengan fundamento y estés de acuerdo con ellos), comentarle lo que estás haciendo, llamarle enseguida si tu glucosa se sitúa por debajo de 70 mg/dl (3,9 mmol/l) o si se produce cualquier otro cambio en lo que estaba prescrito, tomándote un suplemento de vitamina B_{12} para que no se preocupe de que desarrolles algún tipo de deficiencia. Lo cierto es que tu nutrición será mucho más saludable con una dieta vegana que con una omnívora, pero un médico responsable querrá asegurarse de que consigues tu vitamina B_{12}. Un suplemento compensará eso rápidamente.

En la inmensa mayoría de los casos, los médicos están encantados de que sus pacientes mejoren su dieta. Todavía están más contentos cuando ven los resultados en la báscula y en los análisis.

Uno de nuestros voluntarios pensaba que su doctora iba a ser escéptica respecto a su plan. En sus visitas rutinarias apenas hablaban de nada más que no fuera de los análisis de sangre y de las recetas. No obstante, para su sorpresa, cuando su doctora se enteró de que estaba empezando una dieta vegana se alegró mucho. «Probablemente, eso te va a ayudar mucho», le dijo. Y así fue. A los seis meses había adelgazado 13 kilos, pudo dejar uno de los medicamentos que tomaba para la diabetes y cada semana iba mejorando. Su doctora no tenía formación especial en nutrición, pero supo reconocer lo que le iría bien en cuanto su paciente se lo comentó. Ahora recomienda esta dieta a otros pacientes con diabetes.

SERES QUERIDOS QUE AYUDAN Y SERES QUERIDOS QUE HIEREN

A veces nuestros familiares y amigos nos ayudan a seguir por el buen camino. Cuando no nos apetece hacer ejercicio, nos animan a hacerlo en su compañía. Cuando nos sentimos tentados por algún alimento que no nos conviene, nos recuerdan nuestra decisión.

Mejorar nuestra dieta es como dejar de fumar o romper cualquier otro hábito: necesitamos el apoyo de nuestra familia. Pero a veces, intencionadamente o no, nuestros seres queridos no son de mucha ayuda. Puede que no sean conscientes de los riesgos de una mala dieta, o quizá son demasiado conscientes y ellos mismos están combatiendo algún hábito propio. Puede que hasta saboteen nuestros intentos de romper con los malos hábitos.

Si el problema es que no tienen demasiada información sobre dietas sanas, déjales este libro. Si no son muy aficionados a la lectura, prueba este truco: engancha un pósit o marcador de libros en la página que consideres que les parecerá más interesante. Se sentirán atraídos hacia ella, y una vez empiecen a leer probablemente sigan leyendo.

Si tu familia se burla de ti por tus hábitos alimentarios, recuérdales lo importante que es tu salud para ti. Coméntales que para ti es muy duro tener que estar rodeado de alimentos nocivos y que realmente necesitas ayuda. Lo más normal es que sean más conscientes y te apoyen en tu nueva forma de comer. Si no cambian de actitud, al menos procura que tengan su comida en otra parte y que no se burlen ni te tienten con cosas que no te convienen.

COMIDA SANA PARA TODA LA FAMILIA

Si preparas la comida para toda la familia y se resisten a los nuevos alimentos, no desesperes. Es normal ser prudente con lo nuevo. Introdúceles los nuevos alimentos sin forzarles, y ten presente que puede que necesites más de un intento para que el nuevo alimento llegue a ser aceptado.

Te recomiendo que no cocines sano para ti y que para tu esposo y tus hijos cocines menos sano. Algunas personas lo hacen, porque piensan que no podrán cambiar los malos hábitos de los demás. Pero recuerda esto: introducir alimentos saludables en tu familia no solo te proporcionará importantes aliados, sino que beneficiará a tus seres queridos tanto como a ti.

La situación ideal es cuando la familia decide hacer el cambio junta. No hay ninguna razón de salud por la que nadie tenga que comer alimentos de origen animal, alimentos grasos o azucarados. Lo sé, estos alimentos están por todas partes en las sociedades modernas, pero son la razón principal de la epidemia de obesidad, las enfermedades cardiovasculares, el cáncer y otros problemas de salud típicos de Estados Unidos y de gran parte del resto del mundo. Cuando toda una familia hace el mismo cambio dietético, todos obtienen los mismos beneficios.

Una forma de vencer la resistencia es pedirle a tu familia que pruebe el cambio de dieta por un corto periodo de tiempo contigo, a modo de experimento. Dile que quieres probar nuevas formas de comer más sano durante tres semanas y que te gustaría que ellos también participaran en la prueba. La mayoría de las personas probarían cualquier cosa, si es a corto plazo. Cuando hayan transcurrido las tres semanas, habrán elegido los alimentos nuevos que les gustan y estarán dispuestos a probar más.

La primera vez que ofrezcamos alimentos saludables a los niños, lo mejor es ceñirnos a los alimentos sencillos que ya conocen. Algunos niños puede que todavía no estén interesados en verduras exóticas, pero es fácil que se inclinen por cualquier tipo de fruta, así como por el maíz, las judías verdes, las zanahorias, los guisantes y otros alimentos sencillos. Evita pelearte con un niño o una niña que se niega a probar algo nuevo. A veces, cambiando la forma del alimento se consiguen milagros. A un niño al que no le gusta la textura de las espinacas cocidas puede que le gusten frescas en ensalada. El bróquil y la coliflor al vapor pueden provocar respeto; sin embargo, puede que las acepte sin problemas, muy troceadas y en sopa o guisado. A los niños no les entusiasman las lentejas, pero les encantan las hamburguesas y los perritos calientes vegetales, así como los sándwiches hechos con sucedáneos de embutidos.

Presentar otras opciones siempre ayuda. ¿Qué prefieren tus hijos, alubias con salsa de tomate o sopa de lentejas? ¿Preferirán sus hamburguesas vegetales cortadas por la mitad o en cuartos? Se trata de hacerles sentir que tienen algo de control, y todas las posibilidades son buenas.

En algunas familias, la comida es un símbolo de afecto. Los padres premian a sus hijos con galletas y postres empalagosos, como si el amor se pudiera medir en calorías. Sea cual sea la motivación, nada de esto les hace ni pizca de bien. Busca otra forma de expresar tu afecto. Un libro, un paseo, una salida al cine, hay muchas formas de hacer regalos significativos.

ALIMENTOS SALUDABLES EN UN MUNDO NO SALUDABLE

Un visitante de otro planeta podría fácilmente llegar a la conclusión de que la civilización moderna no tiene demasiado interés en las dietas sanas. Los restaurantes de comida rápida (y los normales) ofrecen comidas cargadas de grasa y colesterol y tienen muchas menos opciones saludables. En la televisión se anuncian tentempiés que son cualquier cosa menos buenos para la salud. Las tiendas de productos básicos y las máquinas expendedoras sirven mucho de lo que no debes comer y muy poco de lo que sí debes. A veces, puede que te sientas como una persona que está intentando dejar de fumar pero está atrapada en un bar donde el tabaco es gratis.

Puede que muchas veces tengas razón, pero es cierto que también hay muchas buenas opciones. Por cada tienda de comestibles que venda productos poco saludables hay un supermercado con una gama cada vez más extensa de productos vegetarianos excelentes. Por cada restaurante que se niegue a servir algo que les pidan las personas que cuidan su salud hay docenas que ofrecen buenas opciones. La gama de libros orientados hacia la comida sana es francamente enorme, y ahora es más sencillo que nunca seguir una dieta saludable. Los amigos y los familiares (incluso los que no cuidan su dieta) saben que lo que estás haciendo vale la pena.

Resolución de problemas

¿Cómo te va con tu nueva forma de comer? ¿Estás alcanzando tus objetivos de peso? ¿Está bajando tu glucosa basal y tu hemoglobina A1c? ¿Está mejorando tu colesterol?

Si tienes algún tipo de problema, este capítulo te servirá para resolver los más comunes.

NO ADELGAZAS

Las personas que empiezan dietas veganas bajas en grasa suelen adelgazar fácilmente. En nuestros estudios científicos, el promedio es de 450 gramos a la semana. Unas adelgazan más rápido, otras más despacio, pero 450 gramos a la semana es un buen promedio. Si calculas lo que eso supone al cabo de un año, el resultado es impresionante, especialmente porque te liberas del síndrome del yoyó, típico de las dietas bajas en calorías. Puesto que esto no es una dieta en la que durante un tiempo te mueres de hambre para adelgazar, como no pasas hambre, no se produce el efecto rebote. Una pérdida de peso saludable y gradual es lo que debes esperar de ella. A veces adelgazar puede ser como jugar en bolsa. Hay fluctuaciones hacia el alza o hacia la baja, pero la tendencia ha de ser clara. Si no adelgazas, has de hacer algo. Aquí tienes los pasos a seguir.

Vuelve a lo básico. Asegúrate de que estás siguiendo las directrices del capítulo 4 y que lo estás haciendo correctamente. Eso significa que no tomas productos de origen animal. Si estás comiendo pescado o queso, por ejemplo, tus intentos para perder peso se verán frustrados.

Comprueba el contenido de aceites ocultos en los alimentos envasados. Los alimentos envasados no deberían incluir más de 3 gramos de grasa por ración. Si sueles comer en restaurantes, intenta calcular en qué medida usan aceite en sus comidas. Si no estás seguro (o tu camarero no lo está), pide que te hagan las verduras al vapor, en vez de fritas o salteadas, y que cualquier salsa o aderezo te lo sirvan aparte. Véase el capítulo 8.

Haz una Revisión Rápida de la Fibra. Si revisas la cantidad de fibra que comes (véase página 146) y descubres que estás tomando menos de 40 gramos de fibra al día, tendrás que introducir más alubias, hortalizas y frutas.

Si haces una dieta vegana, pobre en grasa y rica en fibra, es muy difícil no adelgazar. Aunque hay algunas cosas a tener en cuenta.

No te desvíes por racionalizar

A veces, las personas que no adelgazan culpan a la genética, a la falta de ejercicio o a alguna otra causa de su problema. La genética y hacer ejercicio influyen, por supuesto. Pero si no estás adelgazando, el problema casi siempre viene de la dieta.

Una vez, mientras volaba de Washington a Londres, me pasé el viaje tecleando en mi portátil porque estaba escribiendo un artículo sobre los cambios dietéticos en la pérdida de peso. El pasajero que tenía al lado me preguntó qué estaba escribiendo y se interesó por el tema. Hacía años que tenía sobrepeso y le interesaba saber qué podía aconsejarle. Le hablé de nuestros descubrimientos científicos sobre cómo pueden los cambios dietéticos conseguir pérdidas de peso duraderas. Le señalé que la clave estaba en cambiar el tipo de alimentos que comemos. Nos pusimos a conversar sobre los beneficios de las verduras, las frutas, las alubias y los cereales integrales y sobre las maravillosas comidas que se pueden hacer con todos ellos.

«Es interesante —me dijo—. Pero creo que he de hacer más ejercicio. Ese es mi verdadero problema. Antes hacía mucho ejercicio, pero últimamente he estado muy ocupado.»

De este modo, eliminó de un plumazo todo el asunto de la comida.

A los pocos minutos, apareció la asistente de vuelo con el servicio de comidas. Le sirvió un sándwich de jamón y queso, una bolsa de patatas chips y un refresco, que devoró sin rechistar. Me imagino que no se daba cuenta de que le haría falta una larga sesión de gimnasio para quemar todas esas calorías innecesarias. La aerolínea también ofrecía comida vegetariana, que hubiera sido una opción mucho más saludable.

Al cabo de poco tiempo, hablé con un paciente en compañía de Stanley Talpers, un internista del claustro de profesores de la Escuela de Medicina de la Universidad George Washington, de Washington DC. El paciente nos dijo que, como no adelgazaba, suponía que era porque tenía que andar más. El doctor Talpers le animó a que primero fuera fiel a su dieta, porque «para adelgazar 450 gramos caminando has de ir hasta Baltimore a pie», le dijo. Es cierto. Hacer ejercicio es bueno, y lo recomiendo sin reservas. Pero no hacer ejercicio no es la principal causa de los problemas de peso, y hacer ejercicio jamás debe sustituir a una dieta sana.

Simplifica. Vale la pena elegir alimentos sencillos en lugar de alimentos procesados. Cuantos menos ingredientes mejor, lo ideal es uno. Las alubias, el bróquil, las zanahorias o el arroz integral, por ejemplo, no necesitan una lista de ingredientes, porque lo que ves es justamente lo que comes. Sabes que nadie ha añadido aceite o suprimido la fibra.

Añade más alimentos crudos. Algunas personas han adelgazado increíblemente consumiendo más alimentos crudos. Las verduras troceadas, las ensaladas y las frutas frescas son ricas en fibra, y no llevan grasas añadidas y tienen un IG bajo.

NO ESTÁS CONTROLANDO LA GLUCOSA TODO LO RÁPIDO QUE DESEARÍAS

La principal forma de hacer el seguimiento de la glucosa es a través de la prueba de la hemoglobina A1c. Como ya he dicho, el valor que recomienda la American Diabetes Association es que esté por debajo del 7%. Si no estás progresando hacia tu meta, aquí tienes algunos puntos a tener en cuenta.

Revisa lo básico (otra vez). Si tienes sobrepeso, adelgazar es el indicio más claro de que tu A1c habrá bajado saludablemente. Para fomentar el inicio de la pérdida de peso, ten en cuenta los consejos que acabo de mencionar y los del capítulo 6. Tanto si tienes sobrepeso como si no, esos mismos puntos también son la clave para controlar tu glucosa.

Si haces una dieta vegana, no tendrá grasa animal, por supuesto. Y si no tomas aceites vegetales, tendrás muy poco de ningún tipo de grasa. Con estos cambios saludables, puedes imaginar cómo se empiezan a disolver esos trocitos de grasa que hay en el interior de tus células musculares. En el capítulo 2 hemos visto que son esos trocitos de grasa los que provocan la resistencia a la insulina.

Toma hidratos de carbono saludables. Muchas personas no mejoran su salud evitando las féculas. Se imaginan que las alubias, las lentejas, la pasta, los boniatos o los ñames les harán subir el azúcar. Y por supuesto, si te mides el azúcar justo después de casi cualquier comida, estará más alto que antes. Pero no dejes que esto te ponga en contra de las féculas y regreses a los alimentos grasos o ricos en proteína. Esta es la razón.

La grasa del pescado y del pollo tiende a frenar tu pérdida de peso. También tenderá a agravar la resistencia a la insulina. Esto es lo que sucede en un caso típico.

Un hombre se entera de que «los hidratos de carbono son malos» o quizás observa que su glucosa ha subido un poco después de haber comido arroz u hortalizas feculentas. Decide que va a eliminar los hidratos de carbono e incluye pescado y pollo en su dieta. Al principio, parece que ha hecho un buen cambio. Su glucosa no se dispara después de las comidas, porque hay muy poca fécula en su alimentación como para proporcionar glucosa. «¡Ajá!», piensa. «¡He encontrado la fórmula para controlar mi nivel de glucosa!» En los días siguientes, sin embargo, se da cuenta de que su glucosa basal va por mal camino. Sube poco a poco, y al cabo de una o dos semanas, el aumento será significativo. «¿Y ahora qué?», piensa. Esto es lo que está pasando:

Solo hay tres fuentes de calorías: los hidratos de carbono, la grasa y las proteínas. Al evitar los hidratos de carbono, se quedó con la grasa (que tiende a aumentar la resistencia a la insulina) y la proteína, que conlleva sus propios problemas. El aumento de la ingesta de grasa no supuso un aumento inmediato de su glucemia, pero las dietas grasas tienden a incrementar la cantidad de grasa intracelular. La consecuencia es que la resistencia a la insulina empeora gradualmente. Esto implica que cualquier hidrato de carbono que ingiera más adelante le provocará un pico de glucosa mayor que antes. A medida que pasen los días, su azúcar en sangre aumentará.

La respuesta a esto es evitar los alimentos grasos y elegir alimentos sanos ricos en hidratos de carbono (véase el capítulo 4). Esto significa legumbres (alubias, guisantes y lentejas), verduras, frutas y cereales integrales.

Las comidas siempre provocan un aumento temporal de la glucosa en sangre. Lo que tratas de identificar es la tendencia general al descenso, a medida que mejora paulatinamente tu sensibilidad a la insulina.

Consulta a tu médico. Una razón habitual por la que sube la glucosa en sangre es que haya alguna infección. Un resfriado, una infección urinaria, una llaga en el pie, una infección en el oído, por citar algunos casos. Todas estas circunstancias tienden a subir el azúcar. A veces, un cortecito muy pequeño o una tos de la que apenas eres consciente hacen que suba el valor de glucosa basal. A medida que se vaya curando la infección (con el tratamiento médico necesario), tu glucosa se irá normalizando. Puede que tu médico considere oportuno modificar temporalmente tu medicación para la diabetes.

Revisa tu nivel de estrés. El estrés sube el azúcar. La respuesta de luchar o huir, es decir, la reacción típica que te prepara para la lucha o para huir del peligro, se puede desencadenar ante cualquier tipo de amenaza, real o imaginaria. El aumento de la glucosa en sangre era mucho más útil cuando las amenazas con las que nos encontrábamos eran depredadores o tribus enemigas. Ese azúcar extra propulsaba a los músculos que tenían que trabajar para huir o luchar. Actualmente, lo más probable es que nos sintamos más amenazados por las preocupaciones laborales, las dificultades económicas o los problemas con nuestra relación, y un aumento de la glucosa no es precisamente lo más indicado. Pero el estrés sigue desatando esa respuesta y sigue creando un pico de azúcar.

Si el estrés es temporal, el aumento de glucosa se resolverá pronto. Si el estrés continúa, busca ayuda. La meditación, el yoga y otras técnicas pueden ayudarte a manejar el estrés. Si el problema es más profundo (si te encaminas hacia una depresión o ansiedad crónica), no pretendas ser un héroe. Consulta a un profesional de la salud mental y sigue el tratamiento que sea adecuado para ti.

Hacer ejercicio. Si eres sedentario, ha llegado el momento de que incluyas la actividad física en tu vida. Hacer ejercicio vigoroso reducirá tu nivel de glucosa. Véase el capítulo 11.

En la mayoría de los casos, estos pasos te ayudarán a bajar el azúcar. Si a pesar de todo, sigue estando alto, tu médico deberá reajustar tus dosis de medicación.

HAMBRE PERSISTENTE

Si estás reduciendo tu ingesta de calorías para adelgazar, puede que te quedes con hambre. Una de las razones por las que recomiendo una dieta vegana baja en grasa es porque es muy sustanciosa: aporta mucha fibra para saciarte y no hay límite en cuanto a calorías o tamaño de las raciones. El resultado es que adelgazas sin pasar hambre. En nuestros estudios científicos utilizamos un cuestionario para medir el hambre del paciente durante el proceso, y siempre descubrimos que esta forma de comer deja a la gente satisfecha.

¿Y si tus comidas no acaban de dejarte satisfecho? Aquí tienes algunas recomendaciones, empezando por la obvia.

Come más. Quizás ese pequeño bol de avena no sea suficiente. Cuando estás empezando a conocer nuevos alimentos, hace falta un poco de tiempo para saber cuáles son las dosis adecuadas. Pronto lo resolverás.

Opta por un IG bajo y mucha fibra. Si desayunas copos de avena instantáneos, tendrás hambre antes que si los comes integrales. La diferencia está, simplemente, en que a los instantáneos los han desposeído de su fibra. En lugar de los copos enrollados planos, tienes una caja de avena en polvo. Eso significa que se hace más rápido, pero también se digiere más rápido, provocan un pico de azúcar en sangre más deprisa (por eso tiene un IG más elevado) y vuelves a tener hambre antes. Comer alimentos que se encuentran en estado lo más natural posible evita que los digieras demasiado rápido y que vuelvas a tener hambre.

Necesitas alimentos que tengan un IG bajo *y* un alto contenido en fibra. Por ejemplo, el pan de trigo integral tiene mucha fibra, pero hay algo en el grano del trigo que hace que libere sus azúcares naturales en el torrente sanguíneo bastante pronto (es decir, tiene un IG alto). De hecho, el pan blanco (al que le han sacado la fibra), tiene prácticamente el mismo IG que el integral. El pan de centeno, por el contrario, se digiere más despacio, libera sus azúcares naturales en el torrente sanguíneo de un modo más natural; eso significa que tiene un IG bajo. Para revisar tu ingesta de fibra, te recomiendo que hagas una Revisión Rápida de la Fibra (véase página 146).

Toma tentempiés saludables. Habrá muchas veces que te apetecerá picar algo entre comidas, ¡y debes hacerlo! Véase capítulo 5, para ver las mejores opciones.

CALMAR LOS ANTOJOS

Si hace mucho tiempo que tienes diabetes, también habrás tenido que soportar la ubicuidad de la comida basura. Los tentempiés nocivos están por doquier. Pero ¿por qué nos atraen tanto? ¿Por que es tan tentador el azúcar o el chocolate? ¿Por qué cuesta a veces resistirse al queso o a la carne? ¿De dónde vienen los antojos?

Una de las participantes de nuestras investigaciones me preguntó una vez qué le pasaba. Hacía 12 años que tenía diabetes y, aunque sabía que no debía tomar alimentos azucarados, sentía el antojo de comerlos. Cuando estaba estresada o cansada, las galletas, el chocolate y la repostería le parecían irresistibles. Casi todos los días tenía antojos. «Pienso que soy una persona con una voluntad débil», me dijo. Se sentía incómoda por tener esos antojos, y cuando hablaba con su dietista evitaba el tema.

Esto es lo más importante que has de entender respecto a los antojos: la causa no es la falta de voluntad o la glotonería. Los antojos los desencadenan *las propiedades biológicas de los propios alimentos*. Es decir, ciertos alimentos tienen composiciones químicas que hacen que deseemos comerlos, casi como los componentes adictivos de las drogas, el alcohol y el tabaco.

Una aclaración necesaria: solo ciertos alimentos se prestan a los antojos. Los mismos alimentos nos atraen a casi todos.

Hay cuatro tipos de alimentos que desencadenan efectos biológicos parecidos a las drogas adictivas. No son tan fuertes ni peligrosos como estas, pero la química de la adicción parece estar activa en estos alimentos. He descrito detalladamente estos efectos en un libro llamado *Breaking the*

Food Seduction. En él resumo los principales puntos que has de saber. Las cuatro categorías de alimentos adictivos son el azúcar, el chocolate, el queso y la carne.

Azúcar. El azúcar no es solo dulce. Además de su sabor, también posee un ligero efecto de droga. Es decir, afecta al cerebro casi de la misma manera que los opiáceos (morfina y heroína, por ejemplo) aunque no tan fuerte. Este efecto explica por qué las personas tienen antojos de dulce, especialmente cuando están estresadas.

¿Cómo sabemos que el azúcar tiene este efecto? En los estudios controlados, los investigadores utilizan una medicación llamada naloxona. Se suele utilizar en las urgencias de los hospitales para bloquear los efectos de la heroína y otros opiáceos. Si alguien se inyecta una sobredosis de heroína, los médicos le inyectan naloxona, que impide que la heroína (o cualquier otro narcótico) se una a los receptores del cerebro. Un drogadicto comatoso, que poco antes estaba al borde de la muerte, se despierta rápidamente cuando se le suministra naloxona.

Los investigadores suministran naloxona a los voluntarios y les ofrecen varios productos azucarados. Entonces miden cuánto comen los voluntarios y comparan los resultados con los que hicieron la misma prueba sin la naloxona.

La naloxona provoca una bajada notable de los antojos de dulce. Normalmente, podrías tener un antojo de un dónut con azúcar glaseado o un trozo de tarta, pero con una dosis de naloxona, gran parte de esa atracción desaparece. El efecto es especialmente claro en los alimentos que contienen azúcar y grasa: galletas, pasteles y helado.

La naloxona se suministra vía intravenosa y no es un tratamiento para la adicción a la comida, sino un instrumento de investigación. Estos experimentos muestran que el azúcar no es simplemente algo que gusta a nuestro paladar, sino que estimula la liberación de la química opiácea cerebral. Del mismo modo que hacer ejercicio intenso provoca la liberación de endorfinas (las sustancias químicas naturales del cerebro que nos aportan bienestar), el azúcar parece tener un efecto muy similar.

Que quede claro que el azúcar no contiene opiáceos. Es el sabor dulce en contacto con la lengua lo que aparentemente desencadena la liberación de opiáceos en el cerebro. Estos opiáceos, a su vez, provocan la liberación de otra sustancia química natural denominada dopamina, que es la llave de los centros de placer del cerebro. Las drogas que enganchan (heroína, cocaína, marihuana, tabaco, alcohol y otras) aumentan la actividad de la dopamina en el cerebro. El azúcar parece tener el mismo efecto. Las pruebas dan a entender que los efectos del azúcar en el cerebro alivian el dolor y el malestar y nos dan un empujoncito. No es de extrañar que cuando estamos estresados recurramos a los alimentos azucarados.

El azúcar ejerce el mismo efecto en los bebés que tienen tan solo unas horas de vida. Cuando a los bebés se les ha de hacer una punción en el talón para extraer una muestra de sangre, se ha observado que lloran mucho menos cuando se les pone un poco de azúcar en la boca.

El antojo de dulce va más allá del propio azúcar. Algunas personas también tienen antojos de comer pan blanco, que se transforma rápidamente en azúcar y lo libera en la sangre. Básicamente, se les antojan alimentos con un IG alto: azúcar, galletas, crackers, pan blanco, patatas o cereales fríos. Aunque también nos gustan los alimentos con un IG bajo, no solemos tener antojo de comerlos.

Chocolate. Las cualidades adictivas del chocolate hace mucho tiempo que han sido reconocidas en las publicaciones psiquiátricas. Y en los estudios científicos, los deseos chocohólicos más intensos se desvanecen cuando se tratan con fármacos que bloquean los opiáceos. Estos experimentos demuestran que lo que nos engancha no es solo el sabor o la textura. El chocolate también parece tener un suave efecto en nuestro cerebro.

Nuestro antojo de chocolate no se debe simplemente a su dulzor. Al fin y al cabo, ningún amante del chocolate se quedaría satisfecho solo con azúcar. El chocolate también contiene cafeína, teobromina y feniletilamina. Todas estas sustancias son estimulantes y pueden influir en la atracción que genera el chocolate, además de los efectos opiáceos.

Si te gusta el chocolate, probablemente ya sabrás que es más que un alimento: no solo sientes que lo *deseas*, sino que lo *necesitas*. Lamentablemente, el chocolate viene acompañado no solo de una considerable carga de azúcar, sino de grasa.

Queso. Sí, huele un poco a calcetines sucios, pero es uno de los alimentos al que más les cuesta renunciar a las personas que quieren mejorar su dieta. Aparte de la grasa y el colesterol, el queso tiene algo que responde por su popularidad.

Ese «algo» podría ser la proteína láctea o caseína. La estructura molecular de la caseína, al igual que todas las proteínas, es como un largo collar de cuentas, cada una de ellas es un aminoácido. Normalmente, cuando se digieren las proteínas, estos aminoácidos se separan uno a uno y son absorbidos en el torrente sanguíneo, y una vez allí son utilizados por los tejidos corporales para reparar cualquier deterioro ocasionado a nuestro cuerpo.

La caseína se comporta de un modo distinto. A medida que se va rompiendo, no libera solo aminoácidos individuales. Se rompe en cadenas cortas de aminoácidos, cadenas de quizá cuatro, cinco o siete «cuentas». No solo son los componentes básicos de los aminoácidos de las proteínas, sino que también son compuestos biológicamente activos con una suave acción narcótica. Los científicos los llaman casomorfinas, es decir, compuestos derivados de la caseína tipo morfina. Si los científicos te dieran queso y luego tomaran una muestra de los contenidos de tu tracto digestivo, encontrarían un despliegue de casomorfinas con una suave acción narcótica. Algunos han especulado que los efectos narcóticos de las casomorfinas son los responsables de que nos guste el queso. Estos efectos también pueden explicar por qué puede estreñir el queso, puesto que los compuestos narcóticos retrasan la digestión. Por el momento, tú sabes si el queso es lo tuyo. Si lo es, su contenido graso y de colesterol están en tu contra. Pronto veremos cómo superar esta y otras adicciones a los alimentos.

Carne. Los hombres, en particular, dicen que la carne es el último alimento al que renunciarían. No importa cuántas veces les recuerden lo que eso supone para su cintura o su colesterol, muchos tienen problemas para romper su apego emocional a la carne asada, el bistec o las alitas de pollo.

Los experimentos con fármacos que bloquean la acción de los opiáceos sugieren que parte de su deseo de comer carne radica en sus efectos opiáceos en el interior del cerebro. Investigadores ingleses dieron fármacos bloqueadores de opiáceos a sus voluntarios y midieron su deseo de comer jamón, salami y atún. Los resultados mostraron que, cuando se bloquearon los efectos opiáceos, los voluntarios perdían la mayor parte de su interés en la carne.[85]

---

85. M. R. Yeomans y col., «Effects of Nalmefene on Feeding in Humans», *Psychopharmacology* 100, 1990, pp. 426-432.

RESETEA TUS PRIORIDADES

Si los antojos están saboteando tu nuevo régimen alimentario, anímate. No eres víctima de haber sido malcriado o de la glotonería. El hecho es que no te sientes atraído solo a un alimento, o incluso a la mayoría de ellos. Puede que te gusten las manzanas, las naranjas, los plátanos o los espárragos, pero ni una sola vez has recurrido a ellos para refugiarte en los momentos de estrés. Nunca has salido disparado para ir a una tienda a comprar una coliflor porque se te *antojaba* ese alimento. Has recurrido al azúcar, al chocolate, al queso o a la carne porque tienen efectos químicos en el cerebro. Algunas bebidas como el vino o el café también tienen efectos similares a las drogas y pueden ser adictivas. Pero en cuanto a lo que a alimentos se refiere, esos cuatro son los que ejercen su desafortunado poder sobre la mayoría de los humanos.

Antes de que veamos qué es lo que podríamos comer, en lugar de ese dónut azucarado, esa barrita de caramelo o esa hamburguesa con queso, veamos más de cerca qué sucede en nuestro cerebro cuando comemos esos alimentos.

Una red de células del interior del cerebro crea lo que a veces se denomina un centro de recompensa. De hecho, es el responsable de la sensación de placer. Sin él, la vida sería un gran día gris.

El centro de recompensa no está solo por diversión. Existe para mantenernos vivos y conservar la especie. Esta es la razón: si no obtuvieras ningún placer de la comida, ¡puede que te olvidaras de ella por completo! Del mismo modo, si el sexo fuera un tostón, las especies pronto desaparecerían. Por consiguiente, cuando comes o tienes relaciones sexuales, tu centro de recompensa te suministra un poco de dopamina para compensarte.

Durante ese proceso, esa liberación de dopamina provoca ligeros cambios neurológicos, cambios que dan prioridad absoluta a repetir lo que acabas de hacer. «Ha sido divertido», parece decir tu centro de recompensa. «Asegúrate de que lo vuelves a hacer.»

En la naturaleza, eso supondría obtener una recompensa por haber encontrado una nueva fuente de alimento o un compañero receptivo, y el resultado es que te beneficiarías de ello una y otra vez. El problema es que este sistema suele ser secuestrado. El alcohol, las drogas de ocio, el tabaco (y sí, los alimentos nocivos) provocan una importante liberación de dopamina, así que no solo te gustan, sino que quieres seguir consumiéndolos. Tu centro del placer reorganiza tus prioridades para favorecer aquello con lo que lo has estimulado últimamente. Te das cuenta de que planificas tu día condicionado por el azúcar o el chocolate, como un alcohólico podría pensar dónde va a tomar su próxima copa. Si alguna vez te has preguntado por qué nos atraen tanto estos alimentos banales, la razón es porque secuestran el circuito de placer del cerebro y tu sistema de elegir prioridades interno.

Liberarse

Si tomar algo dulce o chocolate, de vez en cuando, no es lo más importante de tu vida, no tienes por qué preocuparte. Pero si tu cintura se está expandiendo ante tus ojos o tu salud se resiente por tus hábitos alimentarios, ha llegado el momento de despertar y revisar la adicción. ¿Qué haces si estás enganchado?

La mejor forma de afrontar los alimentos nocivos es evitar el autoengaño. Apártalos por completo, al menos por el momento. No los tengas en casa, ni los compres. No te preocupes por si vas a volver a consumirlos más adelante. Por el momento, déjalos estar.

Mientras tanto, las prioridades de tu cerebro podrán volver a ser lo que realmente es bueno para ti. Es probable que descubras que tu deseo de comer alimentos poco saludables se va desvaneciendo cuanto más tiempo permaneces alejado de ellos. Los pasos siguientes también te ayudarán.

- Desayuna bien, no te saltes comidas. Cuando tienes hambre atacan los antojos.
- Haz ejercicio regularmente para estar lo bastante cansado como para dormir profundamente y asegúrate de que descansas bien. Cuando no duermes bien tienes más antojos.
- Evita situaciones que provoquen antojos. Algunas personas se dan cuenta de que tienen antojos cuando están solas, cuando ven programas de cocina en la televisión, en los bares de los cines o teatros o cuando están con ciertas amistades que también tienen sus propios

problemas con la comida. Procura identificar tus desencadenantes y eliminarlos en la medida de lo posible.

Disfrutar del sabor sin tener que lamentarse

A veces, una sencilla sustitución puede ayudarte a alejarte de la comida nociva. Aquí tienes algunos ejemplos.

Si tienes ganas de dulce: a veces, en las recetas puedes sustituir el azúcar blanco por sirope de arce o azúcar moreno. ¡De saludables no tienen nada! Pero la idea es sustituir el azúcar blanco refinado por una cantidad más pequeña de sirope o azúcar moreno. Tienen tanto sabor que no notarás que estás tomando menos cantidad.

La estevia es un derivado de una planta de Paraguay que es muy dulce. Se vende como suplemento dietético (su uso como aditivo comercial todavía no ha sido aprobado).

La sucralosa es un edulcorante sin calorías hecho con azúcar de caña al cual se le ha añadido cloro químicamente, lo cual aumenta de manera notable el dulzor del producto final. Los alcoholes azucarados, como el manitol, el sorbitol y el xilitol, son edulcorantes bajos en calorías que en ocasiones, se usan para fabricar caramelos, chicle y postres. Tienen aproximadamente la mitad de calorías que el azúcar blanco. También hay otros edulcorantes artificiales. La desventaja es que muchos de ellos no te ayudan a romper tu relación amorosa con el dulce, así que, si en algún momento estos edulcorantes no están a tu alcance, recurrirás de nuevo al azúcar.

Mi amigo y colega Hans Diehl, fundador del Proyecto para Mejorar la Salud Coronaria, dice que lo mejor que puedes hacer si eres goloso es ¡arrancarte los dientes! Eso quiere decir que, si dejas de comer dulces, al final acabarás olvidándolos.

Las mejores opciones son las frutas frescas, que son la fuente de la naturaleza de alimentos dulces. También es conveniente asegurarte de que tu dieta contiene hidratos de carbono complejos adecuados: cereales, boniatos y legumbres, por ejemplo. Estos alimentos aportan la energía que necesitas de un modo que es mucho más saludable que el azúcar.

Si tienes antojo de chocolate: el cacao en polvo es básicamente chocolate sin grasa. Se puede usar en bebidas o convertirlo en una crema para untar fresas o cualquier otra fruta fresca. También puedes encontrar sucedáneos de helados bajos en grasa, hechos de soja, y sorbetes.

Si tienes antojo de queso: prueba la levadura nutricional. Se vende en las zonas de suplementos de las tiendas de productos naturales; los copos de levadura nutricional (no la de cerveza o panadera) dan un sabor que recuerda al queso y es ideal para salsas y guisos.

En las recetas, puedes sustituir el requesón por tofu empaquetado en agua, chafado y mezclado con un poquito de zumo de limón. Si eliges queso de soja, lee la etiqueta para comprobar el contenido de grasa y comprobar si está hecho con caseína, la proteína de la leche.

Si tienes antojo de carne: las salchichas de frankfurt, las hamburguesas y los embutidos vegetales ahora se encuentran en casi todas partes. El seitán (hecho del gluten del trigo), el tofu, el tempeh y la proteína de soja texturizada son productos versátiles y buenos sustitutos para las recetas de carne. Por extraño que parezca, el deseo de comer carne desaparece rápidamente cuando esta se elimina de la dieta. Personas que creían que no podían vivir sin un bistec o un filete de salmón pronto descubren que no les apetece en absoluto.

Las influencias genéticas de los antojos

Aunque los antojos pueden afectar a cualquiera, algunas personas pueden ser especialmente vulnerables. Los investigadores han descubierto que algunas personas nacen con menos receptores de dopamina, las sustancias químicas cerebrales responsables de los sentimientos placenteros. Según parece, esta falta de receptores se traduce en que obtienen menos estímulos de la dopamina y menor cantidad de las sensaciones de bienestar que esta aporta. Esto hace que estas personas tengan cierta desventaja en comparación con otras personas. Por consiguiente, tienen más tendencia a sentirse atraídas hacia el tabaco, el alcohol o las drogas. Supuestamente, buscan el estímulo que la naturaleza no les proporciona. Puede incluso que sean víctimas del juego compulsivo o de comer compulsivamente.

Todo empieza con un gen. Los receptores de dopamina se crean de acuerdo con las especificaciones de tus cromosomas (la larga escalera en espiral), las cadenas de genes que se encuentran en cada una de tus células y que determinan quién eres. Tu madre y tu padre te transmitieron esos genes, y tu constitución física refleja la combinación de ambos. Si alguno de los padres transmitió un gen que indica que vas a tener pocos receptores de dopamina, tendrás aproximadamente un tercio menos de receptores que otras personas.

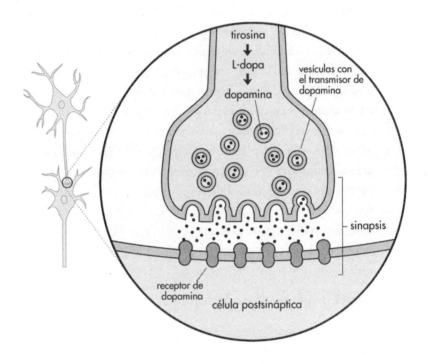

La neurona tiene en su extremo pequeñas bolsas (vesículas) de dopamina. Cuando experimentas una sensación placentera, estas vesículas liberan dopamina en el espacio (sinapsis) que existe entre una célula y la siguiente. Cuando las moléculas de dopamina llegan a la siguiente célula se unen a sus receptores de dopamina y su efecto depende de cuántos receptores de dopamina tengas. Algunas personas tienen al menos un tercio menos de receptores que otras personas.

Si tomaras muestras a personas que están en programas para dejar de fumar o de drogodependencia, verías que casi el 40% tienen un gen que provoca que tengan muy pocos receptores del denominado receptor de la dopamina D2, o DRD2, para abreviar.

Hace varios años me pregunté si las personas que tienen problemas para hacer una dieta sana podrían tener esta variante genética. Ernest Noble, de la Universidad de California en Los Ángeles, llevó a cabo análisis genéticos de nuestros pacientes. Para nuestra sorpresa descubrimos que la mitad de nuestros participantes con diabetes de tipo 2 también tenían el gen asociado a la menor cantidad de receptores de la dopamina. Esto es muy superior que la escasa prevalencia de uno a cinco del resto de la población.

Este hecho nos planteó una pregunta inquietante: ¿hacía la falta de receptores de dopamina que comieran en exceso? ¿Conducía el comer en exceso al aumento de peso, que a su vez desencadenaba la diabetes? Todavía no hemos resuelto este tema, pero sí hemos descubierto que, aunque las personas con este gen mejoraban mucho con nuestra dieta, obtenían menos beneficios que las personas que tenían el número de receptores de dopamina normales. Sus valores de A1c bajaron aproximadamente un 0,9% como media, en comparación con el promedio de bajada de 1,6 puntos de las personas sin el gen. Por el momento, este tipo de prueba genética solo se hace en los estudios científicos. Tu médico no puede determinar si estás predispuesto genéticamente a tener menos receptores de dopamina. De hecho, en lo que respecta a tu plan de alimentación, no tiene la menor importancia. Sea cual sea tu constitución genética, es más que probable que la dieta descrita en este libro te sea útil. He mencionado el tema de la genética, simplemente, para remarcar el hecho de que los antojos y las adicciones alimentarias son cuestiones *físicas*, no morales. Se deben a las propiedades de los propios alimentos, que interactúan con nuestra bioquímica natural.

Una cosa más: si ciertos alimentos son como drogas, vale la pena tratarlos como tales. Es decir, evitarlos. Del mismo modo que para un fumador es más duro fumar menos que dejarlo y para un alcohólico beber vino con moderación es más difícil que dejar de beber, también es muy duro autoengañarte con alimentos que te tienen enganchado. Suele ser más fácil evitarlos por completo y hacer todo lo posible por olvidarlos. Si en unas semanas has podido prescindir de estos alimentos activos bioquímicamente, tendrás muchos menos antojos que si los hubieras comido ayer.

PROBLEMAS DIGESTIVOS

Una dieta a base de productos vegetales es ideal para las personas que padecen problemas de estreñimiento. Su fibra natural es lo que necesita tu tracto digestivo. Algunos alimentos provocan algo de gases. Si tienes este problema, esto es lo que has de hacer:

En primer lugar, solo ciertos alimentos producen gases. Los cereales, las frutas y la mayoría de las hortalizas son inofensivos. Las legumbres y las verduras crucíferas poco hechas (bróquil, col, coliflor y coles de Bruselas, por ejemplo) son las peores. Lo más probable es que tengas que consumirlas en pequeñas dosis. Si has sustituido un bistec enorme por un plato enorme de alubias, recuerda que una ración pequeña de alubias da para mucho. Prueba a reducir las raciones.

Con el tiempo, descubrirás que tu cuerpo se adapta y puedes tomar raciones más grandes sin que te provoquen tantos gases. Si cueces las alubias en casa, tira el agua que has usado para ponerlas en remojo y cuécelas con agua limpia. Cuécelas bien (¡no existen alubias al dente!) Lo mismo sucede con las crucíferas. Si a todos nos gusta un ramillete de bróquil fresco en una bandeja de crudités, pero si te provoca problemas digestivos, cuece las verduras hasta que puedas pincharlas fácilmente con el tenedor.

Has de eliminar los productos lácteos y el azúcar de tu dieta. Por supuesto, los lácteos ya estaban fuera de la lista, pero los problemas digestivos son otra de las razones para no tomarlos, como has visto en el capítulo 4. La lactosa (el azúcar de la leche) que supone hasta el 55% de las calorías de la leche desnatada provoca gases, retortijones y diarrea a muchas personas. Esta es la razón.

En la etapa de lactancia, el cuerpo produce la enzima de la lactasa que rompe la lactosa en el tracto intestinal del bebé, a fin de que la pueda absorber y utilizar para generar energía. Cuando dejamos de ser lactantes, la mayoría dejamos de producir esta enzima. El resultado es la intolerancia a la lactosa, que antes se pensaba que era anormal, pero ahora se sabe que es la norma biológica, no solo para los humanos sino también para los mamíferos en general. Puesto que la producción de lactasa se va reduciendo gradualmente, muchas personas no asocian sus trastornos digestivos con los productos lácteos.

En casi el 85% de los caucasianos, una mutación genética hace que la enzima lactasa persista bien avanzada la edad adulta. Aun así, a la larga, la intolerancia a la lactosa también afectará a muchos de ellos. Eliminar los productos lácteos de tu menú durante unos días te ayudará a descubrir si eres una de esas personas.

Algunos adultos tienen problemas para digerir el azúcar blanco (sacarosa). Nuevamente, es fácil de comprobar. Deja de tomar azúcar unos días y observa si mejoran los síntomas.

TRIGLICÉRIDOS ALTOS

Cuando tu médico te revise el colesterol, también incluirá los triglicéridos. Los triglicéridos son moléculas de grasa que transporta la sangre por varias razones. Como sucede con el colesterol, tener cierta cantidad de triglicéridos en la sangre es normal en la bioquímica humana. Pero si están demasiado altos aumenta el riesgo de padecer enfermedades cardiovasculares, del páncreas y otros problemas. Como hemos visto en el capítulo 7, la concentración normal de triglicéridos ha de ser inferior a 150mg/dl. Los valores de 150 a 199 mg/dl se consideran límite, y los valores de 200 a 499 mg/dl se consideran altos. Las concentraciones de 500mg/dl o superiores se consideran muy altas.

Algunos estudios parecen indicar que las dietas ricas en hidratos de carbono refinados podrían provocar un aumento temporal de los triglicéridos. Los alimentos ricos en fibra y bajos en IG parece ser que tienen el efecto contrario.[86] Deberás intentar comer más de estos alimentos. En nuestras investigaciones, la dieta vegana baja en grasa y con IG bajo ayuda a reducir eficazmente el nivel de triglicéridos. Además, una dieta vegana baja en grasa ayuda a adelgazar, lo cual, a su vez, reduce los triglicéridos.

Hacer ejercicio regularmente también ayuda. Una actividad física moderada, como caminar, baja la concentración de triglicéridos. También te beneficiarás de no beber alcohol. El alcohol sube los triglicéridos ligeramente, de modo que cuando no bebes también bajan un poco.

---

86. D. J. Jenkins y col., «Low-Glycemic Index Diet in Hyperlipidemia: Use of Traditional Starchy Foods», *American Journal of Clinical Nutrition* 46, 1987, pp. 66-71.

LA INTERACCIÓN ENTRE LAS HORTALIZAS Y LOS ANTICOAGULANTES DE PRESCRIPCIÓN FACULTATIVA

La warfarina (Coumadín) es un anticoagulante que se receta para prevenir infartos de miocardio, accidentes cerebrovasculares, coágulos en las piernas y otros problemas. La warfarina es una antagonista de los efectos de la vitamina K, que es la encargada de crear las proteínas que emplea nuestro cuerpo en el proceso de coagulación.

Muchas personas que la toman evitan comer verduras, especialmente las de hoja verde, que son ricas en vitamina K, porque creen que afectará a su tendencia a formar coágulos. Pero evitar estos saludables alimentos las dejará con un nivel muy bajo de vitaminas y minerales importantes.

Te recomiendo que hables de este tema con tu médico y tu dietista, pero la respuesta no está en dejar de comer verdura. Lo que importa es consumir una cantidad bastante estable de verduras para no tener que estar modificando continuamente las dosis de warfarina. Si comes muchos vegetales saludables y de pronto dejas de hacerlo, la acción de la warfarina se intensifica, aumentando el riesgo de sangrado. Por otra parte, si dejaras de comer verduras con tanta frecuencia y un día, de repente, volvieras a aumentar la dosis, la vitamina K de estos alimentos tendría el efecto opuesto, propiciando que tu cuerpo formara coágulos más fácilmente. Resumiendo: disfruta de las verduras y mantén la dosis que ingieres a diario constante.

Por cierto, el alcohol aumenta los efectos de la warfarina, que es la razón por la que los médicos advierten a quienes la toman que no beban. Hay muchos medicamentos (por ejemplo, aspirina, acetaminofeno y muchos otros) que también pueden acentuar la acción de la warfarina.

Si te has encontrado con algún tropiezo en el camino, espero que estos consejos te hayan sido útiles y que hayas vuelto a tu dieta saludable.

10

¿Qué suplementos has de tomar?

Las noticias y los anuncios publicitarios anuncian a bombo y platillo los beneficios de varios suplementos nutricionales. Las estanterías de las parafarmacias y las tiendas de productos naturales están repletas de productos. ¿Cuáles sirven de algo y cuáles son innecesarios?

A continuación te ofrezco información básica que te ayudará a decidir. No obstante, deberías hablar con tu médico, enfermera, farmacéutico o dietista sobre los productos que puedes tomar. Puede que necesites un suplemento u otro, en particular, según sea tu estado de salud. O puede que debas evitar ciertos productos que interfieren con los medicamentos que tomas.

Si tomas suplementos que pueden afectar a tu azúcar en sangre, revisa regularmente tu glucosa en sangre. Véase el capítulo 7 para reconocer y tratar los síntomas de la hipoglucemia.

Veamos vitaminas específicas y otros compuestos nutricionales, empezando por los básicos.

Vitamina B_{12}. Esta vitamina es esencial para la salud de los glóbulos rojos y de la función nerviosa. Si haces una dieta vegana, como la que yo recomiendo, deberías tomar vitamina B_{12} a diario, al menos 5 microgramos. Casi todas las marcas contienen más que eso, pero las dosis más altas no son tóxicas. Muchas personas, especialmente mayores, suelen estar bajas de vitamina B_{12} independientemente de la dieta que sigan, porque su cuerpo pierde la capacidad de asimilarla. Es lo mismo que les sucede a las personas que toman metformina o antiácidos. Puedes encontrar vitamina B_{12} en algunos productos enriquecidos, como los cereales para el desayuno y la leche de soja, pero en cantidades insuficientes para satisfacer tus necesidades.

Vitamina D. La vitamina D se genera cuando la piel entra en contacto con el sol. Nos ayuda a absorber el calcio, entre otras funciones. Es buena idea pasar de 15 a 20 minutos al sol cada día. Si estás al sol ese tiempo no necesitas suplemento dietético. Si no lo haces, no tomes un complejo vitamínico típico, un suplemento de vitamina D de 2.000 IU es lo más indicado.

Aparte de las vitaminas básicas, hay algunos otros suplementos que han dado buenos resultados en las personas con diabetes.

Canela. Se ha demostrado que la canela mejora el nivel de glucosa en sangre. Una cantidad tan pequeña como ½ cucharadita de canela común en tus gachas matinales u otros alimentos no solo parece reducir el azúcar, sino también el colesterol.[87] Algunos de los efectos positivos de la canela se podrían explicar por la existencia de unos compuestos denominados polímeros polifenoles, que se encuentran en esta especia y tienen una acción similar a la insulina.

Magnesio. En el Estudio de la Salud de las Enfermeras de la Universidad de Harvard, las mujeres que tomaban más magnesio en su dieta tenían muchas menos probabilidades de desarrollar diabetes.[88] Según parece, el magnesio aumenta la sensibilidad a la insulina y podría aumentar la secreción de insulina del páncreas, lo que indica que también podría ser útil una vez se ha diagnosticado la diabetes.

Sin embargo, esto no significa que necesites suplementos de magnesio. Los alimentos ricos en magnesio incluyen los cereales integrales (cereales que conservan intacta su fibra natural) como el arroz integral, la cebada y la avena, así como las verduras verdes, como las espinacas y las acelgas. Hay muchas otras variedades ricas en magnesio.

Cromo. El cromo es un elemento que ayuda a la insulina a funcionar mejor. Esto quiere decir que ayuda a que la hormona acompañe a la glucosa desde la sangre hasta la célula.

Técnicamente hablando, el cromo es lo que se denomina un cofactor de la insulina o un ayudante de la insulina, si lo prefieres. Del mismo modo

87. J. Hlebowicz, A. Hlebowicz, S. Lindstedt y col., «Effects of 1 and 3 g cinnamon on gastric emptying, satiety, and postprandial blood glucose, insulin, glucose-dependent insulinotropic polypeptide, glucagon-like peptide 1, and ghrelin concentrations in healthy subjects», *American Journal of Clinical Nutrition* 89, 2009, pp. 815-821.

88. R. M. van Dam, F. B. Hu, L. Rosenberg, S. Krishnan y J. R. Palmer, «Dietary calcium and magnesium, major food sources, and risk of type 2 diabetes in U.S. black women», *Diabetes Care* 29 (10), octubre 2006, pp. 2238-2243.

que no puedes usar un gato para levantar el coche si le falta la palanca, la insulina tiene dificultades en llevar la glucosa a las células si no tiene cromo que le ayude a hacer bien su trabajo.

El papel esencial que desempeña el cromo se ha descubierto recientemente. A finales de la década de 1960, los investigadores descubrieron que la deficiencia de cromo podía elevar el azúcar en sangre.[89] En 1977, investigadores canadienses describieron el caso de una mujer de unos treinta y tantos años que después de una operación intestinal fue alimentada íntegramente vía intravenosa. A medida que pasaban los días, iba adelgazando. Le subió el azúcar inexplicablemente, y al final desarrolló síntomas nerviosos en las piernas que parecían una neuropatía diabética. Los médicos prescribieron que le suministraran grandes dosis de insulina para controlar su azúcar. Al final le dieron cromo, que no estaba presente en la fórmula que le habían suministrado para alimentarla. En cuestión de pocas semanas, le bajó la glucosa hasta el extremo de no necesitar insulina y los síntomas nerviosos desaparecieron.[90]

El cromo está presente de forma natural en muchos alimentos, como el bróquil, las judías verdes, los cereales integrales, los frutos secos e incluso el café. Algunos expertos recomiendan tomar suplementos.

¿Qué alimentos tienen y cuánto necesitamos? Según la Junta de Nutrición y Alimentos del Instituto de Medicina, las cantidades seguras y adecuadas diarias de cromo en los adultos de 19 a 50 años son de 35 microgramos para los hombres y 25 microgramos para las mujeres. Para las personas de más de 50, las dosis son de 30 microgramos para los hombres y 20 para las mujeres. Esta es la lista oficial del contenido de cromo de los alimentos comunes de Estados Unidos.

89. W. Mertz, «Chromium Occurrence and Function in Biological Systems», *Physiological Reviews* 49, 1969, pp. 163-239.

90. K. N. Jeejeebhoy y col., «Chromium deficiency, Glucose Intolerance, and Neuropathy Reversed by Chromium Supplementation in a Patient Receiving Long-Term Total Parenteral Nutrition», *American Journal of Clinical Nutrition* 30, 1977, pp. 531-538.

Contenido de cromo de los alimentos comunes		
ALIMENTO	RACIÓN	CROMO (MCH)
Bróquil	½ taza cocida	11
Zumo de uva	1 taza	8
Magdalena de trigo integral	1	4
Puré de patatas	1 taza, cocidas	3
Ajo seco	1 cucharadita	3
Albahaca seca	1 cucharada	2
Zumo de naranja	1 taza	2
Pan de trigo integral	2 rebanadas	2
Vino tinto	140 g	1-13
Manzana con piel	1 mediana	1
Plátano	1 mediano	1
Judías verdes	½ taza, cocidas	1

Fuente: Institutos Nacionales de la Salud, http://ods.od.nih.gov/factsheets/Chromium_pf.asp#h2, consultado el 10 de abril de 2017.

Aunque conviene que te asegures de que incluyes alimentos ricos en cromo en tu dieta, también te ayudará eliminar el azúcar y los productos hechos con harinas refinadas, como la harina blanca. Estos alimentos no solo son bajos en cromo, sino que aceleran la pérdida del mismo. La pérdida de este mineral también aumenta por el estrés que provoca una infección, demasiado ejercicio físico y el embarazo.

Algunos investigadores han ido más allá de los alimentos y han probado los efectos de los suplementos. Sin embargo, los estudios en los que los científicos administraron cromo a personas con diabetes de tipo 1, tipo 2 y gestacional dieron resultados confusos. Puede que el problema fuera que los estudios eran de pequeña magnitud y que las dosis de cromo suministradas también eran bastante pequeñas, pero en algunos de ellos se dieron dosis más altas a personas con diabetes de tipo 2 y no se observó beneficio alguno.[91] A raíz de ello, la mayoría de los expertos en diabetes no recomiendan suplementos de cromo.

Si vas a tomar algún suplemento, deberías saber que la seguridad de las dosis altas de cromo todavía no se ha estudiado lo suficiente en com-

---

91. G. W. Landman, H. J. Bilo, S. T. Houweling y N. Kleefstra, «Chromium does not belong in the diabetes treatment arsenal: current evidence and future perspectives», *World Journal of Diabetes* 5, 2014, pp. 160-164.

paración con otros minerales. En los estudios en los que se suministra cromo para el tratamiento de la diabetes, los investigadores suelen excederse de las cantidades recomendadas por el Gobierno de Estados Unidos, pues administran dosis de hasta 1.000 microgramos al día. Las personas con problemas hepáticos o de función renal podrían correr el riesgo de sufrir efectos secundarios y deberían estar muy por debajo de estas dosis. Los beneficios y los riesgos a largo plazo de los suplementos de cromo todavía se desconocen.

Ácido alfa-lipoico. El ácido alfa-lipoico, llamado a veces ácido tióctico, lo genera el cuerpo humano espontáneamente. Desempeña funciones importantes en las mitocondrias, los «hornos» microscópicos que aportan energía a las células. Actúa como cofactor para varias enzimas relacionadas con el metabolismo de la energía.

El suplemento de ácido alfa-lipoico no se emplea para contrarrestar deficiencias, sino a modo de droga. En dosis altas actúa como antioxidante. En las personas con diabetes de tipo 2 parece que aumenta la sensibilidad a la insulina y reduce los síntomas del deterioro de los nervios.[92, 93]

En muchos de los estudios, los investigadores inyectaron vía intravenosa el ácido alfa-lipoico en vez de suministrarlo oralmente. De momento, parece seguro, pero todavía no está claro si clínicamente tendrá efectos importantes a largo plazo. Y en tal caso, habrá que ver cuáles son las dosis seguras y eficaces para su uso a largo plazo.

Información adicional

Si buscas información sobre suplementos en la Red, puede que te pierdas en un sinfín de páginas web comerciales. Te recomiendo que visites la página de National Institutes of Health (Institutos Nacionales de la Salud), www.nih.gov/supplements.

92. S. Jacob y col., «Oral Administration of RAC-Alpha-Lipoic Acid Modulates Insulin Sensitivity in Patients with Type-2 Diabetes Mellitus: A Placebo-Controlled Pilot Trial», *Free Radical Biology & Medicine* 27, 1999, pp. 309-314.

93. D. Ziegler, P. A. Low, W. J. Litchy y col., «Efficacy and safety of antioxidant treatment with α-lipoic acid over 4 years in diabetic polyneuropathy: the NATHAN 1 trial», *Diabetes Care* 34 (9), 2011, pp. 2054-2060.

11

Ejercicio para el resto de nosotros

Sí, hacer ejercicio es bueno para ti. La actividad física reduce el azúcar en sangre y tu corazón lo agradece. Mejora la calidad del sueño y tu nivel de energía general. Cuando te comprometes con una dinámica de ejercicio, te sientes de maravilla.

No obstante, para muchos, la idea de hacer gimnasia les evoca imágenes de dolorosos ejercicios y una monotonía que no compensa. Muchas personas tienen problemas para adoptar una rutina de gimnasia; simplemente, parece que a ellos no les funciona. Por cada persona a la que le oigo decir algo semejante:

«Me siento muy bien haciendo ejercicio. Tengo más energía, me ha bajado el azúcar, estoy genial. No puedo imaginar un día sin hacer ejercicio»,

... hay otra que expresa lo siguiente:

«Hacer ejercicio es superior a mis fuerzas. Sé que estaría mejor si lo hiciera, pero cada vez que me inscribo en un gimnasio o decido empezar a hacer ejercicio, no aguanto mucho tiempo.»

Si cargas con muchos kilos de más, hacer ejercicio no es fácil. Quizá, te limite el dolor articular o los problemas de corazón. Tal vez tus buenas intenciones parecen desvanecerse cuando llega el momento de atarte los cordones de las zapatillas deportivas. En este capítulo, trataremos los distintos aspectos de la gimnasia (sus beneficios, limitaciones y dificultades para empezar) y veremos qué podemos hacer para que te funcione.

Una observación para tu tranquilidad: si no puedes hacer ejercicio debido a una limitación física, también puedes adelgazar, bajar tu azúcar y vivir de forma saludable. De hecho, la mayor parte de los beneficios del cambio de dieta que has leído, se produjeron *sin* hacer ejercicio. Esto es porque en nuestros estudios de la dieta solemos pedirles a los voluntarios que *no* cambien sus costumbres de hacer ejercicio, así podemos aislar los efectos del cambio de dieta para los fines de nuestra investigación. No cabe duda de que hacer gimnasia suma más beneficios a los que ya tiene una buena dieta, pero si no es posible en tu caso, también te puede ir muy bien.

CLASES DE EJERCICIOS

Las distintas disciplinas físicas tienen efectos diferentes.

Ejercicio aeróbico es cualquier tipo de actividad rítmica y continua que realizas durante cierto periodo de tiempo, generalmente, al menos durante 10 minutos. Un paseo vigoroso, correr, jugar al tenis, bailar o patinar son ejercicios aeróbicos. Este tipo de ejercicio baja el azúcar y los triglicéridos, y si sigues practicándolo vivirás más tiempo.

Ejercicio de resistencia es el levantamiento de pesas y otros ejercicios donde se hace hincapié en el esfuerzo muscular: flexiones de brazos y sentadillas hasta el fondo, por ejemplo. Con este tipo de ejercicio creas masa muscular o, al menos, conservas la musculatura. También mejora la sensibilidad a la insulina.

Ejercicios de flexibilidad (estiramientos). Sirven para mantener la extensión del movimiento de tus articulaciones. También pueden aliviar el estrés.

Más abajo te daré las directrices sobre la cantidad y la frecuencia recomendadas para hacer ejercicio.

La combinación de dieta y ejercicio puede ayudar a prevenir el desarrollo de la diabetes. En un estudio pionero denominado Programa para la Prevención de la Diabetes, se hizo seguimiento a 3.234 personas a las que les estaba empezando a subir el azúcar pero no era lo bastante alto como para diagnosticarles diabetes. Con una combinación de dieta y ejercicio, los participantes pudieron reducir en un 58% el riesgo de desarrollar la enfermedad. El programa de ejercicio constaba de 150 minutos a la semana, media hora cinco veces a la semana.[94]

Quiero dejar clara una cosa: hacer ejercicio puede ensalzar los efectos de una dieta sana, pero no puede compensar los de una mala dieta. De hecho, de los dos componentes (dieta y ejercicio), la parte de la dieta es mucho más importante para perder peso y, en última instancia, para prevenir o controlar la diabetes.

Una minuciosa revisión de las investigaciones publicadas nos demostró que las personas que empezaban a hacer ejercicio no adelgazaban mucho más que las que permanecían sedentarias.[95] El ejercicio no puede sustituir a los cambios dietéticos en lo que respecta a adelgazar.

Esto no significa que hacer ejercicio no sirva de nada. Es útil para bajar el A1c. En una revisión de varios estudios en los que se ponía a prueba los efectos de hacer ejercicio, el promedio de A1c de los voluntarios que iniciaban programas de gimnasia bajó al 7,7%, que es mejor que el 8,3% de los que no hacían ejercicio.[96] No obstante, ese resultado no es nada en comparación con el que se consigue con un cambio de dieta. Para evitar o controlar la diabetes, lo mejor es hacer dieta *y* ejercicio.

Una parte de tu cuerpo que se beneficia enormemente de hacer ejercicio es el corazón. En un estudio reciente se hizo un seguimiento de los niveles de actividad física de adultos con diabetes de tipo 2 durante un periodo de 19 años, y se centraba específicamente en el riesgo de muerte por enfermedad cardiovascular. Se observó que los que estaban moderadamente activos físicamente tenían un 40% menos de probabilidades de padecer una enfermedad cardiovascular que los que eran sedentarios. Tenían rutinas de ejercicio de al menos 4 horas semanales de ejercicio moderado como caminar, ir en bicicleta o practicar la jar-

---

94. W. C. Knowler y col., «Reduction in the Incidence of Type 2 Diabetes with Lifestyle Intervention or Metformin», *New England Journal of Medicine* 346, 2002, pp. 393-403.

95. D. E. Thomas, E. J. Elliott y G. A. Naughton, «Exercise for type 2 diabetes mellitus», *Cochrane Database System Review*, 3, 19 de julio de 2006, CD002968.

96. N. G. Boulé y col., «Effects of Exercise on Glycemic Control and Body Mass in Type 2 Diabetes Mellitus: A Meta-Analysis of Controlled Clinical Trials», *Journal of the American Medical Association* 286, 2001, pp. 1218-1227.

dinería suave.[97] Las personas activas también tienen menos riesgo de padecer un ictus.[98]

Hay otros tres beneficios más de hacer ejercicio que vale la pena tener en cuenta. En primer lugar, hacer ejercicio y comer son dos actividades excluyentes. Es fácil engullir calorías de más mientras estás viendo tu película de intriga favorita, pero es verdaderamente difícil hacerlo mientras juegas al tenis. Hacer ejercicio es una diversión sin calorías.

Segundo, hacer ejercicio ayuda a dormir. Si has hecho trabajar bien a tus músculos, estos *querrán* dormir. Dormirás mucho más a gusto que si te has pasado todo el día sentado en tu mesa de despacho, viendo la televisión o leyendo. Y cuando se descansa bien, es más fácil centrarse en una dieta sana y decir que no a los alimentos que no te convienen.

Tercero, hacer ejercicio te ayuda a sentirte mejor. Te levanta el ánimo y es un antidepresivo natural.

TEJIDO MUSCULAR DE TIPO I Y DE TIPO II

¿Por qué a algunas personas les encanta hacer ejercicio y otras lo odian? Por extraño que parezca, es una razón genética. Si pudieras mirar en el interior de tus músculos y compararlos con los de otras personas, descubrirías un hecho que da que pensar: algunas personas están hechas para hacer ejercicio. Es decir, sus músculos contienen muchas células del tipo I (este nombre no tiene nada que ver con la diabetes de tipo 1, es pura coincidencia). Las células musculares tienen un aporte sanguíneo especialmente potente gracias a una red de capilares que aportan oxígeno y reducen el cansancio. También reciben un suministro extra de una enzima denominada lipoproteína lipasa, que rompe la grasa para usarla de combustible. El resultado es que a largo plazo se tiene más energía. Cuando ves corredores que parece que están muy vigorosos en vez de agotados, o cuando alguien cuenta maravillas sobre el subidón del corredor, no envidies su determinación. Es muy probable que hayan nacido con el tejido muscular que está cargado de células de tipo 1.

---

97. G. Hu y col., «Physical Activity, Cardiovascular Risk Factors, and Mortality among Finnish Adults with Diabetes», *Diabetes Care* 28, 2005, pp. 799-805.

98. G. Hu y col., «Leisure time, occupational, and commuting Physical Activity and the risk of stroke», *Stroke* 36, 2005, pp. 1994-1999.

Hay otras personas, sin embargo, que tienen células de tipo II, que van bien para intervalos breves de ejercicio, pero no tienen resistencia.

Dicho esto, es importante darse cuenta de que los músculos cambian, al menos en cierta medida. Si aumentas, despacio pero sin pausa, la intensidad de tu trabajo físico (dentro de los límites de la seguridad), aumenta el suministro de sangre a las células de tipo II. Al final, se vuelven casi tan vigorosas como las de tipo I.

Hago esta distinción biológica para enfatizar un punto importante: la aptitud para hacer ejercicio (o falta de la misma) no es una cuestión de carácter, es biología en acción. Si te has estado culpabilizando por tu falta de destreza atlética, ha llegado el momento de indultarte.

HACER QUE TE FUNCIONE

Aquí tienes dos consejos para que hacer ejercicio te funcione.

En primer lugar, procura que sea divertido. Para la mayoría eso implica un acto social. Es más divertido salir a caminar con alguien que ir solo. Si haces ejercicio en un gimnasio, es más probable que lo hagas si te apuntas a una clase (aeróbic, yoga o cualquier otra cosa) que si vas a practicar solo. Si vas acompañado a la clase es más probable que no te la saltes.

Puedes convertirlo en algo especial y planificar una comida saludable para después de la clase. Si vas a bailar o a jugar al tenis, la palabra *ejercicio* puede que ni se te pase por la cabeza. Tu actividad es demasiado divertida como para darle ese nombre. Procura que te divierta lo que haces, de lo contrario no lo harás dos veces a la semana, y mucho menos tres. Para muchas personas diversión equivale a amigos. Para que funcione necesitas el apoyo de otras personas.

Segundo, es importante hacer ejercicio regularmente, no de forma intermitente. Parafraseando la primera ley del movimiento de Newton: «Un objeto en reposo tiende a estar en reposo, un objeto en movimiento tiende a estar en movimiento». Si el objeto en reposo eres tú (o sea, que estás firmemente apegado al sillón) tendrás la tendencia a permanecer en reposo. Por el contrario, si un amigo y tú decidís salir a dar un paseo en días alternos, después de cenar, seguiréis haciéndolo.

Un consejo importante: cuando te prepares para la sesión de ejercicio, te asaltarán algunas dudas. El diablillo que tienes sobre tu hombro te dirá que estás demasiado cansado, que no tienes tiempo, que no te apetece, etcétera. Pero lo cierto es que *nunca* sentirás que tienes ganas cuando te toca «prepararte». No esperes al día perfecto en el que «sientas que te apetece». Hazlo de todos modos, y hazlo ahora. Sal y haz lo que tengas que hacer. No tardarás en darte cuenta de que ha valido la pena.

Este ciclo se repite cada vez que haces ejercicio: las dudas y los pensamientos negativos, tu resolución de no hacerles caso y de hacer ejercicio de todos modos, y de alegrarte de haberlo hecho. Al poco tiempo, tendrás más confianza y entrarás en la dinámica.

Hay otra razón para hacer ejercicio con regularidad: el efecto de una sola sesión es pequeño. Si te has inscrito en un gimnasio, podrás comprobarlo por ti mismo. Súbete en la primera cinta de andar que encuentres y corre sin parar un kilómetro y medio. Luego, mientras todavía estás resoplando para recuperarte, pulsa el botoncito que indica las calorías que has quemado. ¡Sorpresa! Cierto, has quemado solo unas 100 calorías. Eso supone menos de la mitad de calorías de un pedido de patatas fritas y un refresco en McDonald's. Una sesión de ejercicio de vez en cuando no te ayudará más que comer sano de vez en cuando. Para que los hábitos saludables sean realmente eficaces han de formar parte de tu rutina.

Por otra parte, para bien o para mal, los efectos de hacer ejercicio no duran demasiado. Si tienes que interrumpirlo debido a una lesión, por ejemplo, observarás que tu azúcar o peso regresan gradualmente a sus niveles de antes de empezar a moverte. Las personas que adquieren el hábito de salir a dar un paseo vigoroso o montan en bicicleta cada día o en días alternos conservan estos beneficios.

Resumiendo: para que hacer ejercicio funcione, procura divertirte y practicarlo regularmente.

CONSULTA PRIMERO CON TU MÉDICO

Antes de iniciar un programa de ejercicio nuevo, asegúrate de que tu médico te da el visto bueno. ¿Puede soportarlo tu corazón? ¿Están bien tus articulaciones? ¿Hasta que extremo eres vulnerable a la hipo o la hiperglucemia? ¿Tienes algún problema ocular o en los pies que podría agravarse con el ejercicio? Tu médico debería poder responder a todas estas preguntas.

No te lances demasiado rápido a hacer ejercicio vigoroso. Si hace meses (o años) desde la última vez que intentaste hacer ejercicio con regularidad, empieza poco a poco. El cuerpo necesita tiempo para recoger los frutos de tu nueva y mejorada dieta. Un paciente del corazón, por ejemplo, que empieza una dieta vegana, deja de fumar y empieza a cuidarse probablemente se encontrará mejor mucho antes. Su dolor en el pecho desaparecerá en cuestión de semanas y estará deseando empezar con el programa de ejercicio vigoroso. Sin embargo, lo cierto es que durante años ha estado acumulando bloqueos en las arterias. Sí, el deterioro se puede corregir, pero hace falta un tiempo, y no debería excederse de los límites que le ha marcado el médico.

Si tienes diabetes de tipo 1, puede que te baje el azúcar de golpe mientras haces ejercicio o después del mismo. Esto también puede sucederles a las personas con diabetes de tipo 2 que toman insulina o medicación para provocar la secreción de insulina (por ejemplo, gliburida, glizipida, glimepirida, nateglinida o repaglinida). Es importante que estés atento a la posibilidad de que experimentes un bajón importante de azúcar y adaptar tus horarios de comidas, medicación y ejercicio.

A veces puede suceder lo contrario: quizás observes que te ha subido temporalmente el azúcar después de hacer ejercicio.

Un equipo de investigación, con sede en Florida, revisó la glucosa en sangre de niños con diabetes de tipo 1 mientras caminaban en la cinta de andar en cuatro intervalos de 15 minutos, con periodos de descanso de 5 minutos entre medio. Su promedio de glucosa era 159 mg/dl al inicio, y al finalizar había bajado a 112 mg/dl. Al menos una cuarta parte de los niños tuvo hipoglucemia durante o justo después de hacer ejercicio. Tuvieron más tendencia a la hipoglucemia durante la noche.[99]

Hacer ejercicio puede bajar el azúcar de manera extraordinariamente rápida. Pero si comes demasiado para evitar la hipoglucemia, puede que tu azúcar se dispare.

---

99. Diabetes Research in Children Network (DirecNet) Study Group, «The effects of aerobic exercise on glucose and counterregulatory hormone concentrations in children with type 1 diabetes», *Diabetes Care* 29, 2006, pp. 20-25.

Por estos motivos, es importante que hables con el profesional que te supervisa sobre tu medicación, tu dieta y tu programa de ejercicio para que haga los ajustes que sean necesarios para tu seguridad.

MANOS A LA OBRA

De acuerdo. Tu médico te ha dado luz verde, has convencido a algunos amigos y estás listo para empezar.

Si te imaginabas que te iba a inducir a que hicieras horas de *jogging* y de levantamiento de pesas, y que te iba a pinchar con frases como «sin dolor no hay recompensa», estabas muy equivocado. La finalidad es disfrutar haciendo ejercicio, tanto que pase a formar parte de tu vida.

Para el ejercicio aeróbico, te sugiero que empieces a andar rápido media hora al día cinco días a la semana, en el supuesto de que no tengas restricciones médicas para hacer ejercicio. Si lo prefieres, puedes hacer ejercicio tres veces a la semana, ya sea dando paseos rápidos de una hora o haciendo ejercicios más vigorosos durante media hora. También puedes dividir esos paseos de 30 minutos en minisesiones de ejercicios de 10 o 15 minutos. No estés sin hacer nada más de dos días seguidos. Los beneficios de caminar no son tan llamativos como los de seguir un programa más vigoroso, pero es un buen comienzo.

Lo que importa es que encuentres el momento para hacer lo que a ti te funcione.

Es una buena idea apuntar «hacer ejercicio» en tu agenda, como si tuvieras una cita contigo mismo, e incluir a alguien más en tus planes.

Un podómetro te ayudará a hacer el seguimiento de tus progresos. En nuestros estudios científicos utilizamos un podómetro Omron para saber el número de pasos que dan todos los días nuestros participantes, así como los «pasos aeróbicos» (pasos que se dan como parte de un paseo continuado durante al menos 10 minutos). Los participantes también pueden programar el largo de su zancada para calcular los kilómetros e incluso calcular su quema de calorías. Toma nota de cuántos (¡o qué pocos!) pasos das en un día normal; luego, aumenta gradualmente su número. Para que tengas una referencia, 10.000 pasos o más supone un día vigoroso para una persona sana, pero puede que no tengas la fuerza o la resistencia para andar tanto. No te excedas de los límites que te haya impuesto tu médico.

Un podólogo o una enfermera especializada en diabetes (educador certificado en diabetes, ECD) te ayudará a cuidar de tus pies. Esto es importante, puesto que a veces hacer ejercicio puede provocar lesiones en los pies o agravar alguna existente. Es increíble con qué frecuencia las personas no se dan cuenta del empeoramiento de alguna herida en sus pies.

Tu médico te ayudará a evaluar tu mejoría y puede que te recomiende que aumentes la intensidad de tus ejercicios. A medida que mejore tu resistencia, descubrirás que tu energía sigue aumentando y que tu peso y tu azúcar están más controlados.

¿Qué es lo que te gusta?

Salir a pasear es una forma excelente de empezar a hacer ejercicio. Cuando estés preparado para añadir otras actividades, piensa en qué es lo que te gusta.

- Las clases de aeróbic pueden ser divertidas, te ayudan a socializar y también pueden ser intensas.
- Bailar es un ejercicio fantástico, y sueles escuchar mejor música que en la mayoría de las clases de aeróbic.
- El tenis (en individuales o dobles) también puede ser una gran forma de moverse.
- Muchos gimnasios organizan clases y competiciones de balonmano y *squash*.
- Jugar al golf puede ser un buen ejercicio si haces a pie el recorrido.
- Hay clubes de corredores que organizan grupos de entrenamiento para personas que corren 5 kilómetros, 10 kilómetros y medio maratón.

En cuanto a los ejercicios de resistencia y flexibilidad, te aconsejo que los hagas bajo la supervisión de un entrenador personal, por seguridad y para personalizar tu programa y usar el equipo adecuado. Los atletas profesionales no son los únicos que pueden tener asesoramiento de *fitness* de un profesional, tú también puedes. Un entrenador personal puede ayudarte a planificar todo tu programa, no solo el aeróbico, sino también el de fuerza y flexibilidad.

En la mayoría de los gimnasios hay entrenadores que puede que hasta te ofrezcan una sesión gratis de prueba. ¿Por qué no aprovecharlo? Si no tienes pensado apuntarte a un gimnasio, pide cita para una sesión individual de asesoramiento para hacer ejercicio y así podrás tener un programa que se adapte a tus necesidades. Luego programa otra sesión de seguimiento.

Ni culpa, ni vergüenza

Con el tema de hacer ejercicio, igual que con la dieta, muchas personas todavía no han logrado lo que se habían propuesto. Aparecen sentimientos de culpa y de vergüenza cuando se dan cuenta de que son sedentarias y que no están comiendo todo lo bien que deberían. A veces, nuestros seres queridos intentan estimularnos para que hagamos ejercicio regañándonos, y a veces nuestro médico utiliza la misma estrategia. Pero todos estos actos moralizadores no son nada en comparación con el castigo que nos autoimponemos nosotros mismos, como si no hacer ejercicio fuera una tremenda falta moral.

Si eso es lo que te sucede a ti, permíteme que te anime a desterrar el sentimiento de culpa. Simplemente, déjalo ir. Diles a tus amigos que te fomentan ese sentimiento que hasta ahora has sido un ejemplo de la primera ley del movimiento de Newton. Ahora, sin embargo, estás a punto de poner la primera marcha y explorar la segunda parte de ese principio.

Lo mismo sucede si te caes del tren. Supongamos que has abandonado un poco tu programa de gimnasia, quizás un poco demasiado. No malgastes tu tiempo sintiéndote mal al respecto, esto le pasa a todo el mundo. Sacúdete el polvo y vuelve a empezar.

Cuando hacer ejercicio es divertido y tus amigos o familia participan, y si empiezas en un nivel adecuado para ti, ya tienes la fórmula del éxito.

PARTE III

Salud total

12

Un corazón sano

Controlar o revertir los efectos de la diabetes supone mucho más que mantener a raya el azúcar en sangre. También significa recobrar tu salud, en la medida de lo posible, y salvaguardarla. Si tu salud no ha sido demasiado buena (o si la diabetes te ha afectado al corazón, la vista, los riñones y los nervios), renovar tu dieta puede tener un espectacular efecto positivo en tu bienestar. En este capítulo y en el siguiente veremos cómo mantener sano tu corazón y el resto de tu cuerpo.

TOMARSE EN SERIO EL RIESGO

Probablemente ya conozcas qué riesgo tienes de padecer problemas de corazón. Tu médico habrá determinado los niveles de tu colesterol y habrá medido tu presión sanguínea, y tú conoces tus antecedentes familiares. Puede que te estés medicando para el colesterol o para fortalecer tu corazón.

El paso siguiente es revisar lo que necesitas saber sobre los riesgos. Y lo que es más importante, ver qué puedes hacer para prevenir las enfermedades cardiovasculares y, si es necesario, revertir el proceso de la enfermedad.

Al evaluar tu riesgo de desarrollar problemas cardíacos, los médicos tienen en cuenta la edad, los antecedentes familiares, el tabaco, el peso, el colesterol, la presión arterial y otros factores. No obstante, creo que lo más prudente es *actuar* como si estuvieras en riesgo aunque no tengas alterado ninguno de esos factores. Esta es la razón: la mayoría de los estadounidenses y los europeos ya padecen obstrucción arterial (el inicio de las enfermedades cardiovasculares) cuando llegan a adultos. La diabetes aumenta el riesgo. En vez de preguntarte: «¿Tengo algún riesgo?», es mejor suponer que lo tienes y hacer algo para protegerte del mismo.

Algunas pruebas parecen indicar que el corazón corre especial peligro cuando la persona es fumadora empedernida e hipertensa y tiene el colesterol alto, mientras que los pequeños capilares de los ojos y los riñones son especialmente sensibles a los niveles de glucosa elevados. Probablemente sea cierto, aunque todos estos factores de riesgo sean importantes para los dos tipos de complicaciones.

EVALUANDO AL ENEMIGO

Dediquemos un minuto a comprender los dragones que estamos matando, y vamos a empezar por el colesterol.

Nuestro cuerpo utiliza el colesterol de la misma manera que una fábrica utilizaría el petróleo. El colesterol es la materia prima y el cuerpo hace muchas cosas con ella. Lo creas o no, el colesterol se usa para fabricar ciertas hormonas, incluidas la testosterona y el estrógeno. También se introduce en las delgadas membranas celulares que rodean cada célula del cuerpo y actúa como una especie de pegamento que mantiene unidas las membranas. Sin él, quedaríamos reducidos a una masa gelatinosa.

Del mismo modo que las refinerías envían camiones cargados de petróleo para que sea transformado en multitud de productos, desde plástico hasta vaselina, nuestro hígado envía las partículas que contienen el colesterol al torrente sanguíneo para que las células puedan usarlo.

¿Son mis genes?

Rick tenía 45 años cuando vino a nuestra consulta para pedir ayuda. No tenía muchas esperanzas de que un cambio de dieta pudiera ayudarle realmente. Su padre había sido diabético y había tenido problemas cardíacos, y él tenía el colesterol alto desde hacía años. Las dietas anteriores le habían decepcionado. Pocos años antes, su médico le había recomendado que no comiera tanta carne roja y que comiera más pollo y pescado, pero el cambio no tuvo un efecto perceptible. «Debo tener algún problema genético», nos dijo.

Puede que sus genes hubieran tenido bastante que ver en su condición, le respondí. Pero eso no lo íbamos a saber hasta que hiciéramos un intento en serio de cambiar sus hábitos alimenticios, un cambio que fuera más allá de lo que había probado con anterioridad.

Le expliqué lo que estás leyendo en este capítulo y decidió probar. (Su historia continúa en la p. 212.)

Imagina qué sucedería si una refinería inundara las carreteras de camiones cisterna, enviando más combustible del que se necesita. Un día tras otro, cada vez más camiones de petróleo bloquearían las vías. Algunos podrían tener accidentes, derramarían su carga y crearían el caos.

El colesterol actúa de un modo similar. Cuando hay demasiadas partículas de colesterol que pasan al torrente sanguíneo, crean un tipo de congestión diferente.

Las partículas circulantes pueden dañarse fácilmente. Cuando eso sucede desencadenan la formación de unas protuberancias denominadas placas, que son como pequeñas cicatrices en las paredes arteriales.

Esto es peligroso porque las placas son frágiles. Se pueden resquebrajar o romper, y cuando eso sucede, la sangre alrededor de la placa empieza a coagularse. El coágulo puede crecer hasta colapsar toda la arteria, como si fuera un corcho, e interrumpir el riego sanguíneo. Si sucede eso en una arteria que lleva sangre al corazón, una parte del músculo cardíaco morirá. Eso es un ataque al corazón, lo que los médicos llaman infarto de miocardio.

La solución al problema es reducir el número de partículas de colesterol que circulan por la sangre. Afortunadamente, ahora sabemos cómo hacerlo. Aunque las dietas anteriores tuvieran solo un pequeño efecto para reducir el colesterol, los cambios dietéticos descritos en estas páginas son extraordinariamente eficaces.

REVERTIR LAS ENFERMEDADES CARDIOVACULARES

El programa más famoso donde se utilizan cambios dietéticos y de estilo de vida para controlar el colesterol y revertir la enfermedad cardiovascular fue desarrollado por Dean Ornish, del Instituto de Investigación de Medicina Preventiva de Sausalito, California.

El doctor Ornish estudió medicina en Harvard. En 1990 hizo historia en la medicina cuando demostró que combinando la dieta y otros cambios de estilo de vida se podía revertir la obstrucción arterial. Sus descubrimientos fueron publicados en el *Journal of the American Association, Lancet* y otras publicaciones de prestigio.

En su estudio de referencia, el doctor Ornish reclutó a pacientes del corazón de los hospitales del área de San Francisco y los dividió en dos grupos. Los de un grupo (el grupo de control) tuvieron que seguir los consejos típicos de sus médicos sobre dieta y otros tratamientos. En términos generales, eso suponía una dieta en la que se comía pollo y pescado en lugar de carne roja, reducir la grasa y tomar los medicamentos que necesitaran.

El otro grupo (el experimental) tuvo que seguir un régimen muy distinto. No tomó medicación alguna para el colesterol. Por el contrario, empezaron a hacer una dieta muy especial. En primer lugar, puesto que el colesterol se encuentra en los productos animales (carne, productos lácteos y huevos), el doctor Ornish escogió una dieta vegetariana para su estudio. Recordemos, cereales, legumbres, verduras, frutas (de hecho, todos los derivados de las plantas) que, básicamente, carecen de colesterol.

Estos alimentos tampoco tienen grasa animal, lo cual es todavía más importante. Quiero aclarar que el colesterol y la grasa son dos cosas distintas. El colesterol es un ingrediente microscópico que se encuentra en las membranas celulares, como he descrito más arriba, y se encuentra en todas las células animales.

La grasa es distinta. Es la parte blanca de la carne asada, la capa amarilla de la piel del pollo y el residuo graso que te queda en los dedos cuando tocas un filete de salmón. La grasa animal puedes verla y tocarla. Cuando te la comes, el cuerpo fabrica colesterol.

Cuando era pequeño y vivía en Dakota del Norte aprendí sobre la grasa animal. Algunas mañanas, mi madre cocinaba beicon para mis cuatro hermanos y yo. Cuando estaba hecho, ponía las tiras de beicon calientes sobre papel de cocina para que se escurriera la grasa. Luego cogía cuidadosamente la sartén y vertía la grasa caliente en un frasco para guardarla. Pero no guardaba el frasco con la grasa del beicon en la nevera; simplemente, lo ponía en el armario. Sabía que cuando se enfriara se convertiría en un sólido ceroso. Al día siguiente, cogía una cucharada de grasa de beicon, la echaba en la sartén y freía los huevos. Con este tipo de dieta, el milagro es que llegáramos a hacernos adultos, pero así es como nos alimentábamos hasta que aprendimos mejores formas de hacerlo.

El hecho de que la grasa del beicon se solidifique a temperatura ambiente nos está indicando que está cargada de grasa *saturada*, que puedes considerarla como grasa «mala», porque sube el colesterol.[100]

Todas las grasas son mezclas. En la grasa de vacuno, por ejemplo, aproximadamente la mitad es saturada, mientras que el resto es una mezcla de varias grasas no saturadas. Aproximadamente, el 30% de la grasa del pollo es saturada. La del pescado varía del 15% al 30%. Los aceites vegetales son mucho más bajos en grasa saturada, a excepción de los aceites tropicales: coco, palma y hueso de palma, todos ellos son ricos en grasa saturada.

Algunas empresas alimentarias alteran los aceites vegetales a través de un proceso denominado hidrogenación, que los transforma en similares a las grasas saturadas. Las grasas resultantes se denominan trans o parcialmente hidrogenadas, son sólidas y se conservan mucho tiempo. Por desgracia, su efecto en el colesterol es similar al de la mantequilla o el tocino. A veces las usan en las freidoras de los restaurantes y en la fabricación de *snacks*. Cuando veas *aceite parcialmente hidrogenado* en la etiqueta, mejor es que elijas algo más saludable.

Ahora entenderás por qué el doctor Ornish decidió utilizar una dieta vegetariana en un programa de cambios de estilo de vida saludables. Los alimentos de origen vegetal prácticamente no tienen colesterol ni grasa animal. También redujo al mínimo el consumo de aceites.

Los resultados fueron notables. Entre los vegetarianos, el dolor de pecho remitió rápidamente. El promedio de colesterol LDL «malo» descen-

---

100. Si te estás preguntando de dónde procede el término *grasa saturada*, supongo que es lógico que lo hagas. Si pudieras ver una molécula de grasa en un microscopio muy potente, verías que parece una larga cadena de átomos de carbono, con quizá 18 o 20 átomos unidos en línea. A los átomos de carbono están unidos átomos de hidrógeno. Si la cadena está totalmente cubierta (es decir, saturada) con átomos de hidrógeno, la grasa se convierte en un sólido ceroso y se denomina grasa saturada. Si no hay átomos de hidrógeno en varias zonas de la cadena de grasa, la grasa se denomina poliinsaturada. Los aceites poliinsaturados son líquidos. Y si solo hay un punto de la cadena de carbono que no tiene átomos de hidrógeno, la grasa se llama monoinsaturada. El aceite de oliva y el de colza son ricos en este tipo de grasa. Son atípicos en cuanto a que son líquidos a temperatura ambiente, pero se solidifican en la nevera. La grasa saturada es la que sube el colesterol.

dió en un 40%. Al cabo de un año se les hizo un angiograma (una radiografía especial que muestra el grado de obstrucción de las arterias del corazón) a todos los participantes, y el doctor Ornish comparó los resultados con los de la misma prueba que les habían hecho al inicio del estudio. Los resultados fueron sorprendentes: las obstrucciones de las arterias coronarias (las arterias que aportan sangre al músculo del corazón) empezaban a disminuir. Las arterias se estaban empezando a abrir nuevamente. El efecto era tan pronunciado que en el primer año ya se podía ver claramente la diferencia en los angiogramas del 82% de los pacientes: ninguno de ellos llevaba *bypasses* ni angioplastias y no tomaban medicación para el colesterol.

DESPIERTA Y HUELE EL COLESTEROL

Puede que a estas alturas estés bostezando, diciendo que ya sabías que el colesterol y la grasa saturada son malos y que se supone que has de reducir su consumo. «Dime algo que yo no sepa», pensarás.

Pues bien, ese es justamente el problema. Durante años, las autoridades sanitarias han recomendado a las personas que «reduzcan» el consumo de alimentos que tengan colesterol y grasa animal. Muchas personas han pasado a consumir partes más «magras» de carne de vaca y comen más pollo y pescado, pero han obtenido muy pocos resultados. La mayoría de las personas consideran que, a pesar de estos cambios dietéticos, su colesterol apenas ha bajado, y muchas han llegado a la conclusión de que los cambios de dieta son una pérdida de tiempo. Creen que su problema es genético y abandonan sus dietas.

Lo que sucede es que cambiar la carne roja por la blanca no es suficiente. Y esta es la razón: todas las carnes (incluidas las magras) tienen colesterol, que oscila entre los 10 miligramos por 30 gramos de atún hasta aproximadamente los 50 miligramos por 30 gramos de gambas. El pollo y la carne de vaca están en medio, unos 25 miligramos por 30 gramos. Y sí, es cierto, el colesterol de los alimentos pasa a la sangre. A pesar de los esfuerzos de la industria del huevo para convencer a los científicos y al público de que «el colesterol de los alimentos no afecta a nuestro nivel de colesterol en sangre», el hecho es que el colesterol de los alimentos sí sube el colesterol.

La carne roja, la de ave y el pescado (incluso los cortes más «magros») también contienen cantidades significativas de grasa. Y la grasa saturada hace que nuestro cuerpo cree colesterol.

Sin embargo, en los alimentos de origen vegetal no hay colesterol ni grasa animal. Eso reza para todos, las frutas y hortalizas, las alubias, los cereales, todas las variedades de arroz, pasta y patatas, y todo lo que se hace con ellos.

Si quisieras intentar bajar tu colesterol simplemente dejando de comer carne de vaca y comiendo pollo y pescado, estarías con un brazo atado a la espalda. Tal como hemos visto en los ensayos clínicos, el efecto de bajar el colesterol que tiene cambiar la carne roja por la blanca es mínimo: solo aproximadamente la mitad del que tiene cambiarla por una dieta vegetariana. La mayoría de las personas que hacen estas dietas no experimentan mejorías detectables en sus arterias, o bien su obstrucción arterial sigue empeorando con el paso del tiempo.

¿POR QUÉ NO ME LO HABÍA DICHO NADIE?

Cuando se publicaron los resultados del doctor Ornish, la mayor parte de los responsables de sanidad estaban dispuestos a creer que este programa era muy saludable. Pero muchos de ellos pensaron que era tan austero que pocas personas lo seguirían. No obstante, yo he estudiado el tema con más detalle y he llegado a una conclusión muy diferente. La dieta no es tan austera. De hecho, es más fácil adaptarse a ella que a cualquier otra dieta que te prescriba el médico. Voy a contarte mi propia experiencia.

Cuando me criaba en el país de las vacas, mi familia comía casi las mismas cosas todos los días: carne asada, patatas asadas y maíz, salvo en ocasiones especiales, en que comíamos carne asada, patatas asadas y guisantes.

Cuando estudiaba medicina tomé la decisión de cambiar de dieta. Al principio probé la pasta, me hacía la salsa con tomates frescos, albahaca y especias. Después descubrí que en la carta de los restaurantes asiáticos, justo debajo de los platos de carne y de pescado, ofrecen muchos platos vegetarianos deliciosos, como sucede en los restaurantes mexicanos. Los restaurantes japoneses sirven la deliciosa sopa de miso, ensaladas y sushi de verduras. La cocina de Oriente Próximo es sencilla pero deliciosa, con su hummus, su falafel, su cuscús y otras delicias. Los restaurantes tailandeses, hindúes y etíopes ofrecen infinidad de platos vegetarianos. En comparación con estas elegantes comidas, mi carne, mis patatas asadas y mi maíz de Dakota del Norte ya no me parecía la cima del arte culinario. Para mí, una dieta vegetariana suponía todo un mundo nuevo de sabores y era cualquier cosa menos austera.

Cuando me enteré del trabajo del doctor Ornish, a finales de la década de 1980, yo trabajaba en la clínica psiquiátrica de la Universidad George Washington. Le llamé y le sugerí que estudiáramos la aceptabilidad de su dieta. Volé a San Francisco y entrevisté a cada uno de los participantes de su estudio del corazón.[101] Les pregunté si les gustaban los alimentos que comían, cuánto les costaba prepararlos, qué pensaba el resto de su familia y qué tenían pensado hacer en el futuro.

El grupo vegetariano se quejó un poco al principio. Había tenido que aprender sobre nuevos alimentos y dominar algunos trucos culinarios. El promedio de adaptación a la nueva dieta fue de cuatro semanas. Pero sus miembros se adaptaron bien, en parte porque los resultados fueron espectaculares. Les bajó notablemente el colesterol, desapareció el dolor en el pecho y la enfermedad cardiovascular revertió. Lo creas o no, el participante medio perdió casi 10 kilos durante el primer año.[102, 103] Les encantaban los alimentos que comían.

Recuerdo claramente la reacción de uno de los participantes. Estaba furioso porque todos los médicos que le habían visitado hasta entonces habían estado dispuestos a recetarle una medicación potencialmente peligrosa e incluso a operarle, por grandes sumas de dinero, y ni siquiera se habían molestado en mencionarle el poder de los cambios dietéticos. En general, a los voluntarios sus dietas no solo les parecían aceptables, sino que creían que no estaba bien por parte de los médicos no ofrecer esta opción a los pacientes.

101. N. D. Barnard, L. W. Scherwitz y D. Ornish. «Adherence and Acceptability of a Low-Fat, Vegetarian Diet among Patients with Cardiac Disease», *Journal of Cardiopulmonary Rehabilitation* 12, 1992, pp. 423-431.

102. D. Ornish y col., «Can Lifestyle Changes Reverse Coronary Heart Disease?», *Lancet* 336, 1990, pp. 129-133.

103. D. Ornish y col., «Intensive Lifestyle Changes for Reversal of Coronary Heart Disease».

Ahora bien, no me sorprendió que no les costara acostumbrarse a la dieta vegetariana o que los pacientes, al poco tiempo, estuvieran encantados con ella. Lo que me sorprendió fue la reacción del grupo de control, al que no le habían pedido que siguiera una dieta vegetariana. *Ellos* también refunfuñaban. Algunos decían que no comían más que pollo y pescado, pollo y pescado, pollo y pescado, noche tras noche. Algunos decían que todos los placeres de la vida habían desaparecido. *Y que no habían visto ningún resultado.* Muchos todavía tenían opresión torácica, intentaban controlar su colesterol con medicamentos y combatían en una batalla que estaban perdiendo.

Tras haber estudiado repetidas veces cómo reacciona la gente a las distintas dietas, estoy convencido de que una dieta vegana es más llevadera que la mayoría de las otras dietas. Esto se debe, en parte, a su simplicidad. Dejar de tomar alimentos no saludables, como sucede cuando quieres dejar tu adicción al tabaco o romper con cualquier otro hábito, es más fácil que intentar engañarte reduciendo gradualmente las cantidades de dichos alimentos. Y los beneficios de la dieta serán tan gratificantes que desearás seguir con la misma.

Unos años más tarde, revisé todos los estudios científicos publicados donde se pidió a los pacientes que cambiaran de dieta y los investigadores hicieron su seguimiento de éxitos o fracasos.[104] En aquellos tiempos prevalecía la convicción de que los médicos no debían forzar demasiado a sus pacientes a cambiar de dieta, porque lo más probable era que se echaran las manos a la cabeza y tiraran la toalla. Pero descubrí que era justo al contrario. Revisé estudios donde los investigadores habían pedido a los pacientes que realizaran pequeños cambios dietéticos y solo obtuvieron pequeños cambios. Cuando los investigadores animaban a sus participantes a realizar cambios importantes en su dieta, la mayor parte de los participantes los ponían en práctica y obtenían mejores resultados. Tú también puedes hacerlo. Tu corazón se merece lo mejor.

---

104. N. D. Barnard, A. Akhtar y A. Nicholson, «Factors that Facilitate Compliance to Lower Fat Intake», *Archives of Family Medicine* 4, 1995, pp. 153-158.

OBJETIVO: SER UNA PERSONA A PRUEBA DE INFARTOS DE MIOCARDIO

Dejemos ahora el centro de investigación del doctor Ornish en California y hagamos un corto viaje a Ohio para conocer a Anthony Yen. Se crio en China, donde sus parientes solían vivir hasta edad muy avanzada. Para ellos, las enfermedades cardiovasculares, los problemas de peso, la diabetes, el cáncer y la hipertensión eran prácticamente desconocidos. Cenaban arroz, fideos y platos vegetarianos de diversos tipos y usaban la carne casi solo para dar sabor, como quien usaría la cebolla, el ajo o los piñones.

En 1949, el joven Anthony se trasladó a Estados Unidos y fue abandonando gradualmente su dieta tradicional china en favor de la estadounidense. Con el paso de los años comenzó a aumentar de peso, como muchos de sus amigos estadounidenses, y empezó a tener problemas de corazón, que fueron empeorando. Al final tuvo que operarse, le pusieron cinco *bypasses.*

Posteriormente, tuvo la oportunidad de participar en un programa para pacientes del corazón que dirigía un cirujano de la Clínica Cleveland. Caldwell Esselstyn Jr. tenía como objetivo conseguir bajar tanto el colesterol que se pudiera evitar la enfermedad cardiovascular desde sus orígenes. Les recetó una dieta vegetariana sin lácteos ni aceites añadidos. Enseñó a cocinar a los pacientes e incluso, esporádicamente, organizaba cenas en grupo con comidas caseras. Recetaba medicación solo si el colesterol del paciente no bajaba de 150mg/dl solo con la dieta.

El programa funcionó. Los pacientes del doctor Esselstyn se volvieron prácticamente a prueba de enfermedades. Aunque cuando llegaron no estaban en buena forma, ninguno de los que se inscribió en el programa tuvo una recaída en sus problemas cardíacos.[105] El colesterol de Anthony mejoró notablemente. Adelgazó y se encontraba mejor que desde hacía años.

En los años posteriores, el doctor Esselstyn convocó a los cardiólogos estadounidenses para que participaran en la Cumbre sobre el Colesterol y las Enfermedades Coronarias. Allí expuso su convicción de que los médicos tenían que recetar dietas más sanas. Si los médicos seguían recetando

---

105. C. B. Esselstyn Jr., «Updating a 12-Year experience with Arrest and Reversal Therapy for Coronary Heart Disease (an Overdue Requiem for Palliative Cardiology)», *American Journal of Cardiology* 84, 1999, pp. 339-341.

dietas moderadamente eficaces, sus pacientes se quedarían atrapados en interminables recetas, los quirófanos seguirían atestados de angioplastias y *bypasses* coronarios y el gasto médico seguiría aumentando.

El doctor Esselstyn tenía razón, como pueden confirmar Anthony Yen y otros pacientes y un creciente número de médicos.

ALIMENTOS CON PROPIEDADES ESPECIALES

Ahora ya sabes qué alimentos tienes que evitar. Al no tomar productos de origen animal ni aceites añadidos, esquivas el colesterol y la grasa que puede hacer que aumente tu colesterol. Por supuesto, para mejorar de tu diabetes deberás evitar estos alimentos.

Hay alimentos que puede que te interese *añadir* a tu dieta, porque pueden bajarte el colesterol o protegerte del deterioro que este puede ocasionar.

* **La avena, las alubias y la cebada** contienen fibra soluble que reduce el colesterol. Estoy seguro de que has oído que la harina de avena y otras presentaciones de la avena tienen este efecto, y se han dado a conocer justamente por esto. Pero no te olvides del poder para bajar el colesterol de la humilde alubia, que también contiene fibra soluble. Comer todos los días una ración de alubias reduce significativamente el colesterol. La fibra soluble también se encuentra en muchas verduras y frutas.
* **Los productos de soja** están especialmente indicados para bajar el colesterol. Aparte del hecho de que no tienen colesterol o grasa animal, hay algo en la proteína de soja que hace bajar más el colesterol. Si te comes una hamburguesa de soja, en lugar de una de vaca, esto no solo evitará que ingieras el colesterol y la grasa de la vaca, sino que obtendrás un efecto extra para reducir tu colesterol.[106]
* **Algunos frutos secos, como las almendras y las nueces,** también bajan el colesterol. Sí, tienen tanta grasa como otros frutos secos, pero

---

106. D. J. Jenkins, A. Mirrahimi, K. Drichaikul y col., «Soy protein reduces serum cholesterol by both intrinsic and food displacement mechanisms», *Journal of Nutrition* 140 (12), 2010, pp. 2302s-2311s.

por alguna razón tienen la propiedad de reducir el colesterol de una manera que todavía no se ha llegado a explicar. En los estudios, comer 85 gramos al día durante 4 semanas demostró tener un efecto detectable.[107] Sin embargo, no te recomiendo que introduzcas los frutos secos como parte de tu dieta. A pesar de su efecto para bajar el colesterol, son tan grasos que dificultarán la pérdida de peso e interferirán en tus intentos de mejorar tu sensibilidad a la insulina.

• **Algunas margarinas** llevan estanoles o esteroles naturales que son casi como fármacos, pues bloquean la absorción del colesterol en el intestino delgado. La Benecol Light, por ejemplo, contiene estanoles vegetales derivados de pinos mezclados con aceites de colza y de soja (véase benecol.com). Puedes usarla para los horneados y para freír. No es una margarina baja en calorías o en grasa: 1 cucharada contiene unas 50 calorías. Las margarinas, al igual que las nueces, pueden sabotear tus intentos de adelgazar.

• **Las frutas y las verduras** no solo no tienen colesterol y son muy bajas en grasa, sino que su contenido de betacaroteno, vitamina C y vitamina E puede reducir los efectos nocivos del colesterol. Esta es la razón.

A medida que las partículas de colesterol circulan por el torrente sanguíneo, las que entran en las paredes arteriales y generan la formación de placa son las que han sufrido un ligero deterioro o se han oxidado. El betacaroteno, la vitamina C y la vitamina E *protegen* del deterioro a las partículas de colesterol, por lo que siguen alegremente su camino sin perjudicarte.

En las hortalizas de color naranja encontrarás mucho betacaroteno, como en las zanahorias, los boniatos y las calabazas, pero las de hoja verde también tienen bastante. La vitamina C se encuentra en los cítricos, por supuesto, pero también en muchas otras frutas y verduras. Y los cereales integrales, las verduras y las alubias son fuentes saludables de vitamina E.

En la Universidad de Toronto, el doctor David Jenkins llegó a esta conclusión. Su razonamiento fue el siguiente: si una dieta vegana (es decir,

---

107. P. M. Kris-Etherton, F. B. Hu, E. Ros y J. Sabaté, «The role of tree nuts and peanuts in the prevention of coronary heart disease: multiple potential mechanisms», *Journal of Nutrition* 138 (9), septiembre de 2008, pp. 1746s-1751s.

sin carne, productos lácteos o huevos) baja el colesterol; si la fibra soluble, como el salvado de avena, baja el colesterol; si ciertos frutos secos bajan el colesterol; si los productos de soja bajan el colesterol y si los esteroles vegetales bajan el colesterol, *¿qué sucedería si los recetáramos todos a la vez?*

Diseñó lo que denominó la Dieta Portafolio, que incluía todos estos elementos, y descubrió que esta combinación dio como resultado un descenso del 29,6% del colesterol LDL en *tan solo 4 semanas*, que era un efecto similar al que tienen los medicamentos para el colesterol.[108]

CONTROLAR EL COLESTEROL PASO A PASO

Voy a resumir lo que nos dicen las investigaciones sobre la dieta ideal para bajar el colesterol. Estas son las claves.

1. Evitar los productos de origen animal. Evitarás la carne (es decir, nada de carne roja, ni pollo, ni pescado), los productos lácteos y los huevos. Prescinde de ellos por completo, y eliminarás toda la grasa animal y el colesterol de tu dieta. Ya sabes que esto es importante para la diabetes, y es igualmente importante para tu corazón.

2. Reduce al máximo tu consumo de aceites vegetales. Procura sacar el aceite de tu dieta y evita los aderezos aceitosos, los fritos y las comidas muy grasientas. Lee las etiquetas de los alimentos envasados. Si ves algún ingrediente animal o aceites parcialmente hidrogenados en la lista, evita ese producto. Y si lleva más de 2 o 3 gramos de grasa por ración, no lo compres.

3. Añade alimentos que tengan propiedades especiales. Los mejores son la avena, las alubias y los productos de soja. Llenan bastante pero tienen pocas calorías, y son eficaces para bajar el colesterol. Es fácil integrar alimentos que tienen propiedades especiales en tu rutina.

Avena: empieza el día con un bol de gachas de avena integral gruesa. Aderézalo con canela si te gusta, pero no te pongas leche ni azúcar o ponte leche de soja.

108. D. J. Jenkins y col., «Direct Comparison of a Dietary Portfolio of Cholesterol-Lowering Foods with a Statin in Hypercholesterolemic Participants», *American Journal of Clinical Nutrition* 81, 2005, pp. 380-387.

Alubias: las alubias, igual que la avena, son ricas en fibra soluble, que ayuda a bajar el colesterol. Las alubias con tomate, las alubias negras con salsa mexicana, las alubias pintas en una tortilla, todas ellas están cargadas de fibra soluble, proteína y, en general, buenos nutrientes. La humilde alubia hasta se ha puesto de moda. Hay algunos agricultores que se han especializado en el cultivo de variedades de distintos colores.

Lanzarse a las gachas de avena

A Rick, al que ya hemos conocido anteriormente, le fue muy bien con el cambio de dieta a pesar de sus reservas iniciales. Aprendió a hacer nutritivas sopas de verduras con una mezcla de sopa seca, a la cual le añadió tomate, pepinos, boniatos y cualquier otra verdura que tuviera a mano. Preparaba pasta y usaba salsa de tomate envasada por comodidad. También consumía muchas ensaladas y verduras cocidas. Comer fuera era lo más difícil para él hasta que descubrió la comida internacional (italiana, china, japonesa, mexicana, tailandesa, etcétera). En los restaurantes había mucho donde elegir. Hablar también le ayudó. En la mayoría de los restaurantes le hacían sin problema alguno un plato de verduras cuando lo pedía. Localizó los restaurantes de comida rápida que tenían hamburguesas vegetales o bufetes de ensaladas y donde pudiera comerse un taco de frijoles.

Les cogió el gusto a los sucedáneos de la carne (mortadela, jamón y otros embutidos en lonchas hechos de proteína de soja), que utilizaba para hacer sándwiches con tomate en rodajas, lechuga y mostaza de Dijon. A veces comía un sencillo plato de alubias con arroz o un plato de arroz envasado (arroz al curri, pilaf, etcétera). También se aficionó bastante al cuscús. Para desayunar, se lanzó a las gachas de avena, por así decirlo, y tenía siempre a mano plátanos y otras frutas para casa o el trabajo.

Aunque la dieta le pareció increíblemente fácil, al principio se encontró con un tremendo obstáculo. Se servía raciones pequeñas y se contenía para no repetir. Esto hacía que muchas veces tuviera hambre. La solución: simplemente, comer más. En otra ocasión, llevó mi consejo de comer alubias demasiado lejos y tuvo un episodio de malestar gástrico. Redujo un poco su ración y todo fue bien.

Su esposa también se animó a hacer la dieta vegana. En el proceso, perdió una buena cantidad de peso y tenía una energía como hacía años que no había experimentado.

Cuando Rick vino a hacerse su análisis de sangre para la revisión, se había adaptado por completo a la dieta, y estaba entusiasmado con los resultados. En tres meses le había bajado el colesterol de 210 a 145, y el LDL estaba por debajo de 100. Y era el mismo hombre que había venido diciendo que lo que realmente necesitaba era que le cambiaran los genes. «Bueno —me dijo—, esto no es una dieta. Es una forma de vida, me siento bien con ella. No voy a volver nunca a mis antiguos hábitos alimenticios. Esto es lo definitivo.»

***

Soja: es fácil introducir la leche de soja en tu régimen alimentario. También te interesa conocer las otras muchas formas de soja que existen: tofu bajo en grasa, tempeh y muchos otros productos. Algunas personas tienen ciertas reservas con el tofu hasta que lo prueban bien preparado; entonces, les encanta. Lee las etiquetas para todos los productos de soja y elige los que sean más bajos en grasas.

Con estos cambios, la mayoría de las personas pueden esperar tener buenos resultados. Las dietas en las que se ha eliminado el colesterol y la grasa animal (veganas) incluyen pocos aceites e incorporan alimentos con propiedades especiales, y consiguen excelentes resultados para bajar el colesterol «malo».

4. Si tienes sobrepeso, sigue las directrices para adelgazar descritas en el capítulo 6. Cada medio kilo que pierdes reduces ligeramente tu colesterol total.[109] Es un efecto gradual, pero importante.

5. Hacer ejercicio. Cuando tu médico te dé luz verde para hacer ejercicio, descubrirás que es sumamente útil. Hacer ejercicio no bajará tu colesterol total, pero aumentará tu colesterol HDL, y eso puede mejorar los resultados generales de tu revisión médica. Hacer ejercicio con regularidad (dar un paseo vigoroso de 30 minutos al día cinco veces a la semana o de 1 hora tres veces a la semana) también ayuda a controlar tu presión arterial. Programa con tu médico las metas a alcanzar basándoos en tu estado de salud actual (véase capítulo 11).

---

109. A. Poobalan, L. Aucott, W. C. Smith, A. Avenell, R. Jung, J. Broom y A. M. Grant, «Effects of weight loss in overweight/obese individuals and long-term lipid outcomes—a systematic review», *Obesity Review* 5 (1), 2004, pp. 43-50.

EVALÚA TU PROGRESO

No es difícil comprobar si la dieta te funciona. Síguela minuciosamente y, al cabo de ocho semanas, pídele a tu médico que te haga un análisis para ver cómo está tu colesterol. Si todavía no has alcanzado las metas que te habías propuesto, revisa lo que has estado comiendo. ¿Cómo has seguido el programa? Si realmente lo seguiste al pie de la letra y tu colesterol no se ha movido, probablemente seas una de esas excepciones cuyos genes le hacen subir el colesterol.

Si solo con la dieta no basta, sigue los consejos de tu médico, que podrían incluir medicación para el colesterol. Algunos médicos creen que la medicación es necesaria incluso cuando el nivel de colesterol es normal. Todavía se está investigando esta posibilidad.

¿QUÉ PASA CON EL COLESTEROL BUENO?

Al colesterol con partículas de lipoproteína de alta densidad (HDL) se le llama «bueno» por una única razón: porque se puede eliminar del organismo. Las partículas de HDL rastrean las paredes arteriales y recogen el colesterol para eliminarlo, son como pequeños camiones de la basura que se llevan toda la suciedad.

Cuando las personas empiezan a hacer dietas veganas bajas en grasa, su colesterol HDL a veces baja un poco. Pero no hay motivo para preocuparse, lo más probable es que el colesterol LDL «malo» baje todavía más. De hecho, algunas personas dicen que, puesto que se tiene menos «basura» en la sangre, no es necesario tener tantos «camiones de la basura» (es decir, colesterol HDL) para recogerla.

REDUCIR LOS TRIGLICÉRIDOS

Triglicéridos es una palabra técnica para decir que hay grasa en la sangre.[110] Bajar los triglicéridos no es mala idea, puesto que reducirá el riesgo de

---

110. La palabra *triglicérido* viene del hecho de que, cuando nuestro cuerpo transporta moléculas de grasa de un lugar a otro, generalmente, engancha tres moléculas de grasa a una molécula de glicerina (de ahí, tri-glicéridos) antes de enviarlas al entorno líquido del torrente sanguíneo.

padecer enfermedades cardiovasculares. No es muy difícil. Una dieta vegetariana es un buen comienzo. Pero te conviene dar un paso más: evitar el azúcar, los productos de pan blanco y otros alimentos con IG alto, tal como vimos en el capítulo 4. Según parece, estos alimentos suben los triglicéridos, mientras que los que tienen un IG bajo y son ricos en fibra parecen tener la propiedad contraria.

UNA MISMA SOLUCIÓN PARA MUCHOS PROBLEMAS

Si has entendido lo que he explicado probablemente habrás llegado a esta feliz conclusión por ti mismo: no necesitas una dieta para la diabetes, otra para el colesterol y una tercera para adelgazar. Una dieta que no incluye productos de origen animal, reduce los aceites y favorece el consumo de fibra y de alimentos con IG bajo aborda todos estos problemas a la vez.

Del mismo modo que un descenso del nivel de colesterol es bueno para el corazón, un descenso en la hemoglobina A1c también lo es. Las personas que tienen bien controlada su glucosa con el paso de los años tienen menos enfermedades cardiovasculares.

Los mismos cambios dietéticos ayudan a controlar la presión arterial, en parte porque te ayudan a adelgazar y, cuando pierdes peso, baja la presión. Pero el efecto de las dietas vegetarianas en la presión arterial va más allá de sus efectos en el peso. Las dietas vegetarianas son ricas en potasio, que parece que reduce la presión arterial. La ausencia de grasa animal también reduce la viscosidad de la sangre (es decir, la sangre es menos «espesa», se parece menos a la grasa y más al agua); por consiguiente, fluye mejor por los vasos sanguíneos.[111]

Para muchas personas, la dieta cambia los que antes considerábamos rivales o excede el efecto de la medicación. Si, por la razón que sea, el colesterol, la presión arterial o el azúcar no quedan controlados a pesar de todos tus esfuerzos, tu médico te dirá justificadamente qué medicación tomar para compensar lo que no consigues con la dieta.

---

111. S. Berkow y N. D. Barnard, «Blood Pressure Regulation and Vegetarian Diets», *Nutrition Reviews* 63, 2005, pp. 1-8.

13

Nervios, ojos y riñones sanos

Selwyn tenía 58 años cuando se enteró de que buscábamos voluntarios para un estudio científico. Oriundo de Trinidad, le habían diagnosticado diabetes hacía 20 años. La enfermedad se había cebado en sus ojos y recibía tratamiento para el glaucoma.

También padecía terribles dolores nerviosos. En los 18 meses anteriores al estudio, el dolor en sus pies había empeorado mucho. «Era insoportable. Me dolía desde las pantorrillas hacia abajo, especialmente en el lado izquierdo. Y empeoraba en el transcurso del día. Cuando llegaba a casa después del trabajo, tenía que poner los pies en alto. Por la noche, las plantas me dolían muchísimo, tenía sensación de quemazón y hormigueo.»

Le habían hecho varias pruebas médicas para buscar una causa que se pudiera tratar, pero los médicos no encontraban otro culpable de sus males que no fuera la diabetes. A pesar de tomar insulina dos veces al día, su diabetes no estaba controlada.

Empezó a hacer ejercicios de estiramiento, que parecía que le aliviaban un poco el dolor. Cuando empezó nuestro estudio, inició la dieta vegana baja en grasa. No solo le gustaba, sino que tuvo un notable efecto en su diabetes. Al principio del estudio, su A1c era del 9,1%, pero el azúcar le empezó a bajar al poco de haber cambiado a nuestra dieta. En un mes empezó a tener episodios de hipoglucemia, así que tuvieron que reducirle la dosis de insulina. A pesar de que tomaba menos medicación, su A1c había bajado a 7,7 a los tres meses. Esto fue una gran mejoría, aunque todavía no había conseguido los valores ideales.

No obstante, siguió mejorando. Y aproximadamente a los 6 meses del estudio sucedió algo destacable. «Observé un cambio drástico. Había tenido mucho dolor, pero los síntomas empezaron a desaparecer», nos dijo. A medida que pasaba el tiempo, todo fue mejorando. El dolor era casi imperceptible, y al final (por increíble que le pareciera) acabó desapareciendo. «Estoy totalmente normalizado. Ya no tengo dolores.»

Si hubiera una medicación que pudiera ofrecer los resultados que consiguió, no cabe duda de que sería muy popular. «Para mí ha supuesto un cambio de la noche al día.»

Una dieta saludable hace mucho más que bajar el azúcar, te ayuda a proteger todo tu cuerpo. Si la diabetes se descontrola, no solo puede dañar tu corazón, sino que puede atacar a tus nervios, ojos y riñones. La dieta que estás a punto de comenzar te ayudará a evitar estos problemas. En este capítulo abordaremos el tema de cómo mantener el buen funcionamiento de todo tu cuerpo.

NERVIOS SANOS

Las personas que padecen diabetes corren el riesgo de sufrir problemas en los nervios, que pueden adoptar dos formas.

Neuropatía periférica: a veces también denominada neuropatía sensoriomotora, es el deterioro de los nervios que te permiten sentir o mover los músculos. Produce hormigueo, dolor, entumecimiento o debilidad en los pies y las manos. Vale la pena tomarse en serio estos síntomas, porque, aunque puedan mejorar, también puede suceder lo contrario si no te cuidas.

La pérdida de sensibilidad en los pies puede hacerte más vulnerable a heridas que no puedes sentir. Es fácil pasar por alto un cortecito o un arañazo cuando no lo sientes. Las heridas también pueden tardar en cerrarse, lo cual te predispone a graves infecciones. La diabetes es una de las causas comunes de amputaciones, algo que nunca debería ocurrir si se tiene cuidado.

Neuropatía autónoma: son las anomalías en los nervios que controlan las funciones internas. Puede provocar problemas digestivos, como náuseas, vómitos, estreñimiento o diarrea. También puede ocasionar problemas para controlar la vejiga urinaria o la función sexual. Otros síntomas son mareo, debilidad, aumento o disminución de la sudoración, problemas visuales (por ejemplo, dificultad de adaptación a la luz y a la oscuridad) y no notar los signos de aviso de la hipoglucemia.

VE AL MÉDICO

A veces, los síntomas nerviosos no tienen nada que ver con la diabetes. Si padeces adormecimiento, dolor, hormigueo u otros síntomas nerviosos, es importante que vayas al médico para que revise esos síntomas y puedan ser tratados. Por ejemplo, si te falta vitamina B_{12}, puedes tener dolores nerviosos que sean idénticos a los de la diabetes y que pueden acabar siendo permanentes. Tu médico te revisará la vitamina B_{12} mediante un análisis de sangre y te ayudará a volver a la normalidad, si esa es la causa. Los nervios también se ven afectados por problemas de tiroides, medicamentos, infecciones, compresiones y otros factores. Así que es importante que te hagan un buen chequeo.

Si el diagnóstico es neuropatía diabética, la clave para evitarla y tratarla es controlar la diabetes (especialmente, el azúcar), empezando por la dieta y por hacer ejercicio. Si ya te ha afectado la neuropatía, vuelve a leerte el capítulo 4 y sigue las directrices dietéticas al pie de la letra, con el fin de conseguir el mejor control posible de la glucosa bajo la supervisión médica. Algunos medicamentos te pueden ayudar un poco, pero para la mayoría de las personas, hacer dieta y ejercicio es mucho más eficaz.

En el Instituto Weimar de la Salud y la Educación, el doctor Milton Crane pidió a 21 pacientes de diabetes con neuropatía diabética que hicieran dos cosas: que iniciaran una dieta vegana baja en grasa y que dieran un paseo de 30 minutos cada día. Los efectos se manifestaron rápidamente y fueron muy potentes: en dos semanas, el dolor de las piernas había remitido por completo en 17 participantes, y los 4 restantes habían experimentado un alivio parcial.[112]

Mi propio equipo de investigación amplió un poco más esta investigación. Invitamos a personas con neuropatía a que comprobaran lo que podían conseguir solo con el cambio de dieta, sin hacer ejercicio. No es que hacer ejercicio sea malo. Todo lo contrario, es muy sano, pero queríamos aislar el efecto por razones científicas, para comprobar el poder de la alimentación. Utilizamos los pasos dietéticos que ya conoces (evitar los productos animales, consumir la mínima cantidad de aceites y tomar produc-

---

112. M. G. Crane, «Sample C. Regression of diabetic Neuropathy with Total Vegetarian (Vegan) Diet», *Journal of Nutritional Medicine* 4, 1994, pp. 431-439.

tos con IG bajo), y descubrimos que en muchos pacientes el dolor mejoró o, simplemente, desapareció, y las pruebas objetivas de la función nerviosa también mejoraron.[113]

Suplementos para tratar la neuropatía

Los investigadores han hecho ensayos para probar la eficacia de los siguientes suplementos. Todavía no se han pronunciado sobre si pueden ser tratamientos para el deterioro de los nervios, pero los menciono aquí no como una recomendación, sino, simplemente, para tu conocimiento.

Ácido alfa-lipoico: parece mejorar los síntomas de la neuropatía.[114] En los estudios de investigación, una dosis de 600 miligramos una vez al día fue eficaz.

Ácido gamma-linolénico: es un ácido omega-6 que se suele vender en las tiendas de productos naturales. La dosis de 480 miligramos al día parece ser que reduce los síntomas de la neuropatía.[115]

Carnitina: las dosis diarias de 1.000 miligramos parece que mejoran el trastorno nervioso y reducen el dolor en pacientes con neuropatía diabética.[116]

Si tienes algún deterioro nervioso

Si los nervios de tus pies están dañados, es importante que te los revises regularmente y que los protejas. Si has perdido algo de sensibilidad, revísatelos a diario en busca de algún tipo de herida o infección, como rojez o hinchazón, y trátalo inmediatamente. Evita andar descalzo. Si has perdido sensibilidad en los pies, puede que no te des cuenta de que pisas algo que te provoca una herida. Asegúrate de que te van bien los zapatos para evitar

113. D. Ziegler, «Efficacy and safety of antioxidant treatment».

114. D. F. Horrobin, «Essential Fatty Acids in the Management of Impaired Nerve Function in diabetes», *Diabetes* 46, supl. 2, 1997, pp. s90-93.

115. A. A. Sima, «Acetyl-L-carnitine in diabetic polyneuropathy: experimental and clinical data», *CNS Drugs* 21, supl. 1, 2007, pp. 13-23; discusión 45-46.

116. I. de Leeuw y col., «Long Term Magnesium Supplementation Influences Favourably the Natural Evolution of Neuropathy in Mg-Depleted Type 1 Diabetic Patients (T1dm)», *Magnesium Research* 17, 2004, pp. 109-114.

ampollas, y estrena zapatos nuevos lentamente. Córtate bien las uñas y no las cortes demasiado, de modo que dejen el borde del dedo desprotegido. Si no ves bien o te cuesta cortarte las uñas, ve a un podólogo para que te examine los pies y te corte las uñas.

Huelga decir que tendrás que centrarte en algo más que en cuidar tus pies. Tendrás que combatir la neuropatía con una dieta sana: vegana baja en grasa y con IG bajo.

OJOS SANOS

Tus ojos son delicadas cámaras que captan el mundo que te rodea y transmiten sus detalles a tu cerebro para que los perciba y los recuerde. Del mismo modo que una cámara es frágil, hay varias partes del ojo que son susceptibles de deteriorarse. Esto nos puede pasar a todos, pero especialmente a los diabéticos. Proteger los ojos implica controlar tu glucosa, la presión arterial y el colesterol.

Hay tres partes del ojo que son especialmente vulnerables. Primero, puede acumularse presión en la parte frontal del ojo (denominada cámara anterior) y al final puede acabar dañando la retina y el nervio óptico. Esto es lo que se llama glaucoma. Segundo, la catarata puede obturar la claridad del cristalino. Tercero, los vasos sanguíneos de la retina se pueden deteriorar. Veamos qué podemos hacer para prevenir este asalto a tres bandas.

Glaucoma

Hay varios tipos de glaucoma. Lo más habitual es que el aumento de presión en el ojo aplaste los diminutos capilares sanguíneos de la retina, perjudicando a la misma y al nervio óptico. La hipertensión arterial y la glucosa alta son dos factores de riesgo para desarrollar glaucoma. Tu mejor defensa es que ambos estén controlados, utilizando la información de este capítulo y del resto del libro. El tratamiento del glaucoma detectado a tiempo es muy eficaz (gotas oculares).

El glaucoma puede empezar sin dar síntoma alguno, por lo que es importante que te revises la vista con un oftalmólogo al menos una vez al año.

Cataratas

Si el cristalino pierde claridad y se ve más como un papel de cera que como una lente clara de cristal, el diagnóstico médico es de cataratas. Puede que veas doble o borroso, que no veas bien de lejos, que veas un halo alrededor de las cosas, que te moleste excesivamente la luz del sol o los focos de los coches conduciendo de noche.

Aunque la cirugía de la catarata ha mejorado muchísimo en los últimos tiempos, lo ideal es mantener tu equipamiento original en buen estado. Afortunadamente, hay varias cosas que puedes hacer para prevenirlas.

En primer lugar, es importante dejar de fumar y proteger la vista de los potentes rayos solares.

En segundo lugar, vale la pena seguir los mismos pasos dietéticos que se aplican para la diabetes en general, que he descrito en el capítulo 4. Es decir, evitar los productos animales, reducir la ingesta de aceites y tomar alimentos con IG bajo. Hay pruebas de que estos pasos reducen el riesgo. Concretamente, las personas que evitan las grasas suelen tener menos riesgo de cataratas.[117]

Lo mismo sucede con las personas que no toman productos lácteos. En general, las personas que no toman lácteos parece que corren menor riesgo de desarrollar cataratas.[118] La culpable parece ser la lactosa o azúcar de la leche, más que su grasa.

Durante el proceso digestivo, la lactosa libera un azúcar simple llamado galactosa, que puede entrar en el cristalino. Los bebés que no tienen las enzimas necesarias para romper la galactosa desarrollan cataratas en su primer año de vida. La relación entre los productos lácteos y las cataratas todavía se está estudiando, pero esta es una buena razón para evitarlos.

Ciertos alimentos protegen los ojos. Las verduras de hoja verde son especialmente eficaces, como el bróquil, las espinacas, la col kale, las acelgas y hojas de mostaza. Son fuentes ricas en ciertos antioxidantes, denomina-

---

117. M. Lu y col., «Prospective Study of Dietary Fat and Risk of Cataract Extraction Among us Women», *American Journal of Epidemiology* 161, 2005, pp. 948-959.

118. N. Karas-Kuzelicki, V. Pfeifer y J. Lukac-Bajalo, «Synergistic effect of high lactase activity genotype and galactose-1-phosphate uridyl transferase (GALt) mutations on idiopathic presenile cataract formation», *Clinical Biochemistry* 41 (10-11), julio de 2008, pp. 869-874.

dos luteína y zeaxantina, ambos protectores del cristalino y la retina.[119] Los alimentos ricos en vitamina C y E también pueden ayudar.[120] Encontrarás mucha vitamina C en naranjas, pimientos morrones, melón, fresas y kiwis. También aparece en lugares inesperados: crucíferas (bróquil, coles de Bruselas, coliflor y kale), así como tomates y boniatos. Entre las fuentes saludables de vitamina E se incluyen las espinacas cocidas, la leche de soja, los mangos y el germen de trigo. La mayor parte de los frutos secos son especialmente ricos en vitamina E, pero cuidado porque son grasos y están cargados de calorías. Un puñadito contiene unos 5 miligramos de vitamina E.

Por último, las personas que no beben alcohol tienen un 10% menos de riesgo de tener cataratas que otras personas. Incluso un consumo muy modesto, un par de copas a la semana, puede aumentar el riesgo.[121]

El ojo

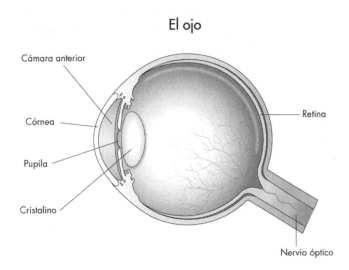

Retinopatía

La retina está situada en la cara posterior del ojo, es como una cámara de fotos con película. Millones de diminutos nervios situados en la retina

---

119. L. Ma y X. M. Lin, «Effects of lutein and zeaxanthin on aspects of eye health», *Journal of the Science of Food and Agriculture* 90 (1), 15 de enero de 2010, pp. 2-12. doi: 10.1002/jsfa.3785.

120. R. G. Cumming, P. Mitchell y W. Smith, «Diet and cataract: the Blue Mountains eye study», *Ophthalmology* 107, 2000, pp. 450-456.

121. M. S. Morris y col., «Moderate Alcoholic Beverage Intake and Early Nuclear and Cortical Lens Opacities», *Ophthalmic Epidemiology* 11, 2004, pp. 53-65.

captan las imágenes y las envían al cerebro. Al igual que la película, la retina es frágil. El exceso de glucosa, de presión arterial o de colesterol pueden dañarla y provocar una condición que se conoce como retinopatía, que significa retina deteriorada. Esto se puede producir de dos formas.

Retinopatía no proliferativa: se produce cuando los capilares se inflaman y vierten fluidos en la retina, lo cual conduce a la formación de depósitos de grasa. Suele ser un estado leve y no necesita tratamiento, pero es imprescindible que un oftalmólogo te revise los ojos regularmente, para asegurarte de que no degenera y se vuelve más grave.

Retinopatía proliferativa: se produce cuando los vasos están tan deteriorados que empiezan a cerrarse. Cuando sucede esto, se empiezan a formar nuevos vasos anormales en la retina. Los nuevos vasos son frágiles y tienden a sangrar, a formar cicatrices y, a veces, hasta se produce un desprendimiento de retina. Los oftalmólogos tratan con láser estos vasos anormales.

La mayor parte de las personas diabéticas acaban desarrollando algún tipo de retinopatía aunque sea leve. Afortunadamente, puedes hacer muchas cosas para prevenir problemas graves. Un buen control de la glucosa protege los ojos, y ahora ya sabes cómo conseguirlo. Controlar la presión arterial y el colesterol también ayuda. Los pasos dietéticos que he indicado te ayudarán mucho a alcanzar esta meta. Si con la dieta no basta, tu médico te dará la medicación que necesites.

La retinopatía empieza sin síntomas, así que es muy importante que te revises regularmente los ojos y elijas los alimentos como si tu vista dependiera de ello. Y de ello depende.

RIÑONES SANOS

Los riñones están formados por millones de diminutas unidades de filtración. Purifican tu sangre, envían productos de desecho a la orina y retienen proteínas y otros componentes normales de la sangre. Pero, del mismo modo que se pueden dañar los diminutos vasos sanguíneos de la retina, también se pueden dañar los diminutos vasos renales. La hipertensión, la hiperglucemia y el exceso de colesterol pueden dañarlos, provocando lo que los médicos denominan una nefropatía.

Si no se trata, el deterioro renal puede evolucionar hasta que sea necesaria la diálisis o el trasplante de riñón. No es necesario recordar que nadie quiere llegar a este extremo. Estas son las recomendaciones dietéticas a seguir.

Primero, sigue las directrices básicas para la diabetes del capítulo 4. No solo has de evitar las grasas y el colesterol y controlar la glucosa y el colesterol, aunque todo esto sea muy importante. La proteína animal también forma parte del problema, así que deberás evitarla. Puesto que la proteína animal perjudica a los riñones, obtener tus proteínas del mundo vegetal ayuda a proteger los riñones.[122]

Esto que voy a explicar es muy importante, así que te ruego que me sigas detenidamente: muchas personas imaginan que la clara de huevo, la pechuga de pollo o el abadejo son alimentos sanos porque son ricos en proteínas, pero lo cierto es que es justamente eso lo que los convierte en indeseables. Cuanta menos proteína animal consumas, menor riesgo de padecer problemas renales. Es mucho más seguro que obtengas la proteína de los vegetales: alubias, verduras y cereales, por ejemplo.

Una dieta vegana baja en grasa no solo carece de proteína animal, colesterol y grasa animal, sino que también ayuda a bajar la presión arterial,[123] que también es importante para proteger tus riñones.

Ni que decir tiene que has de evitar el tabaco. Entre sus múltiples efectos nocivos, el tabaco perjudica a los vasos sanguíneos.

Si tu presión arterial, tu glucosa o tu colesterol siguen estando altos a pesar de todos tus esfuerzos, tu médico te recetará la medicación necesaria para controlarlos. Algunos médicos recetan medicación aunque tus análisis sean normales, para proteger el tejido renal. Esto tiene carácter personal.

En un estudio reciente realizado por nuestro equipo de investigación, hicimos un seguimiento de la salud renal de nuestros participantes. Nuestro equipo recogió dos muestras de orina en 24 horas para controlar las pérdidas de albúmina (tu médico probablemente no hará pruebas tan

---

122. L. Azadbakht, S. Atabak y A. Esmaillzadeh, «Soy protein intake, cardiorenal indices, and C-reactive protein in type 2 diabetes with nephropathy: a longitudinal randomized clinical trial», *Diabetes Care* 31 (4), abril 2008, pp. 648-654.

123. Y. Yokoyama, K. Nishimura, N. D. Barnard y col., «Vegetarian diets and blood pressure: a meta-analysis», *JAMA International Medicine* 174 (4), 2014, pp. 577-587.

exhaustivas). Lo hizo antes de que iniciaran las dietas asignadas y después de haberlas seguido durante 22 semanas.

Durante este tiempo, el grupo que seguía la dieta «convencional» que consistía en reducir las calorías y los hidratos de carbono experimentó un promedio del 21% de reducción de la pérdida de albúmina. Esto es un cambio en la dirección correcta. No obstante, el grupo que siguió la dieta vegana baja en grasa tuvo la ventaja de no consumir proteína, grasa animal, ni colesterol, y su promedio de reducción de la pérdida de albúmina fue del 56%, es decir que perdió menos de la mitad con respecto a los valores iniciales.

RECUPERAR LA SALUD Y CONSERVARLA

Si has estado engordando, tomando cada vez más medicamentos o desarrollando complicaciones, mi objetivo es ayudarte a cambiar esa tendencia. Sabemos que se puede perder peso de manera eficaz y permanente, reducir o eliminar la medicación, revertir la enfermedad cardiovascular e incluso mejorar los síntomas de la neuropatía. Si pensabas que tendrías que rendirte al avance de los síntomas, ha llegado la hora de que reflexiones. Ahora conduces tú.

14

Información para profesionales

Aunque este libro haya sido ideado para las personas diabéticas, hay algunos puntos importantes que me gustaría mencionar a los médicos y a otros profesionales de la salud. Como veréis, este programa es eficaz y muy fácil de seguir. Aunque muchos profesionales están muy acostumbrados a ser testigos de la frustración de sus pacientes con las típicas «dietas para la diabetes» y con el hecho de que eso no evita que tengan que aumentar sus dosis de medicación, tanto médicos como pacientes encuentran en este programa algo nuevo y gratificante.

Los profesionales sanitarios desempeñan un papel crucial para las personas que siguen este programa, del mismo modo que con cualquier otro programa para tratar la diabetes. Educan y animan a los pacientes, les guían por el camino y controlan sus progresos.

En los estudios científicos que hemos realizado, hemos descubierto que muchos pacientes tratados con insulina o secretagogos (sustancias que hacen que otras sustancias sean liberadas o secretadas) de insulina padecen episodios de hipoglucemia a medida que mejoran la calidad de su dieta. Si vuestros pacientes inician esta nueva dieta, tendréis que prepararles para esta posibilidad y estar preparados para reducirles la medicación cuando sea necesario. También es importante que entiendan que la causa de la hipoglucemia es la medicación, no ningún problema fisiológico personal. A continuación trato más en detalle este asunto.

EL PAPEL DEL PROFESIONAL DE LA SALUD

Los médicos y los profesionales sanitarios pueden ayudar de múltiples formas a los pacientes cuando emprenden cambios dietéticos importantes. En primer lugar, darles ánimos, por supuesto. Muchos pacientes han visto a sus padres o abuelos terminar sus días con tremendas complicaciones debidas a la diabetes, como problemas oculares, insuficiencia renal o amputaciones. Y muchos han empezado a experimentar neuropatías u otros problemas cuando deciden tomarse en serio su enfermedad. Han de saber que pueden evitarse estos problemas (como, de hecho, sucede) si siguen vuestros consejos, incluida una buena dieta.

Les ayudará saber que esta no es la misma dieta para la diabetes que puede que ya hayan probado, y que tendrán que aprender algunos trucos nuevos. Descubrirán productos, restaurantes y quizá nuevos platos en las cartas de sus restaurantes favoritos. Los médicos que más empeño ponen en ayudar a sus pacientes se interesan por estas dietas. Si todavía no has probado una dieta vegana baja en grasa, te recomiendo encarecidamente que lo hagas. Además de sus beneficios para la salud, la experiencia también te servirá para ayudarte a responder a las dudas de tus pacientes y para darles ánimos.

Una forma de ayudar a los pacientes es decirles que se tomen una semana para probar alimentos veganos saludables. No se trata de que renuncien a nada, sino de probar algunos desayunos, almuerzos, cenas y tentempiés saludables. En unos días habrán descubierto muchas ideas nuevas (más información en el capítulo 5).

Luego, pedidles que elijan un periodo de tiempo (3 semanas, por ejemplo) para probar bien la dieta. De momento no es necesario que se comprometan con ella para siempre, pero durante esta breve etapa podrán comprometerse a seguirla fielmente y podrán experimentar todos sus efectos. Cuando vean cómo funciona, querrán seguir con la misma.

Evitad la tentación de pretender facilitarles la prueba. Los profesionales que les dicen a sus pacientes que hagan una dieta «la mayor parte del tiempo» o «que hagan lo que puedan» están fomentando tácitamente que los pacientes no sean rigurosos. Nunca hacemos esto cuando el problema del paciente es el alcohol o el tabaco, porque sabemos que es más fácil ceñirse a un programa coherente que intentar negociar con estos problemas de adicción. Lo mismo sucede con la comida; es mejor animar a los pacientes a que se impliquen al cien por cien, sin desviarse ni un paso.

De vez en cuando, los pacientes volverán a algunos de sus viejos hábitos dietéticos. Cuando sea así, casi notarán de inmediato que ya no controlan tan bien su peso, y su glucosa en sangre volverá a subir. Llegarán a tu consulta con mucho sentimiento de culpa. Muchos te hablarán de los alimentos calificándolos de «pecaminosos», «tentadores», etcétera. Te sugiero que seas positivo, evites ser moralizador y vuelvas a centrarte en la biología, que es lo que importa. Los pacientes que han vuelto a tomar grasa en su dieta estarán atiborrando a sus células con más lípidos intramiocelulares, que es probable que perjudiquen su sensibilidad a la insulina. Anímales a que los abandonen y se vuelvan a subir al tren.

Algunos pacientes necesitan que les convenzan para comer alimentos ricos en hidratos de carbono. Como han aprendido a dosificar la ingesta de hidratos de carbono, puede ser que los consideren alimentos nocivos para ellos. Este sentimiento se ha visto reforzado e inducido por la interminable moda de las dietas bajas en hidratos de carbono. Es importante recordar a los pacientes que los países cuya población basa tradicionalmente su alimentación en alimentos ricos en hidratos de carbono (como los países asiáticos, donde el arroz y la pasta son alimentos básicos y la carne y la leche se consumen mucho menos que en Occidente) siempre han tenido índices muy bajos de diabetes.

También puedes ayudar a los pacientes a garantizar su buena nutrición recomendándoles que tomen suplementos diarios de vitamina B_{12}. Esta es una buena recomendación para todos los pacientes.

HIPOGLUCEMIA

Los pacientes que toman insulina o secretagogos de insulina corren riesgo de hipoglucemia. Cuando mejoran su dieta y empiezan a adelgazar, los episodios de hipoglucemia son bastante comunes. Según mi experiencia, la mayoría de los pacientes que toman sulfonilureas, cuando empiezan una dieta vegana baja en grasas, padecen episodios de hipoglucemia, generalmente a las pocas semanas.

Los pacientes estarán encantados de saber que han mejorado tanto que su medicación es demasiado fuerte, pero también querrán saber lo que implica la hipoglucemia. Para ellos es importante que tengan claro que ha sido la medicación la que la ha provocado y que eso no quiere decir que les pase nada malo. Asimismo es importante que sepan, desde el principio, qué es lo que tienen que hacer y a quién han de llamar cuando les sucede. Por supuesto, los pasos iniciales (revisar su glucosa en sangre y tomar tabletas de glucosa o alimentos ricos en glucosa) son pasos que pueden hacer por sí solos. Pero es importante darles instrucciones específicas y pedirles que lleven encima tu número de teléfono (o de un centro de emergencias) y que lo usen si es necesario (incluso en los fines de semana), para que puedas corregirles la medicación. Hacia la mitad de la página 136, encontrarás mis instrucciones para los pacientes para hacer frente a la hipoglucemia.

RECURSOS ADICIONALES

Los dietistas diplomados, como ya sabrás, son aliados indispensables en tu trabajo con pacientes diabéticos. Lo ideal es colaborar con un dietista educador en diabetes y que sea miembro de una asociación de nutrición y dietética que incluya un amplio número de profesionales especializados en el uso de las dietas vegetarianas.

El Comité de Médicos para una Medicina Responsable (PCRM, por sus siglas en inglés) proporciona información nutricional no comercial gratuitamente, formación continuada *online* incluida a través de su página web PCRM.org, así como una guía sobre cómo iniciar dietas veganas bajas en grasa. Proporciona cientos de recetas, listas de la compra y otras informaciones prácticas y sencillas. Te ruego que las uses y que animes a tus pacientes a hacer lo mismo. Estoy seguro que les gustará especialmente nuestro programa 21-Day Vegan Kickstart («21-días para iniciar una dieta vegana»), que ofrece tres semanas de menús, recetas y vídeos de cocina en varios idiomas de forma gratuita.

Si deseas colaborar con nuestro trabajo de promover dietas saludables y abordar otros temas médicos y de investigación, espero que te plantees unirte al PCRM. Los socios reciben nuestra revista trimestral, *Good Medi-*

cine, y pueden inscribirse para recibir el PCRM's Breaking Medical News, un servicio gratuito no comercial que te informa por correo electrónico de los estudios más recientes.

MENÚS Y RECETAS

Los siguientes menús y recetas han sido creados y probados por Bryanna Clark Grogan, una veterana chef, creadora de recetas y escritora sobre temas de alimentación. Nacida en California, Bryanna vive ahora en la Columbia Británica. En sus múltiples libros de cocina incluye una enorme variedad de alimentos y estilos de cocina, desde recetas rápidas y fáciles de hacer hasta muchos tipos de cocina étnica.

Las recetas de Bryanna son platos sabrosos y con cuerpo que tienen un «algo» especial. Observarás que su sabor trasciende el sabor y el aroma de los ingredientes por separado. La combinación de alimentos sencillos con especias bien seleccionadas hace que cada receta sea especial.

Esta colección de recetas está pensada para una amplia gama de paladares y temperamentos, y en ella encontrarás opciones sencillas y otras más complicadas. Cuando hemos incluido algún ingrediente especial, encontrarás más información en el Apéndice 2. Gracias a Gabrielle Turner-McGrievy y a Jennifer Reilly, que han contribuido con algunas recetas.

CÓMO FREÍR AL VAPOR

Algunas recetas se hacen friendo al vapor, una técnica de salteado sin grasa. Así es como se hace.

Pon una sartén antiadherente pesada o un wok a fuego medio y añade los ingredientes a cocinar (por ejemplo, cebollas troceadas u otras verduras). Luego añade 1 o 2 cucharadas de líquido (agua, caldo vegetal bajo en sodio o vino), el suficiente como para que no se peguen los alimentos. No llenes mucho la sartén o las verduras se harán estofadas.

Sube el fuego a temperatura alta y cuece los alimentos hasta que el líquido empiece a evaporarse, y remueve con una espátula o cuchara de madera hasta que las verduras estén hechas a tu gusto.

Puedes dorar cebolla perfectamente con este método. En cuanto los azúcares naturales de la cebolla se empiecen a dorar en el fondo y los bordes de la sartén, añade más líquido y mezcla las partes doradas con el resto de la cebolla. Sigue rehogando la cebolla hasta que esté blanda y dorada, con cuidado de que no se queme.

Para saltear al vapor en el microondas, utiliza un recipiente de vidrio redondo de Pyrex de 25 cm de diámetro o un recipiente para hacer pasteles. Añade los ingredientes, incluidas las 1 o 2 cucharadas de líquido, y cúbrelo con una tapa de vidrio o una tapa para microondas. Ponlo en el microondas durante 5 minutos o hasta que las verduras estén blandas, y luego añádelas a la receta. Casi todo el mundo sabe que con el microondas se pueden cocer las verduras, pero no dorarlas ni tampoco ningún otro tipo de alimento. Si quieres una textura crujiente y un color dorado, mejor hazlo en el fuego de la cocina.

7 Días de comidas sanas

DÍA 1

Desayuno

Avena cocida con manzanas
Leche de soja

Almuerzo

Sopa de alubias casilla y boniato (p. 258)
Tostada de pan de centeno o de grano germinado
Ensalada de espinacas con gajos de mandarina y *aderezo cremoso con semillas de amapola* (p. 253)

Tentempié

Smoothie de frutas (p. 246)

Cena

Lentejas y pasta al estilo libanés (p. 273)
Bróquil al vapor
Pastel de dátiles y naranja y compota de manzana (p. 291)

DÍA 2

Desayuno

2 gofres de avena ricos en proteínas (p. 244)

Frutos del bosque a rodajitas
Yogur de soja

Almuerzo

Hummus de espinacas (p. 249) y verduras al gusto envueltas en una tortilla de trigo germinado
Quinoa con naranja y tabulé de trigo bulgur (p. 265)

Tentempié

Chips de maíz al horno, salsa mexicana y *alubias «refritas» vegetarianas* (p. 248)

Cena

Pasta salteada al estilo indonesio (p. 278)
Ensalada de col al estilo tailandés (p. 267)
Fruta fresca

DÍA 3

Desayuno

Revuelto de tofu (p. 239)
Tostada de pan de centeno
Macedonia de frutas

Almuerzo

Sándwich con pan hecho con grano germinado, *mayonesa de tofu* (p. 270), lonchas de sucedáneo de embutido bajo en grasa y rúcula.
Bisque de setas (p. 256)

Tentempié

Rodajas de manzana untadas en *crema de limón* (p. 289)

Cena

Tajín de alcachofa y limón (p. 274)
Pilaf de cuscús de naranja (p. 283)

Ensalada de lechuga baby con *aderezo cremoso de granos de pimienta negra* (p. 254)
Mousse de frutos del bosque (p. 291)

DÍA 4

Desayuno

Cebada con fruta para desayunar (p. 238)
Leche de soja

Almuerzo

Sopa de lentejas rojas y boniato (p. 259)
Dumplings a la parrilla rellenos al estilo italiano (p. 262)

Tentempié

Verduras crudas
Crackers de centeno de grano integral
Crema para untar de espinacas (p. 252)

Cena

Berenjena a la parmesana (p. 280)
Ensalada verde con *vinagreta balsámica* (p. 252)
Trigo bulgur y pilaf de quinoa (p. 284)
Fruta fresca

DÍA 5

Desayuno

Hash browns[124]
Salchicha vegetariana baja en grasa
Rodajas de naranja

---

124. Tortitas de patata (cortada a tiras finas) hechas con un chorrito de aceite en una sartén antiadherente de hierro.

Almuerzo

Tacos blandos de alubias negras (p. 260)
Ensalada de arroz integral, tomatitos cherry y corazones de alcachofa (p. 266)

Tentempié

Pastel de dátiles y naranja y compota de manzana (p. 291)
Leche vegetal

Cena

Estofado de cocción lenta al estilo de los Balcanes (p. 271)
Pan de centeno crujiente
Coles de Bruselas con limón y beicon vegetal (p. 283)
Fruta fresca

DÍA 6

Desayuno

Muesli de cereales (p. 241)
Leche de soja
Fruta fresca

Almuerzo

Sloppy Joes[125] *para dos* (p. 264) sobre panecillos para hamburguesa de trigo germinado
Ensalada verde

Tentempié

Crackers de trigo integral
Paté de lentejas partidas amarillas y eneldo al estilo chipriota (p. 250)

---

125. Sándwich caliente de carne picada con salsas varias, típico de Estados Unidos.

Cena

Guiso de alubias blancas y boniatos (p. 272)
Panecillos de cereal germinado
Ensalada de setas Portobello salteadas (p. 269)
Granola crujiente de arándano rojo, naranja y pera (p. 288)

DÍA 7

Desayuno

Crepes de grano entero (p. 245) con sirope de arce y sidra de manzana
Fruta fresca

Almuerzo

Crema de cebada y calabaza violín (p. 255)
Scones de harina de avena (p. 242)
Ensalada de col lombarda con arándanos rojos y manzana (p. 268)

Tentempié

Bolitas de sorbete de piña (p. 290)

Cena

Guiso vegetariano rápido de alubias mixtas (p. 276)
Pan de maíz y cebada tierno (p. 243)
Ensalada de beicon, lechuga y tomate (p. 270)
Fresas para mojar en chocolate (p. 288)

Desayunos

Cebada con fruta para desayunar

Para obtener un delicioso sabor, mucha fibra soluble y un índice glucémico maravillosamente bajo, prueba la cebada enrollada (también conocida como copos de cebada gruesos) para preparar tus gachas. Tardan un poco más en cocerse que la harina de avena, a menos que las dejes en remojo por la noche. Sírvelas con tu leche vegetal favorita y un poco de azúcar integral u otro edulcorante que te guste.

⅓ de taza de copos de cebada gruesos

⅛ de cucharadita de sal

¾ de taza de agua

1 cucharada de salvado de trigo

½ manzana mediana con piel, sin pepitas y troceada, o alguna otra fruta troceada

1 ½ cucharadita de semillas de lino molidas

La noche anterior: mezcla la cebada, la sal y el agua en un bol para microondas, tápalo y ponlo en la nevera. (Usa un bol de litro o más grande, ¡la cebada puede llegar a hincharse mucho!)

Por la mañana: añade el salvado y la manzana u otra fruta en la cebada en remojo. Tapa el bol con un plato para microondas y ponlo a temperatura alta en el microondas 2 minutos. Termina de cocerlo a temperatura media durante 4 minutos. Échale las semillas de lino trituradas.

En la cocina: pon a hervir la cebada, el salvado y la manzana o fruta en una olla pequeña antiadherente a fuego alto, removiendo. Baja el fuego, cubre parcialmente la olla y cuécela a fuego lento durante 15 minutos, removiendo de vez en cuando. La mezcla debería adquirir la consistencia de la harina de avena cocida. Si es demasiado acuosa, sigue hirviéndola a fuego lento hasta que adquiera la consistencia deseada.

SALE 1 RACIÓN

Por ración: 197 calorías, 6 g de proteínas, 8 g de hidratos de carbono, 8 g de azúcar, 2 g de grasa total, 10% de calorías de la grasa, 0 mg de colesterol, 42 g de fibra, 252 mg de sodio.

Revuelto de tofu

Se necesita el mismo tiempo para preparar el revuelto de tofu que los huevos revueltos, si usas la práctica mezcla casera. Agita o remueve la mezcla antes de medirla. Esta mezcla se puede usar para hacer tacos blandos con trigo germinado o tortillas de maíz, cubiertas con salsa mexicana, o para hacer huevos rancheros.

Mezcla para los revueltos

1 taza de copos de levadura nutricional

5 cucharadas + 1 cucharadita de cebolla en polvo

4 cucharaditas de curri en polvo

4 cucharaditas de sal

4 cucharaditas de cúrcuma en polvo

4 cucharaditas de comino molido

Revuelto

1 ½ cucharaditas de mezcla de tofu para los revueltos

115 g de tofu silken extra firme bajo en grasa desmenuzado

2 cucharadas de leche de soja baja en grasa (opcional)

Para la mezcla: bate los copos de levadura, la cebolla en polvo, el curri en polvo, la sal, la cúrcuma y el comino en una picadora o robot de cocina. Guárdala en un frasco cerrado.

Para el revuelto: vierte la mezcla para revueltos y el tofu en un bol de tamaño mediano. Añade la leche de soja, si lo deseas. Cuece la mezcla en una sartén pesada antiadherente hasta que tenga la consistencia deseada, y remueve constantemente con una espátula de plástico.

En el microondas, mezcla los ingredientes en un recipiente para microondas, tápalo y cuécelo a temperatura máxima (para 115 g, unos 2 minutos; para 230 g, unos 3 minutos y medio; para 340 g, unos 5 minutos, y para 453 g unos 7 minutos y medio).

SALE 1 RACIÓN

Por ración: 54 calorías, 9 g de proteínas, 3 g de hidratos de carbono, 1 g de azúcar, 1 g de grasa total, 15% de calorías de la grasa, 0 mg de colesterol, 1 g de fibra, 252 mg de sodio.

Variantes

Si lo deseas, puedes añadir beicon o jamón vegetal, tiras de beicon vegetal o cebollas, cebolleta, setas, pimiento morrón o tomates troceados y salteados al vapor. Si lo haces en el microondas, pon las verduras en el fondo del recipiente, echa el tofu (previamente mezclado con la mezcla) encima; y cuécelo como de costumbre antes de servirlo revuélvelo para mezclarlo.

Muesli de cereales

El muesli Bircher se inventó en Suiza con la idea de que fuera un desayuno de cereales crudos pero fáciles de digerir. Puedes comprar versiones comerciales caras, pero el original es bajo en grasa, fácil de hacer y rápido, siempre y cuando te acuerdes de iniciar el proceso la noche antes. Sirve el muesli con leche vegetal baja en grasa o yogur de soja, azúcar integral, sirope de arce o de agave al gusto, y fruta fresca (como frutos del bosque), si lo deseas.

> 1 ½ tazas de copos de avena o de algún otro cereal integral grueso
> 1 ½ de agua
> 2 cucharadas de salvado de trigo
> 2 cucharadas de pasas de corinto, pasas u otra fruta seca
> ¼ de cucharadita de sal
> 2 manzanas medianas con piel y ralladas
> 3 cucharadas de zumo de limón

La noche antes: pon en remojo los copos de avena en un bol y guárdalo en la nevera.

Justo antes de servir: añade el salvado, las pasas de corinto o pasas, la sal, las manzanas y el zumo de limón a los copos remojados.

Nota: para hacer 1 ración, utiliza 6 cucharadas de avena, 6 cucharadas de agua, 1 cucharada de salvado, 1 cucharadita de fruta seca, una pizca de sal, ½ manzana pequeña rallada y 2 ¼ cucharaditas de zumo de limón.

NÚMERO DE RACIONES: 4

Por ración: 173 calorías, 6 g de proteínas, 36 g de hidratos de carbono, 11 g de azúcar, 2 g de grasa total, 10% de calorías de la grasa, 0 mg de colesterol, 6 g de fibra, 122 mg de sodio.

Scones de harina de avena

Las recetas de *skon* escocesas tradicionales no contienen nada de grasa. Se comían inmediatamente, calientes y recién hechos, como debe ser. Degústalos con mermelada baja en azúcar.

1 taza de copos de avena integrales gruesos
1 ¼ tazas de harina para repostería de trigo integral (no la normal, sino la integral)
1 cucharadita de azúcar
½ cucharadita de bicarbonato de sodio
½ cucharadita de sal
1 ¼ tazas de leche de soja baja en grasa
1 cucharada de zumo de limón o vinagre
Azúcar o semillas de alcaravea

Precalienta el horno a 200 °C. Muele los copos de avena en una picadora hasta convertirlos en harina. Vierte la harina de avena en un bol mediano y añade la harina de repostería, el azúcar, el bicarbonato de sodio y la sal. Mézclalo bien.

Añade la leche de soja y el zumo de limón o el vinagre en un bol pequeño. Viértelo en el bol donde tienes la mezcla de harinas y remuévelo un poco con un tenedor. Pon la masa con cucharadas generosas sobre 2 fuentes para hornear antiadherentes (o bandejas de horno forradas con papel pergamino), haz 12 montoncitos. Aplana un poco las puntas con los dedos humedecidos. Hornéalos 15 minutos. Pártelos con el tenedor cuando todavía están calientes.

Si quieres darles forma de bannock (torta típica escocesa): divide la masa por la mitad. Con las manos mojadas, moldea la masa haciendo dos masas circulares de 20 cm para hacerlas en dos moldes para pasteles antiadherentes de 23 cm de diámetro (o moldes para pasteles forrados con papel pergamino cortado a medida). Marca 6 partes en cada torta circular y hornéalas de 15 a 20 minutos.

Rocíalas con semillas de alcaravea.

Número de raciones: 12

Por ración: 77 calorías, 3 g de proteínas, 15 g de hidratos de carbono, 1 g de azúcar, 1 g de grasa total, 9% de calorías de la grasa, 0 mg de colesterol, 2 g de fibra, 144 mg de sodio.

Variantes

Scones de pasas: añade de ¼ a ½ taza de pasas de corinto secas. También puedes añadir ¾ de taza de manzana rallada.

Scones de hierbas: añade ½ taza de hierbas frescas al gusto; no comprimas las hierbas.

Bannock de hierbas: Se parece a la focaccia, es rápido de hacer y es ideal como tentempié. Añade ½ taza de hierbas frescas a la masa de scones con avena. Divide la masa por la mitad y sigue las instrucciones para darles la forma de bannock. Hunde un poco la masa con los dedos. Rocía ligeramente la parte superior de agua y échale un poquito de sal gruesa o parmesano de soja; también puedes cubrirlo con setas troceadas salteadas al vapor o hechas a la parrilla, ajo, pimiento morrón o cebolla. Sírvelo con vinagre balsámico para untar.

Pan de maíz y cebada tierno

Este pan de maíz rico en fibra y bajo en grasa se puede preparar rápidamente, se hornea en 15 minutos. Usa harina de maíz molida a la piedra si es posible.

¾ de taza de maíz amarillo en polvo

½ taza de harina de cebada

⅓ de taza de harina de trigo integral (normal o de repostería)

2 cucharadas de azúcar

2 cucharadas de levadura en polvo

½ cucharadita de sal

¼ de cucharadita de bicarbonato de sodio

1 taza de leche de soja baja en grasa

¼ de taza de compota de manzana sin azúcar

Precalienta el horno a 220 ºC. Mezcla el maíz en polvo, las harinas de cebada y de trigo integral, el azúcar, la levadura en polvo, la sal y el bicarbonato de sodio en un bol de tamaño mediano. Añade la leche de soja y la compota de manzana y remueve hasta que todo esté mezclado. Ponlo en un molde de horno antiadherente de 20 × 20 cm e iguala la parte superior de la masa. Hornéala 15 minutos. Corta el pan de maíz en 6 cuñas iguales.

NÚMERO DE RACIONES: 6

Por ración: 150 calorías, 4 g de proteínas, 32 g de hidratos de carbono, 5 g de azúcar, 1 g de grasa total, 6% de calorías de la grasa, 0 mg de colesterol, 3 g de fibra, 237 mg de sodio.

Gofres de avena ricos en proteínas

Si no hubieras hecho tú mismo estos supernutritivos y crujientes gofres, jamás adivinarías que hay alubias entre sus ingredientes. Poner las alubias en remojo la noche antes lleva solo un minuto, y por la mañana puedes hacer la mezcla rápidamente en la batidora. (Nota: para hacer los gofres sin grasa, necesitarás una buena plancha para gofres antiadherente de hierro.)

Estos gofres tardan un poco más en hacerse que los corrientes (unos 8 minutos), así que deberás hacerlos con antelación. Se pueden recalentar rápidamente en una tostadora. Los puedes adornar con verduras cremosas. Son ideales para una comida o una cena. Para hacer gofres sin gluten, sustituye los copos de arroz integral o de quinoa por copos de avena.

½ taza de alubias blancas

2 ¼ tazas de agua

1 ¾ tazas de avena integral gruesa

2 cucharadas de azúcar o 1 cucharada de sirope de agave

¾ de cucharada de semillas de lino enteras

1 cucharada de levadura en polvo

1 ½ cucharaditas de extracto de vainilla o ¾ de cucharadita de extracto de vainilla y ¾ de cucharadita de extracto de naranja, almendra o coco

1 cucharadita de sal

La noche antes: pon las alubias en un bol grande y cúbrelas generosamente con agua. Ponlas toda la noche en la nevera, o incluso puedes guardarlas una semana.

Por la mañana: escurre las alubias y tira el agua del remojo. Ponlas en una batidora potente con 2 ¼ tazas de agua y añade los copos de avena, el sirope de agave, las semillas de lino, la levadura en polvo, vainilla y sal. Bátelo todo hasta conseguir una mezcla suave, ligera y espumosa. Prepara y precalienta una plancha de hierro para gofres.

Echa un ⅓ de taza generoso con la mezcla en la plancha para gofres para cada gofre de 10 cm, cierra la plancha y déjala cociendo al menos 8 minutos. Si te cuesta abrir la plancha, deja que el gofre se haga durante 1 o 2 minutos más.

Repite el proceso con el resto de la masa, remuévela un poco antes de echarla en la plancha. Si la masa se espesa mientras estás en reposo, añádele más agua hasta que recupere su consistencia original.

Los gofres deben estar dorados y crujientes. Sírvelos inmediatamente o déjalos enfriar por completo sobre una rejilla y congélalos en un recipiente hermético. Sírvelos con tus ingredientes favoritos.

NÚMERO DE GOFRES: 10 DE 10 CM (5 RACIONES)

Por ración: 196 calorías, 10 g de proteínas, 35 g de hidratos de carbono, 2 g de azúcar, 3 g de grasa total, 11% de calorías de la grasa, 0 mg de colesterol, 6 g de fibra, 386 mg de sodio.

Crepes de grano entero

¿Quién podría pensar que con la ayuda de tu batidora podrías hacer deliciosas y ligeras crepes en cuestión de minutos con trigo recién molido? ¡Prueba esto! La masa que te sobre también puedes utilizarla para hacer gofres.

1 taza de trigo integral en grano

1 cucharada de semillas de lino enteras

2 tazas de agua

⅓ de taza de harina de garbanzo o harina de soja baja en grasa

1 cucharada de azúcar

2 cucharaditas de zumo de limón

2 cucharaditas de levadura en polvo

½ cucharadita de bicarbonato de sodio

½ cucharadita de sal

Pon los granos de trigo, las semillas de lino y el agua en una batidora y bátelos a velocidad alta durante unos 2 minutos. Echa la harina y bate la masa durante 2 o 3 minutos o hasta que esté muy fina. Añade el azúcar, el zumo de limón, la levadura en polvo, el bicarbonato de sodio y la sal y bátelo todo hasta que se mezcle bien.

Calienta una plancha o sartén antiadherente (una plancha eléctrica antiadherente cuece muy uniformemente) a fuego alto hasta que las gotas de agua bailen por su superficie y desaparezcan rápidamente. Baja el fuego a medio-alto. Hazlo por lotes si es necesario, vierte cucharones de masa rápidamente sobre la plancha, deja que la masa se expanda. Cuando empiecen a hacerse burbujas, dale la vuelta suavemente a la crepe. No la hagas demasiado, tiene que estar un poquito hinchada cuando la saques de la plancha, para que sea ligera y tenga un poco de textura a pastel.

NÚMERO DE CREPES: 12 DE 10 CM (3 RACIONES)

Por ración: 261 calorías, 11 g de proteínas, 53 g de hidratos de carbono, 6 g de azúcar, 3 g de grasa total, 9% de calorías de la grasa, 0 mg de colesterol, 9 g de fibra, 534 mg de sodio.

Smoothie de frutas

Esta receta rápida y fácil es una gran forma de empezar el día o para cualquier momento en que necesites reponer energía.

½ taza de zumo de manzana o de naranja sin azucarar

½ taza de leche de soja baja en grasa

½ taza de arándanos negros congelados u otros frutos del bosque

½ taza de melocotones congelados

1 cucharada de proteína de soja en polvo

Mezcla el zumo, la leche de soja, los frutos del bosque, los melocotones y la proteína en polvo en una batidora o procesador. Bátelo hasta que adquiera una textura suave.

SALE 1 RACIÓN

Por ración: 148 calorías, 4 g de proteínas, 32 g de hidratos de carbono, 13 g de azúcar, 2 g de grasa total, 9% de calorías de la grasa, 0 mg de colesterol, 3 g de fibra, 65 mg de sodio.

Cremas para untar, patés y aderezos

Guacamole bajo en grasa

Este «falso guacamole» es cremoso y sabroso. Está delicioso con chips de tortilla de maíz al horno.

140 g de judías verdes frescas o judías verdes pequeñas congeladas

140 g de alubias garrofón baby congeladas

½ taza de tofu firme bajo en grasa o tofu silken extra firme

3 cucharadas de zumo de limón

2 dientes de ajo machacados

¾ de cucharadita de sal

½ cucharadita de comino en polvo

¼ de taza de salsa de tomate a trozos grandes sin azúcar añadido

Cuece las judías verdes y las alubias garrofón durante 5 minutos o hasta que estén tiernas pero no blandas. Vierte suficiente agua como para que queden cubiertas. Escúrrelas bien y ponlas en un procesador de comida, y bátelas hasta que quede una masa suave.

Añade el tofu, el zumo de limón, el ajo, la sal y el comino y bátelo todo hasta que quede suave. Añade la salsa de tomate y bátelo unos segundos más. Echa la crema en un bol y ponla en la nevera.

NÚMERO DE TAZAS: 2

Por ¼ de taza: 37 calorías, 2 g de proteínas, 7 g de hidratos de carbono, 1 g de azúcar, 0,5 g de grasa total, 5% de calorías de la grasa, 0 mg de colesterol, 2 g de fibra, 226 mg de sodio.

Alubias «refritas» vegetarianas

Esta versión sin grasa de las alubias refritas tiene una textura ligera y se puede hacer con una gran variedad de alubias. También es estupenda como crema caliente para untar o como delicioso paté frío para sándwiches, *wraps* o galletas.

4 ½ tazas de alubias pintas, rojas, rojas pequeñas, negras cocidas o
  3 latas (425 g cada una) lavadas y escurridas
1 cebolla pequeña troceada fina
2 cucharadas de vinagre de vino tinto
1 cucharadita de sal
1 cucharadita de comino
1 cucharadita de orégano seco
1 cucharadita de gránulos de ajo
1 cucharadita de pimentón en polvo
Salsa picante al gusto (opcional)
Una pizca de salsa de humo líquido (opcional)

Pon las alubias, la cebolla, el vinagre, la sal, el comino, el orégano, los gránulos de ajo, el pimentón en polvo y los opcionales salsa picante y humo líquido en un robot de cocina. Mezcla todo durante varios minutos o hasta que tenga una consistencia muy cremosa. Echa la mezcla en un bol, tápalo y ponlo en la nevera.

Si la quieres caliente, ponla en el microondas a temperatura alta durante 3 minutos o caliéntala en una sartén removiendo todo el rato.

NÚMERO DE TAZAS: 4

Por ¼ de taza: 68 calorías, 4 g de proteínas, 12 g de hidratos de carbono, 0,5 g de azúcar, 0,5 g de grasa total, 4% de calorías de la grasa, 0 mg de colesterol, 4 g de fibra, 120 mg de sodio.

Hummus de espinacas

La mayoría de las versiones de esta popular crema de garbanzos para untar, originaria de Oriente Próximo, contienen aceite de oliva y tahini de sésamo. Esta receta incluye un poco de tahini y muchas espinacas u otras verduras, que son buenos nutrientes y tienen mucho color. Sírvelo con verduras crudas y cuñas de pan pita de trigo germinado o con galletas crujientes de centeno sin grasa. Calentar los garbanzos antes de procesarlos hará que el hummus sea más cremoso.

1 paquete (300 g) de espinacas congeladas descongeladas
2 tazas de garbanzos cocidos o 1 lata (500 g) de garbanzos, calentados y
   escurridos
⅓ de taza de zumo de limón
1 cucharada de tahini de sésamo
4-6 dientes de ajo
1 ½ cucharadita de sal
1 cucharadita de comino en polvo
¼ de cucharadita de pimienta de cayena

Escurre todo el líquido que puedas de las espinacas y córtalas con un cuchillo afilado. Déjalas aparte.

Pon los garbanzos, el zumo de limón, el tahini, el ajo, la sal, el comino y la cayena en un robot de cocina. Bate los ingredientes hasta que tengan una textura suave, y añade un poco de agua si es necesario (se espesará un poco más cuando lo pongas en la nevera). Añade las espinacas y vuelve a batir la masa.

Pasa la mezcla a un bol de servir, cúbrela con film transparente y déjala en la nevera hasta que esté lista para consumir.

NÚMERO DE TAZAS: UNAS 3 ½

Por ¼ de taza: 107 calorías, 7 g de proteínas, 19 g de hidratos de carbono, 0,5 g de azúcar, 2 g de grasa total, 13% de calorías de la grasa, 0 mg de colesterol, 6 g de fibra, 336 mg de sodio.

Variantes

Prueba esta receta con kale, acelgas o berzas cocidas o descongeladas, en vez de espinacas.

Para un hummus más tradicional, no pongas las verduras y echa menos sal, solo 1 cucharadita, ½ cucharadita de comino y una pizca de cayena.

Para un delicioso hummus con pimiento rojo, haz esta tradicional variante del hummus y añade ½ taza de pimientos rojos de tarro aclarados y escurridos cuando batas los garbanzos.

Paté de lentejas partidas amarillas y eneldo al estilo chipriota

Este sencillo paté es delicioso con galletas crujientes de centeno o cuñas de pan pita de trigo germinado. El ajo se suaviza considerablemente cuando está cocido.

1 taza de lentejas partidas amarillas secas

7 dientes de ajo

1 cebolla pequeña

1 cucharadita de sal

3 tazas de agua

3 cucharadas de zumo de limón fresco

2 cucharaditas de eneldo seco o 2 cucharadas de eneldo fresco troceado

Pimienta negra recién molida al gusto

Pimentón rojo (opcional)

1 ramita de eneldo fresco (opcional)

Mezcla las lentejas partidas, los 6 dientes de ajo, la cebolla, la sal y el agua en una olla mediana. Ponlas a hervir, espúmalas. Baja el fuego, tápalas y déjalas cocer 30 minutos a fuego lento.

Ponlas en el robot de cocina o batidora y bátelas. También puedes emplear una batidora de mano eléctrica. Machaca el ajo restante y añádeselo a la mezcla junto con el zumo de limón y el eneldo. Bate la mezcla hasta que esté muy suave. Sazónala con la pimienta.

Ponla en un bol decorativo, tápala y déjala enfriar. Adórnala con el pimentón y la ramita de eneldo, si lo deseas.

Este paté se sirve mejor a temperatura ambiente. Si lo guardas en la nevera, sácalo un rato antes de comer para que no esté frío.

NÚMERO DE TAZAS: 2 ½

Por ¼ de taza: 74 calorías, 5 g de proteínas, 14 g de hidratos de carbono, 2 g de azúcar, 0,5 g de grasa total, 2% de calorías de la grasa, 0 mg de colesterol, 5 g de fibra, 193 mg de sodio.

Vinagreta de vino tinto

Este es un buen aderezo básico para muchos tipos de ensalada. A diferencia del zumo o del agua, el sustituto del aceite ayudará a que el aderezo combine con las verduras. Yo suelo hacer 2 tazas y guardo la que me sobra en la nevera.

Sustituto no graso del aceite

1 taza de agua fría

1 cucharada de caldo vegetariano bajo en sodio en polvo

2 cucharaditas de harina de maíz

Aderezo

1 ¼ tazas de sustituto no graso del aceite

¼ de taza de vinagre de vino tinto

1 cucharada de vinagre balsámico

1 diente de ajo machacado

1 cucharadita de sal

1 cucharada de mostaza de Dijon (opcional)

1 cucharada de azúcar integral (opcional)

Para el sustituto del aceite: echa el agua en una olla pequeña y añádele el caldo en polvo y la harina de maíz batiendo. Cuécelo a fuego medio-alto, sin dejar de remover, hasta que espese y esté de color claro.

Para el aderezo: bate manualmente o en la batidora, o agita el sustituto del aceite, el vinagre de vino tinto y balsámico, el ajo, la sal, la mostaza (opcional) y el azúcar (opcional), hasta que esté todo bien mezclado. Ponlo en un frasco en la nevera.

NÚMERO DE TAZAS: 1 ½

Por 2 cucharadas: 6 calorías, 0,5 g de proteínas, 2 g de hidratos de carbono, 0 g de azúcar, 0 g de grasa total, 0% de calorías de la grasa, 0 mg de colesterol, 0,5 g de fibra, 160 mg de sodio.

Variante

Vinagreta balsámica: prescinde del vinagre de vino tinto y utiliza 5 cucharadas de vinagre balsámico. Echa mostaza o azúcar si lo deseas.

Por 2 cucharadas: 11 calorías, 0,5 g de proteínas, 3 g de hidratos de carbono, 1 g de azúcar, 0,5 g de grasa total, 3% de calorías de la grasa, 0 mg de colesterol, 0,5 g de fibra, 176 mg de sodio.

Crema para untar de espinacas

Sirve esta crema para untar con verduras crudas y galletas crujientes de centeno.

550 g de tofu silken extra firme bajo en grasa

¼ de taza de zumo de limón

1 sobre de Lipton Recipe Secrets Vegetable Soup Mix (mezcla de sopa de verdura)

½ cucharadita de sal

1 paquete (300 g) de espinacas congeladas troceadas, descongeladas y escurridas

2 cebolletas troceadas

1 lata (225 g) de castañas de agua escurridas y troceadas (opcional)

1 cucharada de trocitos de beicon vegetariano (opcional)

Echa el tofu, el zumo de limón, mezcla para sopa y la sal en un robot de cocina y licúalo. Añade las espinacas, las cebolletas, las castañas de agua y los trocitos de beicon vegetal (opcionales), y bátelo. Echa la mezcla en un bol de servir, tápalo y ponlo en la nevera hasta que esté listo para servir.

NÚMERO DE TAZAS: 4 (12 RACIONES)

Por ración: 16 calorías, 1 g de proteínas, 3 g de hidratos de carbono, 1 g de azúcar, 0,5 g de grasa total, 10% de calorías de la grasa, 0 mg de colesterol, 1 g de fibra, 226 mg de sodio.

Aderezo cremoso con semillas de amapola

Este aderezo rápido y sencillo es muy bajo en grasa. Al punto justo de dulzor, es ideal para macedonias de frutas y ensaladas de espinacas.

225 g de tofu firme bajo en grasa o tofu silken extra firme desmenuzado

170 g de zumo de manzana concentrado congelado, descongelado

6 cucharadas de leche de soja baja en grasa

3 cucharadas de vinagre de sidra de manzana

1 cucharada de semillas de amapola

1 ½ cucharadas de cebolla troceada

1 ½ cucharadas de mostaza de Dijon

1 cucharadita muy justa de sal

Pon todos los ingredientes en una batidora y bátelos hasta que estén bien triturados. Echa el aderezo en un frasco y ponlo en la nevera. Agítalo antes de servir.

NÚMERO DE TAZAS: 2

Por ¼ de taza: 45 calorías, 3 g de proteínas, 7 g de hidratos de carbono, 1 g de azúcar, 1 g de grasa total, 18% de calorías de la grasa, 0 mg de colesterol, 0,5 g de fibra, 268 mg de sodio.

Aderezo cremoso de granos de pimienta negra

Seguro que se convierte en uno de tus favoritos si te gustan las ensaladas de espinacas. La batidora es la clave para conseguir una textura cremosa.

1 ½ cucharadas de caldo de verduras en polvo bajo en sodio

350 g de tofu silken firme bajo en grasa

1 diente de ajo grande bien picado

3 cucharadas de zumo de limón fresco

1 cucharada de vinagre de arroz

1 cucharada de copos de levadura nutricional

1 ½ cucharaditas de granos de pimienta enteros

1 cucharadita de miso

1 cucharadita de azúcar

¾ de cucharadita de sal

⅔ de taza de agua

Pon todos los ingredientes en una batidora y bátelos hasta que estén bien triturados. Echa la mezcla en un frasco y ponlo en la nevera. Agítalo bien antes de servir.

NÚMERO DE TAZAS: 2

Por 2 cucharadas: 15 calorías, 2 g de proteínas, 2 g de hidratos de carbono, 0,5 g de azúcar, 0,5 g de grasa total, 11% de calorías de la grasa, 0 mg de colesterol, 0,5 g de fibra, 123 mg de sodio.

Sopas

Sopa de guisantes holandesa

¡Es un plato muy reconfortante para los días fríos! Sirve esta sopa caliente con pan de centeno integral de grano entero.

1 taza de guisantes partidos

8 tazas de caldo de verduras bajo en sodio

1 cucharada de trocitos de beicon vegetariano

2 patatas rojas o nuevas medianas, peladas y troceadas

2 puerros medianos, troceados, incluidas las partes verdes tiernas

½ taza de apio troceado, incluidas las hojas

½ cucharadita de ajedrea seca

½ cucharadita de humo líquido

280-340 g de salchichas de frankfurt vegetales, cortadas a trozos en
  diagonal

Sal al gusto

Pimienta negra molida al gusto

Pon a hervir los guisantes partidos, el caldo de verduras y los trocitos de beicon en una olla grande, elimina la espuma. Baja el fuego, tapa la olla y cuece la sopa a fuego lento durante 3 horas. Echa las patatas, los puerros, el apio, la ajedrea, el humo líquido y las salchichas de Frankfurt. Déjala media hora más hirviendo o hasta que las patatas estén blandas. Sazónala con sal y pimienta.

NÚMERO DE RACIONES: 8

Por ración: 184 calorías, 15 g de proteínas, 27 g de hidratos de carbono, 3 g de azúcar, 3 g de grasa total, 11% de calorías de la grasa, 0 mg de colesterol, 7 g de fibra, 36 mg de sodio.

Crema de cebada y calabaza violín

Esta es una sopa ideal para una noche fría.

4 tazas de caldo de verduras bajo en sodio

½ k de calabaza violín, pelada, sin semillas y cortada en cubos de 1,5 cm
  aproximadamente

½ cebolla grande troceada

170 g de sucedáneo de pollo en tiras y bajo en grasa, como Butler Soy
  Curls, rehidratado

¾ de taza de cebada perlada

225 g de patatas rojas troceadas

¼ de taza de hojas y puntas de apio

1 ½ cucharaditas de trocitos de beicon vegetal

1 hoja de laurel

½ cucharadita de tomillo seco

½ cucharadita de ajedrea seca

1 ½ tazas de leche de soja baja en grasa

Sal al gusto

Pimienta negra recién molida al gusto

Perejil fresco troceado (opcional)

Echa el caldo, la calabaza, la cebolla, las tiras de sucedáneo de pollo, la cebada, las patatas, el apio, los trocitos de beicon, la hoja de laurel, el tomillo y la ajedrea en una olla para sopa y ponlo a hervir. Baja el fuego, tapa la olla y déjalo hervir a fuego lento 30 minutos. Saca la hoja de laurel, echa la leche de soja y sazónala con sal y pimienta. Rocía cada ración con perejil troceado, si lo deseas.

NÚMERO DE RACIONES: 6

Por ración: 204 calorías, 11 g de proteínas, 40 g de hidratos de carbono, 4 g de azúcar, 1 g de grasa total, 4% de calorías de la grasa, 0 mg de colesterol, 8 g de fibra, 229 mg de sodio.

Bisque de setas

Un robot de cocina convierte esta sopa sin lácteos en una delicia cremosa con un maravilloso sabor a setas.

1 cebolla pequeña picada

5 tazas de caldo de setas

1 hoja de laurel

½ cucharadita de tomillo seco

⅔ de taza de copos de avena integral gruesos

340 g de setas cortadas a rodajas

2 cucharaditas de salsa de soja baja en sodio

2 cucharadas de jerez seco (opcional)

Sal al gusto

Pimienta negra recién molida al gusto

Queso parmesano vegano (opcional)

Saltea al vapor la cebolla, en una sartén antiadherente pesada, a fuego medio, hasta que se ablande pero sin que se tueste, ve añadiendo cantidades muy pequeñas de agua para evitar que se pegue o se queme. (O bien ponla en un recipiente para microondas y cuécela a temperatura alta durante 3 minutos.)

Echa el caldo, la hoja de laurel, el tomillo y los copos de avena en una olla mediana. Añade la cebolla y ponla a fuego alto cuando empiece a hervir, baja el fuego al mínimo, tapa la olla y déjala hervir a fuego lento 20 minutos o hasta que los copos de avena estén blandos.

Entretanto, saltea al vapor las setas, en una sartén antiadherente y pesada grande, a fuego alto, y añádeles un poquito de sal y pequeñas cantidades de agua para evitar que se peguen o quemen. Hazlas hasta que las setas liberen y reabsorban su propio líquido. Sácalo del fuego y déjalo aparte.

Cuando los copos de avena estén blandos, saca la hoja de laurel y bate la sopa con una batidora eléctrica de mano hasta que esté cremosa o por partes en una batidora de pie o robot de cocina. (Saca el tapón para empujar o la tapa del procesador para que pueda salir el aire caliente. Cubre un poco el agujero con un trapo de cocina doblado y limpio mientras estás batiendo.)

Vuelve a poner la sopa en la olla y echa las setas, la salsa de soja, el jerez (opcional), la sal, la pimienta y el queso parmesano vegano (opcional). Sírvela caliente.

NÚMERO DE RACIONES: 4

Por ración: 80 calorías, 5 g de proteínas, 14 g de hidratos de carbono, 3 g de azúcar, 1 g de grasa total, 12% de calorías de la grasa, 0 mg de colesterol, 3 g de fibra, 93 mg de sodio.

Sopa de alubias carilla y boniato

Esta exquisita sopa se prepara con alubia carilla, beicon vegetal y salchicha vegetal, boniatos y verduras.

1 cebolla grande troceada

3 dientes de ajo picados

6 tazas de caldo de verduras bajo en sodio

¼ de taza de tomate en pasta

3 tazas de alubias carilla cocidas (unos 800 g), lavadas y escurridas

2 cucharadas de trocitos de beicon vegetal o unas rociadas de humo líquido

2 cucharaditas de orégano seco

1 hoja de laurel

½ cucharadita de sal

½ cucharadita de copos de pimiento rojo

110 g de kale, berza o cualquier otra verdura de hoja verde, limpia, pulida y cortada fina

450 g de boniato, pelado y troceado

2 salchichas vegetales, cortadas a rodajas

Saltea al vapor la cebolla y el ajo, en una sartén antiadherente y pesada, a fuego medio, hasta que se ablanden y ve añadiendo pequeñas cantidades de agua a medida que se vaya absorbiendo para evitar que se pegue o queme. (O colócalos en una bandeja de microondas y cuécelos a temperatura alta durante 5 minutos.)

Echa el caldo, el tomate en pasta, las alubias carilla, los trocitos de beicon o el humo líquido, el orégano, la hoja de laurel, los copos de pimiento rojo, la verdura, el boniato y la salchicha en una olla grande. Añade la cebolla y el ajo y pon a hervir la sopa a fuego lento durante 30 minutos o hasta que se reblandezcan los boniatos. Saca la hoja de laurel y sírvela inmediatamente.

NÚMERO DE RACIONES: 6

Por ración: 257 calorías, 16 g de proteínas, 44 g de hidratos de carbono, 8 g de azúcar, 3 g de grasa total, 10% de calorías de la grasa, 0 mg de colesterol, 10 g de fibra, 263 mg de sodio.

Sopa de lentejas rojas y boniato

Esta potente sopa es una comida estupenda o un entrante para un almuerzo de varios platos. Batir los ingredientes hace que tenga una textura deliciosamente suave.

2 cebollas pequeñas troceadas

½ cucharadita de comino en polvo

½ cucharadita de jengibre en polvo

4 tazas de caldo de verduras bajo en sodio

2 tazas de boniatos pelados cortados a dados

⅔ de taza de lentejas rojas o rosas aclaradas

1 cucharadita de zumo de limón

¼ de cucharadita de sal

Pimienta blanca al gusto

Pimentón dulce

Saltea las cebollas al vapor, en una sartén grande, pesada y antiadherente, a fuego medio, hasta que se ablanden, y añade agua poco a poco, a medida que se vayan secando, para evitar que se peguen o se quemen. (O bien ponlas en un recipiente apto para microondas y cuécelas en el microondas a temperatura alta durante 5 minutos.) Añade el comino y el jengibre en polvo y mézclalo bien.

Echa el caldo, los boniatos y las lentejas en una olla mediana. Añade las cebollas y ponlo todo a cocer a fuego lento sin tapa, durante unos 30 minutos o hasta que las lentejas estén tiernas. Añade el zumo de limón, la sal y la pimienta blanca. Bate los ingredientes con una batidora de mano en la misma olla o por partes en una batidora de pie o robot de cocina hasta que esté cremosa. (Saca la tapa para empujar de la batidora o la tapa del robot de cocina para que pueda salir el aire caliente. Tapa un poco el agujero con un paño de cocina limpio doblado.) Sírvela caliente y espolvorea con pimentón dulce cada ración.

NÚMERO DE RACIONES: 4

Por ración: 185 calorías, 10 g de proteínas, 36 g de hidratos de carbono, 4 g de azúcar, 1 g de grasa total, 3% de calorías de la grasa, 0 mg de colesterol, 6 g de fibra, 158 mg de sodio.

Sándwiches y ensaladas

Tacos blandos de alubias negras

En México, los tacos se suelen hacer con tortillas calientes recién hechas (no con las fritas). Este relleno hecho con la batidora te aportará todo el sabor tradicional y la sustancia de los auténticos tacos.

Crema ácida de tofu

350 g de tofu silken extra firme bajo en grasa desmenuzado
3 cucharadas de zumo de limón
½ cucharadita de azúcar
½ cucharadita de sal

Tacos

8 tortillas de maíz (15 cm)
1 ½ tazas de Alubias «refritas» vegetarianas (p. 248)
2 tazas (1 receta) Guacamole bajo en grasa (p. 247)
1 taza de salsa de tomate sin azúcar añadido
4 tazas de col verde o lechuga cortada a tiritas
1 taza de crema ácida de tofu

Para la crema ácida de tofu: pon el tofu, el zumo de limón, el azúcar y la sal en un robot de cocina o batidora, bate los ingredientes hasta que adquieran una textura fina. Ponla en la nevera en un recipiente cerrado, se conserva hasta 1 semana.

Para los tacos: calienta las tortillas (véase Nota). Echa unas 3 cucharadas de alubias en cada tortilla. Cúbrelas con guacamole, salsa mexicana, lechuga o col y crema ácida de tofu. ¡Cómetelos con cuidado y muchas servilletas!

Nota: si las tortillas son congeladas, caliéntalas entre dos platos para microondas en alto durante 1 minuto, y luego dales la vuelta a los platos y caliéntalas 1 minuto más. Puedes ablandar las tortillas frescas o congeladas en una sartén caliente y seca, ponerlas en una parrilla brevemente hasta que se ablanden o envolverlas en un paño de cocina limpio humedecido con agua caliente; luego las envuelves en papel de aluminio y las pones en el horno hasta que se calienten. O también puedes envolver las tortillas en un paño de cocina limpio humedecido en agua caliente, envolverlas en papel de aluminio y hornearlas unos 12 minutos a 175 ºC.

Si tienes una vaporera para microondas sin aislamiento, pon un poco de agua caliente debajo de la bandeja. Envuelve las tortillas descongeladas en un trapo de cocina limpio y ponlas en la bandeja de la vaporera. Tápalas y ponlas en el microondas de 2 a 3 minutos para 6 tortillas o 4 minutos para 12. Si dejas las tortillas envueltas en la vaporera, estarán calientes durante la comida.

NÚMERO DE RACIONES: 8

Por ración: 174 calorías, 10 g de proteínas, 33 g de hidratos de carbono, 3 g de azúcar, 1 g de grasa total, 7% de calorías de la grasa, 0 mg de colesterol, 7 g de fibra, 557 mg de sodio.

Sándwich de espárragos y jamón vegetal

Este sándwich se convertirá en tu favorito para el almuerzo.

2 rodajas de pan de centeno o pan de grano germinado
2 cucharadas de mayonesa de tofu (p. 270)
6 puntas de espárragos finos hechos al vapor o asados

6 hojas de albahaca fresca

2 rodajas de beicon vegetal bajo en grasa

Unta cada rebanada de pan con 1 cucharada de mayonesa de tofu y monta el sándwich con el resto de los ingredientes como te plazca; procura no sobrecargarlo.

Dora el pan con una plancha antiadherente eléctrica para sándwiches. Pon el programador a 5 minutos y revisa el pan cuando hayan pasado. Si todavía no está dorado o crujiente como a ti te gusta, déjalo unos minutos más. Corta el sándwich en triángulos y sírvelo caliente.

Si no tienes una plancha para sándwiches o una parrilla, haz el sándwich en una sartén pesada antiadherente o en una plancha-parrilla a fuego medio, tapándola con una tapa plana y pesada, y le das la vuelta al sándwich para dorarlo por ambas partes.

Por ración (con pan de centeno): 308 calorías, 31 g de proteínas, 32 g de hidratos de carbono, 0,2 g de azúcar, 4 g de grasa total, 11% de calorías de la grasa, 0 mg de colesterol, 6 g de fibra, 825 mg de sodio.

Dumplings a la parrilla rellenos al estilo italiano

Este tradicional «dumpling a la parrilla» de la región de la Romaña es, en realidad, un pan plano relleno, parecido a una pizza calzone pero relleno de verduras. Para esta versión fácil usaremos pan de pita de trigo integral.

6 pitas de trigo integral

226 g de acelgas, hojas de remolacha, espinacas o col verde, o una
mezcla de verduras

226 g verduras amargas como la rúcula, el radicchio, el bróquil chino,
las hojas de mostaza o de nabo o la escarola

1 ½ cucharaditas de ajo troceado

¼ de taza de caldo de verduras bajo en sodio

¼ de cucharadita de sal o al gusto

Pimienta negra recién molida al gusto

Corta las pitas por la mitad y ábrelas para crear un bolsillo. Lava, selecciona y corta las verduras.

Pon el ajo, el caldo, las verduras y la sal en una sartén antiadherente grande y profunda. Pon a hervir los ingredientes en la sartén, tápalos, baja el fuego a temperatura media y cuécelos hasta que estén tiernos. Si queda algo de líquido, saca la tapa y sube el fuego al máximo; remueve constantemente, hasta que se evapore el agua. Apaga el fuego y sazona con sal y pimienta, y déjalo enfriar.

Escurre las verduras y ponlas en las pitas. Calienta las pitas rellenas en una plancha-parrilla caliente y seca o una sartén de hierro fundido a fuego alto; dales la vuelta varias veces, hasta que estén calientes y tengan circulitos marrones. Sírvelas calientes.

NÚMERO DE RACIONES: 6

Por ración: 188 calorías, 8 g de proteínas, 38 g de hidratos de carbono, 2 g de azúcar, 2 g de grasa total, 8% de calorías de la grasa, 0 mg de colesterol, 6 g de fibra, 510 mg de sodio.

Sándwich vegetal estilo mediterráneo

Los sándwiches italianos se han convertido en un arte, en la ciudad de Milán, que se ha expandido por Europa. En Italia hay bares de sándwiches desde los más humildes hasta los más sofisticados, y algunos de ellos ofrecen hasta 30 variedades distintas.

2 rodajas de pan de centeno o de grano germinado

2 cucharadas de aderezo de vinagreta italiana sin grasa

2 pimientos morrones asados envasados, aclarados y secados

1 taza de hojas de col kale tierna u otras verduras

2 tomates pequeños maduros pero firmes cortados a rodajas (los tomates pera frescos son los más indicados porque son bastante carnosos)

½ taza de corazones de alcachofa marinados cortados a rodajas, lavados, escurridos y secados

Humedece cada rebanada de pan por una parte con 1 cucharada de aderezo y pon el resto de los ingredientes a tu gusto; no lo sobrecargues.

La forma más sencilla de hacer este sándwich es con una plancha antiadherente eléctrica para sándwiches o con una parrilla cerrada para interiores. Pon el programador a 5 minutos y mira el pan cuando hayan pasado. Si todavía no está dorado o crujiente como a ti te gusta, déjalo unos minutos más. Corta el sándwich en triángulos y sírvelo caliente.

Si no tienes una plancha para sándwiches o parrilla, haz el sándwich en una sartén pesada antiadherente o en una plancha-parrilla a fuego medio, tapándola con una tapa plana y pesada, y le das la vuelta al sándwich para dorarlo por ambas partes.

SALE 1 RACIÓN

Por ración (con pan de centeno): 311 calorías, 13 g de proteínas, 49 g de hidratos de carbono, 4,9 g de azúcar, 3 g de grasa total, 8% de calorías de la grasa, 0 mg de colesterol, 13,3 g de fibra, 849 mg de sodio.

Sloppy Joes para dos

Aquí tienes una sabrosa y saludable versión de un viejo favorito.

½ cebolla pequeña picada fina

½ pimiento morrón verde pequeño, sin semillas y troceado

½ pimiento morrón rojo, sin semillas y troceado

6 setas de tamaño mediano troceadas

¾ de taza de migas de hamburguesa vegetal baja en grasa

½ taza de salsa barbacoa baja en grasa, como Bull's-Eye Original

1 cucharada de tomate en pasta disuelto en ½ taza de agua caliente

2 panecillos de hamburguesa de trigo germinado, cortados y tostados

Saltea al vapor las cebollas, los pimientos y las setas en una sartén antiadherente pesada a fuego alto hasta que se ablanden; añade agua cucharada a cucharada, a medida que lo necesites, para evitar que se pegue o se queme.

Añade las migas de hamburguesa, la salsa barbacoa y la mezcla de tomate en pasta. Cuécelo todo removiendo, hasta que la salsa tenga la consistencia deseada. Ponla en los panecillos cortados o úsala como relleno como si fuera un sándwich.

NÚMERO DE RACIONES: 2

Por ración: 218 calorías, 14 g de proteínas, 40 g de hidratos de carbono, 11 g de azúcar, 2 g de grasa total, 7% de calorías de la grasa, 0 mg de colesterol, 6 g de fibra, 508 mg de sodio.

Quinoa con naranja y tabulé de trigo bulgur

Esta es una deliciosa e inusual versión de la conocida ensalada de Oriente Próximo.

½ taza de trigo bulgur de grano medio

1 ½ tazas de agua

½ taza de quinoa

¾ de taza de sustituto no graso del aceite (p. 251)

¼ de taza de zumo de limón

1 cucharadita de sal

1 cucharadita de cilantro en polvo

2 pizcas de canela en polvo

Pimienta negra recién molida al gusto

2 tazas de perejil fresco troceado

1 taza de alubias carilla cocidas o en lata, lavadas y escurridas

⅔ de taza de pimiento morrón verde sin semillas

½ taza de menta fresca o melisa troceada

½ taza de cebolleta troceada

Ralladura de piel de 2 naranjas

4 pimientos rojos asados envasados, aclarados y troceados

Gajos de naranja (opcional)

Ramitas de menta, perejil o melisa (opcional)

Pon a remojo el trigo bulgur en ½ taza de agua hirviendo en un bol grande, tápalo, déjalo reposar 30 minutos. Entretanto, pon a hervir la quinoa con 1 taza de agua en una olla pequeña. Baja el fuego, tapa la olla y déjalo cocer 15 minutos. Saca la olla del fuego y déjalo en reposo hasta que se acabe de hacer el trigo.

Bate manualmente o con una batidora eléctrica de mano el sustituto del aceite, la sal, el cilantro, la canela y la pimienta negra en un bol pequeño. Déjalo aparte.

Mezcla la quinoa con el trigo bulgur. Añade el perejil, las alubias carilla, el pimiento morrón, la menta o melisa, la cebolleta, la piel de naranja, los pimientos asados rojos y el aderezo de aceite, y mézclalo bien. Adórnalo con gajos de naranja y ramitas de menta, perejil o melisa, si lo deseas. Ponlo en la nevera, pero sácalo 30 minutos antes de consumirlo para que esté a temperatura ambiente.

NÚMERO DE RACIONES: 8

Por ración: 136 calorías, 5 g de proteínas, 29 g de hidratos de carbono, 2 g de azúcar, 1 g de grasa total, 7% de calorías de la grasa, 0 mg de colesterol, 7 g de fibra, 303 mg de sodio.

Ensalada de arroz integral, tomatitos cherry y corazones de alcachofa

Esta deliciosa ensalada es una comida completa, ideal para pícnic o para llevar a una cena con amigos. Puesto que ni el arroz ni los tomates necesitan refrigeración, se ha de servir a temperatura ambiente.

3 tazas de arroz basmati integral cocido, templado

170 g de corazones de alcachofa marinados, lavados en agua caliente, escurridos y cortados a rodajas

1 taza de cebolletas troceadas

700 g de tomatitos cherry rojos o amarillos, cortados por la mitad

½ taza de albahaca fresca troceada

½ taza de aderezo italiano sin grasa

3 cucharadas de zumo de limón

2 dientes de ajo machacados

¼ de cucharadita de sal

Pimienta negra recién molida al gusto

1 lechuga crujiente

Pon el arroz en un bol de ensalada grande y añade las alcachofas, las cebolletas, los tomates y la albahaca. Mezcla los ingredientes con cuidado. Mezcla el aderezo italiano, el zumo de limón, el ajo, la sal y la pimienta en un bol o frasco pequeño. Bate manualmente los ingredientes o agita el frasco a modo de coctelera hasta que estén bien mezclados. Échalo en la ensalada y remuévela con cuidado. Sírvela sobre hojas de lechuga o en platos individuales.

NÚMERO DE RACIONES: 6

Por ración: 153 calorías, 4 g de proteínas, 32 g de hidratos de carbono, 3 g de azúcar, 1 g de grasa total, 6% de calorías de la grasa, 0 mg de colesterol, 4 g de fibra, 376 mg de sodio.

Ensalada de col al estilo tailandés

Esta ensalada de col es un gran acompañamiento para una comida asiática de invierno o para dar sabor a cualquier otra comida.

3 tazas de col verde, cortada a tiritas finas

1 zanahoria mediana rallada

1 cebolla pequeña dulce, cortada a rodajitas finas

2 cucharadas de menta fresca troceada o 2 cucharaditas de menta seca

2 cucharadas de cilantro, albahaca o perejil fresco troceado

2 cucharadas de salsa de soja baja en sodio

2 cucharadas de zumo de lima

2 cucharadas de agua

1 cucharada de azúcar

1 cucharada de piel de limón rallada

1 ½ cucharaditas de semillas de sésamo tostadas

Mezcla la col, la zanahoria, la cebolla, la menta y el cilantro, la albahaca o el perejil en un bol.

Mezcla la salsa de soja, el zumo de lima, el agua, el azúcar y la piel de lima en un bol pequeño. Viértelo sobre la ensalada, mézclalo bien y ponlo en la nevera hasta que esté listo para servir. Rocíala con semillas de sésamo tostadas antes de servirla.

NÚMERO DE RACIONES: 4

Por ración: 61 calorías, 2 g de proteínas, 13 g de hidratos de carbono, 8 g de azúcar, 1 g de grasa total, 10% de calorías de la grasa, 0 mg de colesterol, 3 g de fibra, 334 mg de sodio.

Ensalada de col lombarda con arándanos rojos y manzana

Esta es una ensalada muy sencilla, atractiva y deliciosa que se puede preparar con antelación para una comida invernal. La vinagreta se prepara en un momento en la batidora.

Vinagreta de arándanos rojos y naranja

¾ de taza de sustituto no graso del aceite (p. 251)
½ taza de zumo de naranja
⅓ de taza de arándanos frescos o congelados troceados
2 cucharadas de vinagre de vino tinto
1 ½ cucharadas de cebollinos o cebolletas troceadas
1 cucharada de vinagre balsámico
1 cucharada de zumo de limón
1 cucharada de azúcar
1 diente de ajo grande machacado
1 cucharadita de sal
Pimienta negra recién molida al gusto

Ensalada

700 g de col lombarda cortada muy fina (unas 5 tazas)
¾ de taza de arándanos rojos frescos o congelados
2 manzanas dulces crujientes a rodajas

Para la vinagreta: bate el sustituto del aceite, el zumo de naranja, los arándanos, el vinagre de vino, los cebollinos o las cebolletas, el vinagre balsámico, el zumo de limón, el azúcar, el ajo, la sal y la pimienta en una batidora. Si la haces con antelación, ponla en un frasco tapado en la nevera.

Para la ensalada: mezcla la col, los arándanos y la vinagreta en un bol de ensalada de tamaño mediano y remuévela con cuidado. Tapa el bol y ponlo al menos 2 horas en la nevera para que se mezclen los sabores. Cuando esté lista para servir, corta las manzanas a rodajas (con piel) y añádelas a la ensalada; remueve para mezclar los ingredientes.

NÚMERO DE RACIONES: 8

Por ración: 70 calorías, 1 g de proteínas, 18 g de hidratos de carbono, 11 g de azúcar, 0,5 g de grasa total, 2% de calorías de la grasa, 0 mg de colesterol, 3 g de fibra, 251 mg de sodio.

Ensalada de setas Portobello salteadas

Es una deliciosa y sencilla ensalada para dos.

8 tazas de ensalada mezclum de hojas tiernas
¼ de taza de sustituto no graso del aceite (p. 251)
2 cucharadas de vinagre balsámico
1 cucharadita de mostaza de Dijon
¼ de cucharadita de sal
¼ de cucharadita de pimienta negra no muy molida
2 setas portobello grandes
Vino o caldo de verduras
4 cebolletas cortadas a rodajitas

Divide las verduras entre dos platos de servir. En un bol pequeño, bate manualmente el sustituto del aceite, el vinagre, la mostaza, la sal y la pimienta. Déjalo aparte.

Sácales los tallos a las setas y quítales las esporas oscuras de la parte inferior del sombrero con el borde de una cuchara.

Calienta una sartén antiadherente pesada y grande y echa las setas. Tápala y cuécelas hasta que estén un poco doradas por la parte inferior y empiecen a soltar líquido. Añade un poquito de vino o caldo para evitar que se peguen. Dales la vuelta para que se hagan por el otro lado.

Corta las setas a rodajas y ponlas sobre las verduras. Échales un poco de aderezo, rocíalas con las cebolletas y sírvelas inmediatamente.

NÚMERO DE RACIONES: 2

Por ración: 95 calorías, 7 g de proteínas, 19 g de hidratos de carbono, 4 g de azúcar, 1 g de grasa total, 6% de calorías de la grasa, 0 mg de colesterol, 7 g de fibra, 308 mg de sodio.

Ensalada de beicon, lechuga y tomate

Una versión en ensalada del famoso sándwich en el que se usa un práctico sustituto de la mayonesa. ¡Cocineros, enchufad vuestras batidoras!

Mayonesa de tofu

350 g de tofu silken extra firme bajo en grasa
2 cucharadas de vinagre de sidra o zumo de limón
1 ⅛ cucharaditas de sal
½ cucharadita de mostaza seca
⅛ de cucharadita de pimienta blanca

Ensalada

6 tazas de lechuga romana troceada
6 tazas de pan de trigo germinado cortado a dados, un poco tostado
4 rodajas de beicon vegetal bajo en grasa
2 tazas de tomates maduros firmes troceados
2 cebolletas cortadas a rodajitas
½ taza de vinagre de sidra
⅓ de taza de sustituto no graso del aceite (p. 251)
¼ de taza de mayonesa de tofu
5 cucharaditas de azúcar
Pimienta negra recién molida al gusto

Para la mayonesa: mezcla el tofu, el vinagre o el zumo de limón, la sal, la mostaza y la pimienta en un robot de cocina o batidora (o pon los ingredientes en un bol mediano y utiliza una batidora eléctrica de mano) y bátelo hasta que esté muy suave. Se conserva bien hasta 2 semanas en la nevera en un recipiente hermético.

Para la ensalada: mezcla la lechuga, los dados de pan, el beicon, los tomates y las cebolletas en un bol grande.

Bate el vinagre, el sustituto del aceite, la mayonesa de tofu, el azúcar y la pimienta en un bol medio hasta que estén todos los ingredientes bien mezclados. Mezcla el aderezo con la ensalada. Divide la ensalada equitativamente en 4 boles o platos y sírvela enseguida.

NÚMERO DE RACIONES: 4

Por ración: 259 calorías, 13 g de proteínas, 42 g de hidratos de carbono, 11 g de azúcar, 2 g de grasa total, 8% de calorías de la grasa, 0 mg de colesterol, 10 g de fibra, 639 mg de sodio.

Platos principales

Estofado de cocción lenta al estilo de los Balcanes

La cocina de los Balcanes se parece a la griega. Sirve este plato con pan de trigo germinado o panecillos para untar.

3 cebollas grandes a rodajas

3 dientes de ajo picados

4 pimientos morrones grandes rojos, amarillos, verdes o mezcla de
 pimientos, cortados a tiras finas

340 g de tiras de sucedáneo de pollo bajo en grasa

400 g de tomates envasados bajos en sodio, cortados a dados

1 pimiento rojo

½ cucharadita de clavo en polvo

½ cucharadita de canela en polvo

¼ de cucharadita de pimienta de Jamaica

2 tazas de caldo de verduras bajo en sodio

Sal al gusto

Pimienta negra recién molida al gusto

Calienta una sartén antiadherente pesada y grande a fuego alto. Echa las cebollas, los ajos y los pimientos morrones. Saltea al vapor hasta que las cebollas se ablanden, y añade agua poquito a poco para evitar que se pegue o se queme.

Pon las tiras de sucedáneo de pollo en una olla de cocción lenta y echa las verduras cocidas por encima. Agrega los tomates (con jugo), el pimiento, el clavo, la canela, la pimienta de Jamaica y el caldo. Cuécelo a temperatura alta de la olla de cocción lenta durante 3 horas. Sazónalo con sal y pimienta negra.

NÚMERO DE RACIONES: 4

Por ración: 185 calorías, 19 g de proteínas, 30 g de hidratos de carbono, 12 g de azúcar, 1 g de grasa total, 2% de calorías de la grasa, 0 mg de colesterol, 9 g de fibra, 550 mg de sodio.

Guiso de alubias blancas y boniatos

Lo único que necesitas es pan de grano entero para acompañar este guiso de inspiración italiana.

1 cebolla grande troceada

4 dientes de ajo troceados

3 tazas de alubias blancas o cocidas o en lata, lavadas y escurridas

800 g de tomate en lata troceado bajo en sodio

½ kilo de boniatos pelados y troceados

340 g de col kale, sin tallo, lavada, cortada a tiras finas y un poco hecha
  al vapor

225 g de setas a rodajas

½ taza de caldo de verduras bajo en sodio

½ taza de vino tinto seco (puede ser sin alcohol) o ¼ de taza de jerez
  seco

1 cucharada de tiras de beicon vegetal

1 cucharadita de sal

1 cucharadita de romero seco

1 cucharadita de tomillo seco

1 cucharadita de albahaca seca

1 hoja de laurel

¼ de cucharadita de copos de pimiento rojo

Sal al gusto

Pimienta negra recién molida al gusto

Saltea la cebolla y el ajo al vapor, a fuego medio, en una sartén antiadherente grande y pesada, hasta que se ablande, ve añadiendo agua, vino o caldo para evitar que se pegue o se queme. (O bien, ponlos en un recipiente para microondas, tápalo y hazlos en el microondas a temperatura alta durante 5 minutos.)

Echa las cebollas y el ajo con las alubias, los tomates (con su jugo), los boniatos, la kale, las setas, el caldo, el vino, las tiras de beicon, la sal, el romero, el tomillo, la albahaca y el pimiento rojo en una olla de cocción lenta. Cuece el guiso a temperatura baja durante 6 o 7 horas o bien a temperatura alta durante 3 o 4 horas. Saca la hoja de laurel y sazónalo con sal y pimienta.

NÚMERO DE RACIONES: 6

Por ración: 257 calorías, 14 g de proteínas, 50 g de hidratos de carbono, 9 g de azúcar, 2 g de grasa total, 4% de calorías de la grasa, 0 mg de colesterol, 12 g de fibra, 418 mg de sodio.

Lentejas y pasta al estilo libanés

Este delicioso plato libanés es una comida completa.

5 tazas de caldo de verduras bajo en sodio

1 taza de lentejas marrones secas, lavadas

2 cebollas medianas troceadas

2 dientes de ajo troceados

1 cucharadita de comino en polvo

4 tazas de acelgas, kale u otras verduras o 280 g de espinacas congeladas troceadas, descongeladas y escurridas

110 g de espaguetis o espaguetinis (preferiblemente de trigo integral),
partidos en piezas de 10 cm de largo
¼ de taza de perejil fresco troceado o cilantro (opcional)
Una pizca de pimienta de cayena
2 cucharadas de zumo de limón
Sal al gusto
Pimienta fresca recién molida al gusto

Pon a hervir el caldo y las lentejas en una olla mediana. Baja el fuego cuando empiece a hervir, tapa la olla y cuécelas durante unos 25 minutos o hasta que estén tiernas, pero no deshechas.

Saltea al vapor las cebollas, los ajos y el comino en una olla grande, pesada y antiadherente, wok o sartén profunda, hasta que se ablanden; ve añadiendo agua poco a poco para evitar que se peguen o se quemen. (O bien, ponlos en un recipiente para microondas, tápalo y hazlos en el microondas a temperatura alta durante 7 minutos.)

Echa las lentejas y el caldo a la olla con las cebollas. Añade las verduras, la pasta, el perejil o el cilantro (opcional) y la cayena. Pon la olla a hervir, y cuando empiece a hervir baja el fuego a temperatura media. Cuece las lentejas destapadas durante unos 10 minutos o hasta que la pasta esté tierna y se haya absorbido casi todo el caldo, y quede como una salsa. Añade el zumo de limón y mézclalo bien. Sazónalas con sal y pimienta negra. Sírvelas calientes.

NÚMERO DE RACIONES: 4

Por ración: 318 calorías, 20 g de proteínas, 61 g de hidratos de carbono, 7 g de azúcar, 1 g de grasa total, 3% de calorías de la grasa, 0 mg de colesterol, 17 g de fibra, 204 mg de sodio.

Tajín de alcachofa y limón (guiso marroquí)

Sirve este delicioso guiso con trigo bulgur y pilaf de quinoa (p. 284).

2 cucharadas de harina de trigo integral
340 g de tiras de sucedáneo de pollo bajo en grasa
1 cebolla grande cortada a rodajas

6 dientes de ajo troceados

2 tazas de setas cortadas a rodajas

1 pimiento morrón grande verde o rojo, sin semillas y cortado a trozos

2 tazas de caldo de verduras bajo en sodio

1 cucharada de cilantro en polvo

1 cucharada de perejil seco

½ cucharadita de pimienta negra

¼ de cucharadita de cúrcuma en polvo

¼ de cucharadita de jengibre en polvo

¼ de cucharadita de pimentón dulce

¼ de cucharadita de copos de pimiento rojo

1 limón con piel, cortado a rodajas y sin semillas

1 frasco (200 g) de cuartos de corazones de alcachofa marinados,
aclarados con agua caliente y escurridos

Sal al gusto

Pon la harina en un plato poco profundo y reboza las tiras de sucedáneo de pollo. Pon las tiras en una sartén antiadherente profunda, pesada y grande o en un wok, a fuego medio-alto, y cuécelas hasta que se doren. Sácalas de la sartén y déjalas aparte.

Echa la cebolla y el ajo en la sartén y saltéalos al vapor hasta que se ablanden, añadiendo agua poco a poco para evitar que se peguen o se quemen. (O bien, ponlos en un recipiente para microondas, tápalo y hazlos en el microondas a temperatura alta durante 7 minutos.)

Echa las tiras, las setas, el pimiento morrón, el caldo, el cilantro, el perejil, la pimienta negra, la cúrcuma, el jengibre, el pimentón dulce y los copos de pimiento rojo. Pon las rodajas de limón por encima del guiso; tápalo, baja el fuego y cuécelo a fuego lento durante 30 minutos.

Saca las rodajas de limón y tíralas. Añade los corazones de alcachofas y cuécelos solo hasta que se calienten. Sazona el guiso con sal y sírvelo enseguida.

NÚMERO DE RACIONES: 4

Por ración: 165 calorías, 20 g de proteínas, 25 g de hidratos de carbono, 3 g de azúcar, 1 g de grasa total, 3% de calorías de la grasa, 0 mg de colesterol, 10 g de fibra, 584 mg de sodio.

Pasta con lentejas y salsa de tomate

El vino tinto (que puede ser sin alcohol) le da un agradable sabor a esta salsa, que se prepara mientras se cuece la pasta.

450 g de pasta al gusto
730 g de salsa de tomate en pasta baja en sodio
425 g de lentejas, lavadas y escurridas
½ taza de vino tinto seco (puede ser sin alcohol) o caldo de verduras
    bajo en sodio
Sal al gusto
Pimienta negra recién molida

Cuece la pasta según las instrucciones del paquete y cuélala.

Mientras tanto, mezcla la salsa para la pasta, las lentejas y el vino o el caldo de verduras en una olla de tamaño mediano. Calienta un poco la mezcla y sazónala con sal y pimienta. Sírvela encima de la pasta.

NÚMERO DE RACIONES: 5

Por ración: 470 calorías, 19 g de proteínas, 91 g de hidratos de carbono, 9 g de azúcar, 2 g de grasa total, 3% de calorías de la grasa, 0 mg de colesterol, 8 g de fibra, 173 mg de sodio.

Guiso vegetariano rápido de alubias mixtas

Este guiso es un plato delicioso. Sírvelo con arroz basmati integral de acompañamiento, pan o panecillos de trigo germinado, tortillas de maíz o de trigo germinado, polenta recién hecha o pan de maíz y una ensalada. Las sobras se pueden congelar.

6 dientes de ajo picados o machacados
1 cucharada de pimentón
1 cucharada de orégano seco
1 ½ cucharaditas de comino en polvo
½ cucharadita de copos de pimiento rojo

800 g de tomates troceados en lata bajos en sodio

1 ½ tazas de alubias pintas cocidas o 425 g de lata, lavadas y escurridas

1 ½ tazas de alubias negras cocidas o 425 g de lata, lavadas y escurridas

1 ½ tazas de alubias rojas pequeñas o normales cocidas o 425 g de lata, lavadas y escurridas

3 tazas de agua caliente

1 ½ tazas de proteína vegetal texturizada seca

1 taza de maíz en grano congelado

1 pimiento morrón grande verde, sin corazón, ni semillas y troceado

¼ de taza de salsa de soja baja en sodio

1 cucharada de salsa de pimienta

1 cucharada de cebolla en polvo

1 cucharada de cacao en polvo no azucarado

1 cucharadita de azúcar

2 cucharadas de maíz triturado o de masa de maíz

Sal al gusto

Saltea al vapor el ajo, en una sartén antiadherente grande y pesada, durante 2 minutos. Añade el pimentón, el orégano, el comino y los copos de pimiento rojo y saltéalo todo durante 1 minuto. Echa los tomates (con su jugo), las alubias, el agua caliente, la proteína vegetal, el maíz, el pimiento morrón, la salsa de soja, la salsa picante, la cebolla en polvo, el cacao y el azúcar. Ponlo a hervir, y cuando empiece a hervir baja el fuego, tapa la sartén y cuécelo a fuego lento de 15 a 30 minutos. En los últimos 5 minutos de cocción, espolvorea el maíz triturado o la masa de maíz por encima y remueve bien la mezcla. Sazónala con sal.

NÚMERO DE RACIONES: 6

Por ración: 329 calorías, 26 g de proteínas, 57 g de hidratos de carbono, 7 g de azúcar, 2 g de grasa total, 4% de calorías de la grasa, 0 mg de colesterol, 16 g de fibra, 457 mg de sodio.

Alubias carilla con boniatos y verduras

¡Una maravillosa combinación de sabores! Sírvelas con arroz integral o pan de maíz sin grasa, con salsa picante aparte.

280 g de col kale, acelgas o berzas congeladas
4 tazas de caldo de verduras bajo en sodio
560 g de alubias carilla congeladas, descongeladas y escurridas
2 dientes de ajo picados
½ k de boniatos envasados al vacío, aclarados, escurridos y troceados o
2 tazas de boniatos cocidos
Unos toques de humo líquido

Descongela las verduras en el microondas o en un bol de agua hirviendo y escúrrelas. Trocéalas y mézclalas con el caldo, las alubias, los ajos, los boniatos y el humo líquido en una olla grande. Pon la olla a hervir, removiendo con frecuencia; luego, baja el fuego y deja que los ingredientes se hagan a fuego lento durante 20 o 30 minutos.

NÚMERO DE RACIONES: 4

Por ración: 412 calorías, 32 g de proteínas, 74 g de hidratos de carbono, 1 g de azúcar, 4 g de grasa total, 8% de calorías de la grasa, 0 mg de colesterol, 22 g de fibra, 127 mg de sodio.

Pasta salteada al estilo indonesio (Bamie)

Este plato tiene el toque exótico justo.

½ k de pasta vermicelli de soja
1 cebolla mediana troceada
6 dientes de ajo picados
½-1 cucharadita de copos de pimiento rojo
2 tazas de col china
2 ramitas de apio, cortadas fina en diagonal

¼ taza de agua

170 g de tiras de sucedáneo de carne de vaca baja en grasa

½ taza de caldo de verduras bajo en sodio

¼ de taza de salsa de soja baja en sodio

¾ de cucharada de sirope de arce

¾ de cucharada de sirope de caña de azúcar

2 cucharaditas de harina de maíz

1 cucharada de agua fría

4 cebolletas cortadas finas en diagonal

Cuece la pasta en una olla grande con agua caliente hasta que se ablande. Cuélala en un colador.

Saltea las cebollas, los ajos y los copos de pimiento rojo durante 1 minuto, en un wok grande y pesado o en una sartén con un poco de aceite o aceite en spray para cocinar; añade pequeñas cantidades de agua para evitar que se pegue o se queme.

Añade la col, el apio y ¼ de taza de agua. Tapa el wok o sartén y saltea los ingredientes a fuego alto durante unos 3 minutos. Añade las tiras de sucedáneo de vaca y saltéalas durante 1 minuto.

Mezcla el caldo de verduras, la salsa de soja, el sirope de arce, el sirope de caña, la harina de maíz y el agua fría en un bol pequeño. Échalos al wok y cuece los ingredientes a fuego alto, removiéndolos, hasta que se espesen y hiervan.

Añade la pasta escurrida y remuévela bien para que se mezcle la salsa. Echa las cebolletas por encima y sírvela.

NÚMERO DE RACIONES: 6

Por ración: 338 calorías, 10 g de proteínas, 74 g de hidratos de carbono, 19 g de azúcar, 1 g de grasa total, 2% de calorías de la grasa, 0 mg de colesterol, 5 g de fibra, 505 mg de sodio.

Lasaña de espinacas rápida

Aunque lleva algo más de una hora preparar este plato, la mayor parte del mismo es tiempo de cocción, prepararla son solo 5 minutos.

280 g de espinacas congeladas, descongeladas
450 g de tofu firme bajo en grasa
1 cucharada de ajo troceado o picado
1 cucharadita de sal
730 g de salsa de tomate en pasta sin grasa y baja en sodio
450 g de pasta para lasaña de trigo integral
10 champiñones, cortados a rodajas, o 1 taza de otras verduras a tu gusto
¼ de taza de parmesano vegano o copos de levadura nutricional

Precalienta el horno a 160 ºC.

Mezcla las espinacas, el tofu, el ajo y la sal en un bol mediano.

Recubre el fondo de un recipiente de horno de 23 × 33 cm con salsa de tomate, y luego añade una capa de láminas de lasaña, superponiéndolas un poco. Recúbrelas con la mitad de la mezcla de espinacas. Pon otra capa de láminas de pasta, otra capa de salsa de tomate y una capa de champiñones o alguna otra verdura. Repite este proceso de ir creando capas hasta que llegues al borde del recipiente. La capa final la rociarás con el parmesano vegetal o los copos de levadura.

Cúbrelo ligeramente con papel de aluminio y hornéalo 1 hora. Clava un cuchillo en el centro de la lasaña para ver si la pasta está hecha. Déjala reposar 15 minutos destapada antes de servirla.

NÚMERO DE RACIONES: 8

Por ración: 332 calorías, 18 g de proteínas, 5 g de hidratos de carbono, 7 g de azúcar, 5 g de grasa total, 9% de calorías de la grasa, 0 mg de colesterol, 9 g de fibra, 284 mg de sodio.

Receta de Jennifer Reilly

Berenjena a la parmesana

Esta reinterpretación de un clásico atrae a los paladares modernos, con una salsa bechamel y queso parmesano vegano que le dan contraste.

Salsa bechamel cremosa

½ cebolla mediana cortada a trozos

1 taza de agua

¾ de taza de alubias blancas cocidas o de lata, lavadas y coladas

170 g de tofu silken firme bajo en grasa

1 cucharada de copos de levadura nutricional

1 cucharadita de sal

¼ de cucharadita de gránulos de ajo seco

Berenjena

1,4 k de berenjenas cortadas a rodajas finas

¾ de taza de migas de pan secas

3 tazas de salsa de tomate sin grasa para pasta

2 tazas de salsa bechamel cremosa

½ taza de parmesano vegano

Para la salsa: hierve la cebolla a fuego lento con 1 taza de agua, en una olla mediana, durante unos 10 minutos. Ponla en la batidora o el robot de cocina con el resto de los ingredientes y bátelos hasta que la mezcla quede muy suave. La salsa se puede guardar en la nevera en un recipiente hermético hasta 1 semana.

Para la berenjena: distribuye las rodajas de berenjena en una capa única sobre una bandeja de horno antiadherente. Ásala durante 3 o 4 minutos de cada lado hasta que esté un poco dorada y blanda (o hazla a la parrilla en una plancha-parrilla antiadherente).

Precalienta el horno a 160 ºC. Pon la mitad de la berenjena en una bandeja de horno antiadherente redonda de 25 cm de diámetro (o en una bandeja de horno forrada de papel pergamino) y cúbrela con la mitad de las migas de pan. Échale la mitad de la salsa para pasta, la salsa bechamel y el parmesano vegano. Repite con el resto de los ingredientes. Hornea la berenjena durante 20 minutos o hasta que salgan burbujas y se dore por encima.

NÚMERO DE RACIONES: 6

Por ración: 262 calorías, 11 g de proteínas, 34 g de hidratos de carbono, 7 g de azúcar, 1 g de grasa total, 6% de calorías de la grasa, 0 mg de colesterol, 10 g de fibra, 697 mg de sodio.

Fajitas de verduras sencillas

Este plato estrella es fácil de preparar en casa.

> 1 cebolla mediana cortada a tiras
> ¼ de taza de caldo vegetariano bajo en sodio o agua
> 1 cucharadita de comino en polvo
> 3 pimientos morrones rojos, amarillos, verdes o mezclados, sin corazón,
>   ni semillas y cortados a tiras
> 850 g de alubias negras de lata, lavadas y escurridas
> 6 tortillas de trigo integral (20-25 cm)
> 1 taza de salsa de tomate sin azúcar añadido

Saltea al vapor la cebolla en una sartén antiadherente grande y pesada, añade agua poco a poco para evitar que se pegue o se queme. Añade el comino y los pimientos morrones y hazlos hasta que los pimientos se ablanden. Calienta las alubias a temperatura alta en el microondas durante 1 minuto.

Pon una tortilla en una sartén grande y pesada a fuego medio. Añade ½ taza de alubias y ½ taza de la mezcla con la cebolla. Dobla la tortilla por la mitad y tenla unos 3 minutos en el fuego. Repite el proceso con el resto de las tortillas y relleno. Échales salsa mexicana y sírvelas

NÚMERO DE RACIONES: 6

Por ración: 257 calorías, 13 g de proteínas, 50 g de hidratos de carbono, 8 g de azúcar, 2 g de grasa total, 7% de calorías de la grasa, 0 mg de colesterol, 11 g de fibra, 408 mg de sodio.

Receta de Jennifer Reilly

Acompañamientos

Pilaf de cuscús de naranja

El cuscús parece un grano, pero en realidad es una especie de sémola que se hace rápidamente y es un delicioso acompañamiento.

2 tazas de caldo de verduras bajo en sodio

1 taza de cuscús

1 taza de zanahorias ralladas

2 naranjas grandes, peladas y cortadas a trozos pequeños

4 cucharaditas de piel de naranja rallada

2 cucharadas de pasas de corinto

¼ de cucharadita de sal

¼ de cucharadita de canela en polvo

Pon a hervir el caldo y el cuscús en una olla grande, a fuego alto. Añade las zanahorias, las naranjas, la piel de naranja, las pasas, la sal y la canela. Vuelve a hervirlo y apaga el fuego, tapa la olla y déjalo reposar 10 minutos o hasta que se absorba el líquido. Ahuécalo con el tenedor.

Número de raciones: 4

Por ración: 238 calorías, 7 g de proteínas, 52 g de hidratos de carbono, 4 g de azúcar, 1 g de grasa total, 2% de calorías de la grasa, 0 mg de colesterol, 7 g de fibra, 143 mg de sodio.

Coles de Bruselas con limón y beicon vegetal

Este es un delicioso y rápido plato con coles de Bruselas. Puedes precocer con antelación las coles, detener la cocción con agua helada y luego mezclar los ingredientes y saltear el plato en cuestión de minutos antes de servirlo.

1,4 k de coles de Bruselas, peladas y cortadas por la mitad en sentido vertical

1 taza de beicon vegetal troceado (unas 8 lonchas)
4 cebolletas troceadas
¼ de taza de caldo de verduras bajo en sodio
Sal al gusto
Pimienta negra recién molida al gusto
2 cucharadas de zumo de limón

Echa las coles de Bruselas en una olla con agua hirviendo y cuécelas durante 3 minutos. Escúrrelas inmediatamente y ponlas en agua helada para detener la cocción. Una vez frías, escúrrelas bien.

Calienta una sartén antiadherente grande o wok a fuego alto. Echa el beicon y las cebolletas y saltéalos al vapor hasta que se ablanden; ve añadiendo pequeñas cantidades de agua para evitar que se peguen o quemen. Añade las coles de Bruselas y el caldo y saltéalos durante unos 3 minutos. Sazónalos con sal y pimienta y aderézalas con zumo de limón. Remuévelos y sírvelos inmediatamente.

NÚMERO DE RACIONES: 8

Por ración: 71 calorías, 12 g de proteínas, 5 g de hidratos de carbono, 1 g de azúcar, 0,5 g de grasa total, 6% de calorías de la grasa, 0 mg de colesterol, 2 g de fibra, 331 mg de sodio.

Trigo bulgur y pilaf de quinoa

Este es un sabroso acompañamiento para cualquier comida.

1 taza de trigo bulgur
1 taza de quinoa
1 cebolla grande troceada
1 taza de apio troceado
4 tazas de caldo de verduras bajo en sodio
¼ de taza de perejil fresco picado
1 cucharadita de romero, tomillo u orégano seco
Sal al gusto

Pon el trigo bulgur y la quinoa en una sartén pesada y seca (de hierro fundido) o un wok a fuego alto y tuéstalo sin dejar de remover, hasta que desprenda olor a tostado. Sácalo inmediatamente del fuego y déjalo aparte.

Saltea la cebolla y el apio al vapor en una olla antiadherente grande tapada hasta que la cebolla empiece a ablandarse. Echa el caldo, el trigo bulgur, la quinoa, el perejil, el romero, el tomillo o el orégano. Ponlo a hervir a fuego alto, baja el fuego al mínimo y cuécelo, tapado, durante 20 minutos; déjalo reposar 5 minutos. Ahuécalo con un tenedor y sazónalo con sal.

NÚMERO DE RACIONES: 8

Por ración: 174 calorías, 6 g de proteínas, 36 g de hidratos de carbono, 1 g de azúcar, 2 g de grasa total, 7% de calorías de la grasa, 0 mg de colesterol, 6 g de fibra, 46 mg de sodio.

Bróquil salteado con salsa de alubias negras

Este es un acompañamiento colorido, rápido y rico en fibra para cualquier comida estilo asiático.

1 cucharadita de jengibre fresco rallado o picado

2 cucharaditas de ajo machacado

2 cucharadas de salsa de alubias negras china

1 puñado de bróquil

1 cebolla grande cortada en 6 cuñas y con las capas separadas

2 cucharadas de agua

3 cucharadas de jerez seco o vino dulce sin alcohol

1 ½ cucharaditas de harina de maíz disuelta en ½ taza de agua fría

Mezcla el ajo y el jengibre en un bol pequeño. Añade la salsa de alubias negras y mézclalo bien.

Divide los ramilletes de bróquil en piezas que quepan en la boca. Pela y corta los tallos en trozos de 1,5 cm y saltéalos con los ramilletes y la cebolla en una sartén mediana a fuego alto. Añade 2 cucharadas de agua, tapa la sartén y cuece los ingredientes de 4 a 5 minutos o hasta que el bróquil esté crujiente-tierno (añade un poco más de agua si es necesario).

Añade la mezcla con el jengibre, el jerez o vino y la mezcla de harina de maíz y remueve bien hasta que la salsa se espese. Sírvelo inmediatamente.

NÚMERO DE RACIONES: 4

Por ración: 85 calorías, 6 g de proteínas, 15 g de hidratos de carbono, 1 g de azúcar, 1 g de grasa total, 4% de calorías de la grasa, 0 mg de colesterol, 0,5 g de fibra, 416 mg de sodio.

Boniatos asados con especias marroquíes

Estos boniatos son fáciles de preparar, pero los invitados no tienen por qué saberlo. Las semillas le dan un toque crujiente, aparte del sabor a especias.

700 g de boniatos de carne naranja, pelados, cortados por la mitad a lo largo y en rodajas de 1,5 cm
¼ taza de aderezo italiano sin grasa
1 cucharada de sirope de arce
1 ½ cucharaditas de ralladura de piel de limón
1 ½ cucharaditas de semillas de cilantro
1 ½ cucharaditas de semillas de comino
1 ½ cucharaditas de semillas de mostaza
Sal al gusto
Pimienta negra recién molida al gusto

Precalienta el horno a 190 ºC y coloca la rejilla en la ranura más próxima al fondo.

Coloca los boniatos, el aderezo, el sirope de arce, la piel de limón y las semillas de cilantro, comino y mostaza en una bandeja de horno pesada y antiadherente con borde o en una bandeja poco profunda para hornear, habiendo mezclado bien los ingredientes; luego, reparte uniformemente los boniatos. Rocíalos con sal y pimienta. Ásalos hasta que se ablanden y doren, removiéndolos de vez en cuando, de 30 a 45 minutos. Sírvelos calientes.

NÚMERO DE RACIONES: 5

Por ración: 145 calorías, 3 g de proteínas, 33 g de hidratos de carbono, 9 g de azúcar, 1 g de grasa total, 3% de calorías de la grasa, 0 mg de colesterol, 5 g de fibra, 233 mg de sodio.

Judías verdes, hinojo, pimiento rojo y coliflor asados con eneldo

Este plato de verduras es delicioso, sencillo y lleno de color.

2 bulbos de hinojo de tamaño mediano, sin los tallos ni las hojas, cortados por la mitad y a rodajas

1 coliflor mediana, sin hojas, dividida en ramilletes y cortados a rodajas

2 pimientos morrones rojos grandes, sin corazón ni semillas, cortados a rodajas gruesas

6 tazas de judías verdes frescas, sin las cabezas, o judía verde tierna congelada

½ taza de aderezo italiano sin grasa

2 cucharadas de zumo de limón

2 cucharaditas de eneldo o 2 cucharadas de eneldo fresco troceado

1 cucharadita de gránulos de ajo seco

¼ de taza de hojas de hinojo troceadas

Sal al gusto

Pimienta negra recién molida al gusto

Precalienta el horno a 180 ºC. Mezcla los bulbos de hinojo, la coliflor, el pimiento morrón, las judías, el aderezo, el zumo de limón, el eneldo, los gránulos de ajo, las hojas de hinojo, la sal y la pimienta negra y repártelos formando una sola capa sobre una bandeja de horno antiadherente poco profunda (utiliza dos si es necesario para que las verduras puedan estar en una sola capa).

Pon la bandeja o bandejas en la rejilla situada en la parte más baja del horno. Hornéalas durante unos 40 minutos; remuévelas de vez en cuando con una espátula, hasta que las verduras estén tiernas y empiecen a dorarse ligeramente. Sírvelas calientes.

NÚMERO DE RACIONES: 8

Por ración: 85 calorías, 4 g de proteínas, 19 g de hidratos de carbono, 6 g de azúcar, 0,5 g de grasa total, 3% de calorías de la grasa, 0 mg de colesterol, 7 g de fibra, 254 mg de sodio.

Postres

Fresas para mojar en chocolate

Esta delicia ofrece el sabor del chocolate con la saludable bondad de la fruta fresca. En las tiendas de productos naturales encontrarás *fondues* de chocolate edulcorado con fruta y sin grasa.

¼ de taza de *fondue* de chocolate

12 fresas grandes y frescas, limpias y con tallos

Calienta la *fondue* en una olla pequeña solo hasta que empiece a deshacerse. Divide el contenido del frasco en dos boles pequeños. Coge las fresas por el tallo y mójalas en la *fondue*. ¡A disfrutar!

NÚMERO DE RACIONES: 2

Por ración: 125 calorías, 1 g de proteínas, 29 g de hidratos de carbono, 23 g de azúcar, 1 g de grasa total, 5% de calorías de la grasa, 0 mg de colesterol, 4 g de fibra, 41 mg de sodio.

Granola crujiente de arándano rojo, naranja y pera

Los arándanos rojos, las naranjas y las peras están hechos para estar juntos. Sírvelos con crema de limón (p. 289).

4 peras maduras pero firmes grandes, peladas, sin corazón y cortadas a rodajas finas

2 ½ tazas de arándanos rojos, descongelados si no eran frescos

Zumo de 1 naranja mediana y su piel rallada muy fina

¼ de cucharadita de sal

¼ de cucharadita de nuez moscada recién rallada

¼ de cucharadita de jengibre en polvo

¾ de taza (170 g) de pera descongelada o zumo concentrado de manzana o mezcla de zumo concentrado de pera, manzana y melocotón

2 cucharadas de harina de maíz

2 cucharadas de granola baja en grasa (no más de un 4% de calorías de la grasa)

Precalienta el horno a 200 ºC. Mezcla las peras, los arándanos, el zumo y la piel de naranja, la sal, la nuez moscada y el jengibre en un bol grande. Añade el zumo concentrado de frutas junto con la harina de maíz removiendo en un bol pequeño. Viértelo inmediatamente en el bol grande con la mezcla de fruta y mézclalo bien. Échalo todo en una bandeja de horno antiadherente de dos litros de capacidad (o bandeja de horno forrada con papel pergamino). Hornea la mezcla 20 minutos. Sácala del horno y baja la temperatura a 180 ºC. Remueve la mezcla de frutas a fondo y rocía la granola uniformemente por la misma. Hornéalo todo de 20 a 30 minutos más o hasta que se ablande la fruta. Sírvela caliente.

NÚMERO DE RACIONES: 8

Por ración: 201 calorías, 3 g de proteínas, 51 g de hidratos de carbono, 27 g de azúcar, 1 g de grasa total, 2% de calorías de la grasa, 0 mg de colesterol, 7 g de fibra, 101 mg de sodio.

Crema de limón

Esta crema sencillamente deliciosa se puede usar como pudín o para cubrir fruta o un pastel. Solo necesitas tres ingredientes (usa la piel de limón y el zumo) y una batidora.

370 g de tofu silken extra firme bajo en grasa desmenuzado

⅓ de taza de sirope de arce o de agave (*light*) grado A

3 cucharadas de zumo de limón fresco

1 cucharada de ralladura de piel de limón

Bate el tofu, el sirope de arce o de agave, el zumo y la piel de limón en la batidora o el robot de cocina hasta que tenga una textura suave (o pon los ingredientes en un bol y bátelos con una batidora de mano). Pon la crema en la nevera en un recipiente cerrado hasta que se enfríe.

NÚMERO DE TAZAS: 1 ¾ (4 RACIONES)

Por ración: 106 calorías, 6 g de proteínas, 20 g de hidratos de carbono, 17 g de azúcar, 1 g de grasa total, 5% de calorías de la grasa, 0 mg de colesterol, 0,5 g de fibra, 88 mg de sodio.

Variante

Crema de limón y jengibre: añade ¼ de taza de jengibre cristalizado cortado muy fino.

Bolitas de sorbete de piña

Puedes preparar esta variante de uno de los favoritos del verano en una batidora y con solo seis ingredientes.

370 g de tofu silken extra firme bajo en grasa desmenuzado

3 cucharadas de sirope de agave o ⅓ de taza de azúcar

4 cucharaditas de zumo de limón

¾ de cucharadita de extracto de vainilla

540 g de piña machacada sin edulcorante y con todo su jugo

¼ de cucharadita de extracto de coco

Pon el tofu, el sirope de agave o el azúcar, el zumo de limón, la vainilla, la piña (con jugo) y el extracto de coco en una batidora y bátela hasta que esté suave. Echa la mezcla en 18 moldecitos para hacer bolas de helado, inserta los palitos y ponla en el congelador hasta que se solidifique. Para servirlos, pon el molde en agua caliente durante unos segundos para que las bolitas se despeguen fácilmente.

NÚMERO DE RACIONES: 18

*Por ración: 30 calorías, 2 g de proteínas, 6 g de hidratos de carbono, 6 g de azú-
car, 0,5 g de grasa total, 4% de calorías de la grasa, 0 mg de colesterol, 0,5 g
de fibra, 19 mg de sodio.*

Mousse de frutos del bosque

¡Es tan sencillo de hacer que apenas se puede considerar una receta! La
batidora hace casi todo el trabajo. Se puede comer como pudín o para re-
cubrir fruta.

370 g de tofu silken extra firme bajo en grasa desmenuzado
2 ¾ tazas de frutos del bosque descongelados y sin edulcorar
3 cucharadas de azúcar o 2 de sirope de agave
1 cucharada de licor de frutos del bosque (opcional)

Bate el tofu, los frutos del bosque, el azúcar o el sirope de agave y el
licor (opcional) en una batidora o un robot de cocina hasta que tenga una
textura suave. Ponla en la nevera en 4 boles de pudín hasta que se enfríe.

NÚMERO DE RACIONES: 4

*Por ración: 123 calorías, 7 g de proteínas, 24 g de hidratos de carbono, 17 g de
azúcar, 1 g de grasa total, 5% de calorías de la grasa, 0 mg de colesterol, 3 g
de fibra, 89 mg de sodio.*

Pastel de dátiles y naranja y compota de manzana

Este sencillo pastel, ideal para llevar en el almuerzo, es jugoso y delicioso,
e incluso está más bueno al día siguiente. La compota de manzana sustituye a los huevos y la grasa.

1 taza de compota de manzana suave sin azúcar
1 cucharada de zumo de limón

2 cucharadas de agua

1 cucharada de ralladura de naranja

1 taza de harina integral para repostería (no la normal, sino la integral)

½ taza de azúcar integral

¼ de taza de harina de avena (avena molida en una batidora seca o en un molinillo de café eléctrico) o harina de cebada

½ cucharadita de canela en polvo

¼ de cucharadita de sal

⅛ de cucharadita de nuez moscada rallada

⅛ de cucharadita de pimienta de Jamaica molida

1 cucharadita de bicarbonato de sodio

1 taza de dátiles deshuesados troceados

Precalienta el horno a 180 ºC. Pon la compota de manzana, el zumo de limón y las 2 cucharadas de agua en una olla pequeña, a fuego medio y calienta los ingredientes a fuego lento. Añade la piel de naranja.

Mezcla la harina de repostería, el azúcar integral, la harina de avena o de cebada, la canela, la sal, la nuez moscada y la pimienta en un bol mediano.

Añade el bicarbonato de sodio en la mezcla con la compota de manzana (se hará espuma). Vierte enseguida la mezcla de harina y remueve un poco pero a fondo.

Añade los dátiles y remueve un poco. Coloca la masa en un recipiente para pasteles de 23 × 23 cm, aplana la parte superior y hornéala durante 10 minutos. Baja la temperatura del horno a 160 ºC y sigue horneándola de 25 a 30 minutos o hasta que compruebes que está hecho con un aparato para testar pasteles. Colócalo en una rejilla y déjalo enfriar del todo. Haz dos cortes iguales verticales y luego horizontales para que salgan 9 cuadrados.

NÚMERO DE RACIONES: 9

Por ración: 169 calorías, 3 g de proteínas, 41 g de hidratos de carbono, 24 g de azúcar, 0,5 g de grasa total, 2% de calorías de la grasa, 0 mg de colesterol, 4 g de fibra, 199 mg de sodio.

ÍNDICE

A

B

C

D

E

H

M

N

O

S

T

V

W

Y

Z

ECOSISTEMA DIGITAL

NUESTRO PUNTO DE ENCUENTRO

www.edicionesurano.com

2 AMABOOK
Disfruta de tu rincón de lectura
y accede a todas nuestras **novedades**
en modo compra.
www.amabook.com

3 SUSCRIBOOKS
El límite lo pones tú,
lectura sin freno,
en modo suscripción.
www.suscribooks.com

DISFRUTA DE 1 MES
DE LECTURA GRATIS

1 REDES SOCIALES:
Amplio abanico
de redes para que
participes activamente.

4 APPS Y DESCARGAS
Apps que te
permitirán leer e
**interactuar con
otros lectores**.

 iOS